阳正国

临证医案经验集

◉ 主编

阳正国　邓杰强　陈　娟　蒋福政

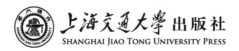

上海交通大学出版社
SHANGHAI JIAO TONG UNIVERSITY PRESS

内容提要

本书主要围绕内科疾病的中医诊治展开叙述，包括胃痛、胃痞、泄泻、肺胀、咳嗽、淋证、月经不调、痛经、不寐等疾病，内容涵盖各疾病的病因病机、临床表现、辅助检查、辨证论治以及中医外治。同时，本书选录了大量病案，将理论基础与临床实践紧密结合，可供临床中医科室医务工作者阅读使用。

图书在版编目（CIP）数据

阳正国临证医案经验集 / 阳正国等主编. --上海 ：
上海交通大学出版社，2023.12
ISBN 978-7-313-29594-1

Ⅰ．①阳… Ⅱ．①阳… Ⅲ．①中医临床－经验－中国
－现代 Ⅳ．①R249.7

中国国家版本馆CIP数据核字（2023）第196030号

阳正国临证医案经验集
YANGZHENGGUO LINZHENG YI'AN JINGYANJI

主　　编：阳正国　邓杰强　陈　娟　蒋福政
出版发行：上海交通大学出版社
邮政编码：200030
印　　制：广东虎彩云印刷有限公司
开　　本：710mm×1000mm　1/16
字　　数：218千字
版　　次：2023年12月第1版
书　　号：ISBN 978-7-313-29594-1
定　　价：198.00元

地　　址：上海市番禺路951号
电　　话：021-64071208

经　　销：全国新华书店
印　　张：13.75
插　　页：4
印　　次：2023年12月第1次印刷

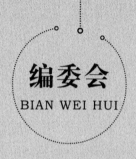

编委会
BIAN WEI HUI

主　编

阳正国　邓杰强　陈　娟　蒋福政

副主编

宋益青　杨海俊　马晓欢　李志宏

编　委

王　琦　周佳佳　徐　璐　翁　宇
李美其　李非凡　阳畅宇　唐瑞阳
徐家钰

主编简介

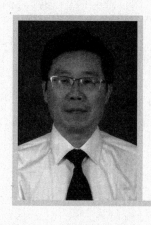

阳正国

1964 年生，本科毕业于北京中医药大学中医学专业。主任中医师，教授，重庆医科大学硕士研究生导师，重庆市名中医，重庆市名老中医药专家传承工作室指导老师，国家等级医院评审专家，重庆市高级职称评审委员。

历任中华中医药学会膏方分会常委、脾胃病分会委员、名医学术研究分会委员，重庆市中医药学会常务理事、膏方专委会主任委员、名医经验研究专委会副主任委员、脾胃病专委会委员，重庆市中医药行业协会名医分会常委。从医 30 余年，先后师承国医大师李佃贵、全国名中医王辉武、全国名中医周天寒、全国名老中医马有度、重庆市永川区名中医李斯梅等知名中医专家，得到各位名师的悉心栽培。擅长调治脾胃病（胃炎、胃十二指肠溃疡、肠炎、肠易激综合征、胃肠功能紊乱、消化不良、功能性便秘等）、肝胆病、湿热证、肾虚证、肿瘤、高脂血症、妇科杂病（月经不调、痛经、乳腺增生、更年期综合征、盆腔炎）、痤疮、前列腺炎、咳喘、眩晕、郁病、失眠、亚健康等各科病证。在《中医杂志》等权威学术期刊上发表《王辉武治疗痤疮经验》等专业学术论文 10 多篇，参编学术专著 4 部，获重庆市政府科技进步三等奖、重庆市卫计委中医科技成果二等奖、重庆市好医生、重庆市永川区优秀科技工作者等荣誉。

邓杰强

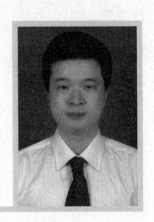

副主任中医师，毕业于成都中医药大学中医学专业，就职于重庆市永川中医院。

兼任重庆市医院协会呼吸内科管理专业委员会青年委员、重庆市中西医结合学会呼吸专业委员会委员、重庆市中医学会膏方专委会委员、重庆市永川区医学会重症医学专委会副主任委员、呼吸专业委员会常务委员。10 余年来从事中西医结合治疗呼吸内科疾病，擅长诊治急慢性咳嗽、急慢性支气管炎、慢性阻塞性肺疾病、肺气肿、痛风、类风湿关节炎等疾病，开展纤维支气管镜、胸腔穿刺、关节腔注射等技术，自创用于慢性呼吸道疾病的三伏（三九）贴敷中药配方，取得满意疗效。2022 年获得"重庆好医生"荣誉。发表论文《重庆市永川区急性呼吸困难患者 NT-proBNP 及灰区间疾病研究的临床意义》和《基于斑马鱼模型羟苯磺酸钙抑制高糖环境血管生成及机制研究》等多篇，主编《呼吸病的诊疗和预防》，申请专利"基于中医理论治疗慢性阻塞性肺疾病温肺背心"1 项，参与科研课题"阿仑膦酸钠联合辛伐他汀治疗绝经后妇女骨质疏松症的临床观察""基于中医理论治疗类风湿关节炎可穿戴设备的研发与应用研究"等多项。

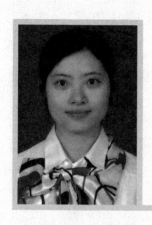

陈 娟

主治中医师，毕业于成都中医药
大学中西医结合临床专业，就职于重
庆市永川区中医院。

兼任重庆医科大学教师、成都医学院教师、重庆市中医学会膏
方委员会委员、重庆市中西医结合学会妇科专业委员会成员。曾在
重庆市中医院中医妇科进修学习，擅长中西医结合治疗妇科盆腔炎、
痛经、月经不调、围绝经期综合征、复发性流产、不孕症、子宫肌瘤、
卵巢肿瘤、异位妊娠、外阴白色病变、宫颈炎、盆腔脏器脱垂等疾病。
发表论文《滋阴调经颗粒治疗肝肾阴虚型围绝经期功能性子宫出血
临床观察》《中药熏蒸疗法治疗原发性痛经气滞血瘀型临床研究》
和《中药熏蒸疗法对原发性痛经子宫血流动力学的影响》，参与科
研课题"滋阴调经颗粒治疗肝肾阴虚型围绝经期功血的临床研究"
和"中药熏蒸疗法治疗气滞血瘀型原发性痛经的临床观察及对子宫
动脉血流的影响研究"。2019 年荣获永川区母婴安全知识和技能竞
赛项目"二等奖"，2021 年荣获重庆市永川区卫生健康系统"优秀
党员"称号。

蒋福政

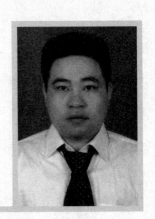

副主任中医师，毕业于湖南中医药大学中医学专业，就职于重庆市永川区中医院。

兼任重庆市中医药学会糖尿病专委会委员、重庆市永川区中医药学会脾胃专委会委员、重庆市永川区医学会消化及消化内镜专业委员会委员。曾在泸州医学院附属医院进修学习，擅长运用中医、中西医结合方法诊治糖尿病、脾胃病，熟练掌握内科消化系统常见病和部分疑难杂症的诊断、治疗和处理，并且擅长各种消化内镜下治疗，如消化道出血镜下止血、内镜下息肉及肿物切除、内镜逆行胰胆管造影、胆总管结石内镜下取石、消化道狭窄的扩张与支架置入、空肠营养管置入、肠梗阻导管置入以及经皮胃空肠造瘘等。发表论文多篇，参编著作2部，参与科研课题多项。2019年荣获重庆市永川区中医院"爱岗敬业青年医师"称号，2020年《中药"三仙丹"治疗糖尿病足个案报道》获得重庆市中医药学会"优秀论文"荣誉，2022年荣获重庆医科大学中医药学院"优秀理论授课老师"称号。

　　中医学以其朴实的理论解释人体复杂多变的生理、病理现象，并用这种理论指导疾病的辨证、治法与用药，取得了可观的临床疗效，在漫长的岁月中为中华民族的繁衍昌盛做出了重大贡献，因此中医学能够在中国历史长河中长盛不衰。中医学强调整体观念和预防治疗，注重对疾病的整体认识和人体的自我调节能力，在疾病的诊治方面，具有较少的不良反应和较高的安全性，更加符合当下人们对疾病康复的需求。因此，在人们生活水平逐渐提高和健康意识日益增强的现代，中医的疗效越来越得到广泛认可。

　　人们对中医诊治依赖性的提高不仅促进了中医学科在现代的研究与应用，而且对相关医务工作者提出了更高的标准与要求。辨证论治是中医诊治的精髓，观脉证、随证而治是其总则，中医师要达到更高的诊治水平，则需要兼备牢固的中医理论基础与临床工作经验。为此，编者特编写《阳正国临证医案经验集》一书，旨在向读者传递中医理论知识与多年来的临证经验。

本书立足于临床实际，以理论为基础，内容涉及脾胃系、肺系、肾系、妇科经带类以及心系等多个疾病，具体包括胃痛、胃痞、泄泻、肺胀、咳嗽、淋证、月经不调、痛经、绝经前后诸证、带下病、阴痒、不寐、粉刺。围绕各个疾病的诊断与治疗进行重点阐述，同时选录了大量病案作为延伸，做到了将理论与实际紧密结合。本书内容精练，层次清晰，集针对性与实用性于一体，适合各级医院中医科室医师参考使用。

由于编写时间仓促，加之编校水平有限，尽管已对书稿进行多次审改，但书中存在不足之处在所难免，敬请同道不吝指正，以便再版时予以修改。

《阳正国临证医案经验集》编委会

2023年7月

目录

MU LU

胃痛 .... /001

胃痞 .... /029

泄泻 .... /051

肺胀 .... /074

咳嗽 .... /093

淋证 .... /114

月经不调 .... /133

痛经 .... /162

绝经前后诸证 .... /168

带下病 .... /174

阴痒 .... /180

不寐 .... /184

粉刺 .... /195

参考文献 .... /213

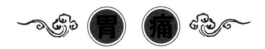

胃 痛

胃痛，又称胃脘痛，是以胃脘部近心窝处疼痛为主症的病证。病因包括外邪犯胃、饮食伤胃、情志不畅和体虚久病等，基本病机为胃气郁滞、胃失和降、不通则痛，病位在胃，与肝、脾有关。早期由外邪、饮食、情志所伤者，多为实证，治疗以温胃散寒、消食导滞、疏肝理气、清解郁热、清化热湿、活血化瘀为主；后期脾胃虚寒者宜温阳散寒，胃阴不足者宜滋阴养胃。治疗当补虚泻实，时刻重视调畅中焦气机，顾护胃气。至于预后，急性胃痛治疗调护及时得当多能向愈，久病迁延则多由实转虚，形成虚实夹杂，或寒热互结，或气滞血瘀，病情复杂，易反复发作。若痰瘀互结，可形成癥积、噎膈等，预后较差。

一、病因病机

胃痛主要由外邪犯胃、饮食伤胃、情志内伤以及脾胃虚弱等因素导致胃气阻滞，胃失通降，不通则痛。

（一）病因

1. 外邪犯胃

外感寒、热、湿诸邪，内客于胃，皆可致胃气阻滞，不通则痛。其中尤以寒邪最为多见，寒主收引，致胃脘气血凝滞，不通而痛。《素问·举痛论》有云："寒气客于肠胃之间，膜原之下，血不得散，小络急引故痛"。

2. 饮食伤胃

饮食不节，暴饮暴食，饥饱无常，损伤脾胃；或五味过极，辛辣无度，肥甘厚腻，过嗜烟酒，蕴湿生热，伤脾碍胃。两者皆可胃气壅滞，不通则痛。《素问·痹论》云："饮食自倍，肠胃乃伤。"《医学正传·胃脘痛》曰："致病之由，多是纵恣口腹，喜好辛酸，恣饮热酒煎煿，复餐寒凉生冷，朝伤暮损，日积月累，自郁成积，自积成痰，痰火煎熬，血亦妄行，痰血相杂，妨碍升降，故胃脘疼痛"。

3. 情志内伤

恼怒伤肝，肝失疏泄，横逆犯胃，胃气郁滞，或气郁化火；忧思过度，脾气郁结，损伤胃气，均可引起胃痛。《沈氏尊生书·胃痛》云："胃痛，邪干胃脘病也……惟肝气相乘为尤甚，以木性暴，且正克也"。

4. 脾胃虚弱

素体脾虚或后天饮食、劳倦、久病等原因损伤脾胃，脾胃虚弱，气血运化无力；或中阳不足，虚寒内生，胃失温养；或因热病伤阴；或因胃热火郁，灼伤胃阴；或久服香燥之品，耗伤胃阴，胃阴受损，胃失濡润，皆可发为胃痛。

（二）病机

1. 病机关键为胃气郁滞，失于和降，不通则痛

胃属六腑之一，属阳土，喜润恶燥，宜通而不宜滞，其气以和降为顺。胃痛初起多由情志郁结，肝气犯胃，气机阻滞而痛；或外感寒邪，寒凝气血，不通而痛；或饮食不节，胃腑失于和降而痛。病程日久，气郁化火，或湿而化热，热灼胃腑而痛；或久病入络，胃腑络脉瘀阻而痛。由于以上各种原因造成胃的气机阻滞，胃失和降，不通则痛，因而产生胃痛。

2. 病位在胃，与肝、脾密切相关，可涉及胆、肾

本病病位在胃，与肝、脾相关。脾胃同居中焦，互为表里，共为后天之本。生理上两者纳运互用，升降协调，燥湿相济，阴阳相合，病理上也相互影响。若脾气虚弱，运化失职，可致胃虚气滞而痛；若脾阳不足，寒自内生，可致虚寒胃痛；若脾润不及，胃失濡润，可致阴虚胃痛。肝与胃是木土乘克的关系，若肝气郁滞，势必克脾犯胃，致气机郁滞，胃失通降而痛。肝气久郁，或化火伤阴，或成瘀入络，或伤脾生痰，每使胃痛缠绵难愈。肝失疏泄还可累及胆腑，使胆汁通降失职，逆行入胃，灼伤胃腑。肾为胃之关，脾胃运化腐熟，全赖肾阳之温煦，若肾阳不足，可致脾肾阳虚，中焦虚寒，胃失温养而虚寒胃痛；若肾阴亏虚不能上济于胃，则胃失于濡养而阴虚胃痛。

3. 病理性质有虚实寒热之异，且可相互转化、兼夹

胃痛病理性质有虚有实，实者多属不通而痛，可由气滞、寒凝、食积、热郁、湿阻、血瘀引起；虚者多属不荣而痛，如脾胃阳虚或久病阴伤者所致。

同时，虚实中又有寒热的不同，如饮食寒凉所致者，属于实寒证；中焦阳虚所致者，属于虚寒证；气郁化火或湿热内侵所致者，属于实热证，阴虚内热者属虚热证。本病主要的病理因素气滞、寒凝、食积、湿阻、热郁、血瘀等，可单一致病，常又可相兼为病，亦可相互转化，出现如气病及血、虚实夹杂等复杂情况。

4.病程有新久之分，在气在血之别

胃痛初起常由外邪、饮食、情志所致，以气机郁滞为主，病位较浅，多在气分。日久由经入络，气郁血瘀，病位较深，多为气血同病。

5.病延日久，变证衍生

胃痛病延日久，可衍生变证，如胃热炽盛，迫血妄行；或瘀血阻滞，血不循经；或脾气虚弱，不能统血，均可导致胃络受损而发生出血，若出血量大，气随血脱则可发为厥脱。湿郁化热，火热内结，腑气不通，可出现腹痛剧烈拒按，大汗淋漓，四肢厥逆的厥脱危证。胃痛日久，浊痰聚瘀，结于胃脘，阳明失于和降，发为反胃或酿毒生变，转为胃癌。

二、临床表现

胃痛的主要症状是上腹胃部近心窝处有或轻或重的疼痛感，常伴有胃部胀满、恶心、呕吐、打嗝、食欲缺乏等。

三、辅助检查

（一）胃酸检查

浅表性胃炎胃酸水平正常或略低，而萎缩性胃炎胃酸水平则明显降低，空腹时常无酸。

（二）胃蛋白酶原检查

胃蛋白酶原由主细胞分泌，在胃液、血液以及尿液中均可测得。蛋白酶水平基本与胃酸平行，但主细胞比壁细胞数量多，所以在病理情况下，胃酸分泌水平常常低于蛋白酶原的分泌水平。

（三）促胃液素检查

促胃液素由胃窦 G 细胞分泌，促胃液素能促进胃液特别是胃酸分泌。由于反馈作用，胃酸水平低时促胃液素分泌增多，胃酸水平高时促胃液素分泌减少。此外血清促胃液素水平高低与胃窦黏膜有无病变关系密切。无酸患者

的促胃液素水平理应升高,若不高说明胃窦黏膜病变严重,G 细胞减少。

(四)幽门螺杆菌检查

幽门螺杆菌可通过培养、涂片、尿素酶测定等方法检查,阳性可见于消化性溃疡、慢性胃炎、十二指肠炎等疾病。

(五)胃镜检查

通过胃镜检查观察食管、胃、十二指肠等器官的黏膜及病变部位,可以明确有无炎症、溃疡、息肉、肿瘤、消化道狭窄等疾病。

(六)X 线检查

浅表性胃炎 X 线检查无阳性发现,萎缩性胃炎 X 线检查可见皱襞细小或消失,张力降低。黏膜的增生肥厚易被认为是肿瘤,胃窦部黏膜粗乱常被诊断为肥厚性胃炎,但不能被活体组织检查证实。

四、辨证论治

(一)肝气犯胃

1. 症状

胃痛胀闷,攻撑连胁,遇情志不疏则痛作或痛甚,嗳气、矢气则舒,善太息,大便不畅,苔多薄白,脉弦。

2. 病机分析

肝气郁结,横逆犯胃,胃气阻滞,不通则痛;情志怫郁,气郁加重,故痛作或加重;嗳气、矢气则气郁暂得缓解,气滞肠腑传导不利,则大便不畅;善太息、脉弦为肝郁气滞之象。

3. 治法

疏肝理气,和胃止痛。

4. 方药

柴胡疏肝散加减。柴胡、白芍、川芎、香附疏肝解郁,陈皮、佛手、枳壳、甘草理气和中。

痛甚者,可加川楝子、延胡索加强理气止痛;胁痛明显者,可加橘络、丝瓜络、郁金以通络止痛;嗳气频频者,可加沉香、刀豆壳、旋覆花以降气;泛酸者,可加乌贼骨、煅瓦楞子以中和胃酸。

（二）肝胃郁热

1. 症状

胃脘灼痛，痛势急迫，喜冷恶热，得凉则舒；心烦易怒，泛酸嘈杂，口干口苦，舌红少苔，脉弦数。

2. 病机分析

忧思恼怒，情志不遂，肝失疏泄，肝郁气滞，横逆犯胃，以致胃气失和，胃气阻滞，即可发为胃痛。肝郁日久，又可化火生热，邪热犯胃，导致肝胃郁热而痛。

3. 治法

疏肝理气，泄热和中。

4. 方药

丹栀逍遥散合左金丸。丹栀逍遥散中柴胡、当归、白芍、薄荷解郁柔肝止痛，牡丹皮、栀子清肝泄热，白术、茯苓、甘草、生姜和中健胃；左金丸中黄连清泄胃火，吴茱萸辛散肝郁，以补原方之未备。

（三）瘀血停滞

1. 症状

痛有定处，如针刺、刀割，痛时持久，食后或入夜尤甚，或见吐血黑便，舌质紫黯，有瘀斑，脉涩。

2. 病机分析

瘀血内阻，胃络壅滞，不通则痛；瘀血有形，故痛有定处、痛时持久；进食则动其瘀，故食后痛甚；血属阴，故夜间瘀血加重；瘀血内阻，血不循经，故见吐血黑便；舌质紫黯，有瘀斑，脉涩为血瘀之象。

3. 治法

化瘀通络，理气和胃。

4. 方药

丹参饮合失笑散加减。前方理气化瘀，后方化瘀止痛，两方合用加强活血化瘀作用，适用于胃痛如针刺、痛有定处以及久病不愈的患者。丹参、五灵脂、蒲黄活血止痛，檀香、砂仁行气和胃。

痛且胀者，可加陈皮、青皮、木香、枳壳、莪术等行气消胀止痛；伴胁痛者，可加川楝子、延胡索、香附、郁金等疏肝理气、活血止痛；久病正虚者，可加党参、黄芪、太子参、仙鹤草等益气活血；黑便者，可加三七、白及以化瘀止血生肌；呕血黑便，面色萎黄，四肢不温，舌淡脉弱无力者，可加用黄土汤以温脾摄血。

（四）饮食停滞

1. 症状

暴饮暴食后，胃脘疼痛，胀满不消，疼痛拒按，得食更甚，嗳腐吞酸或呕吐不消化食物，其味腐臭，吐后痛减，不思饮食或厌食，大便不爽，得矢气及便后稍舒，舌苔厚腻，脉滑有力。

2. 病机分析

饮食停滞，胃气阻塞。

3. 治法

消食导滞，和胃止痛。

4. 方药

保和丸加减。山楂、神曲、莱菔子消食导滞，健胃下气；半夏、陈皮、茯苓健脾和胃，化湿理气；连翘散结清热，共奏消食导滞和胃之功。

脘腹胀甚者，加枳实、厚朴、槟榔行气消滞；食积化热者，加黄芩、黄连清热泻火；大便秘结，合用小承气汤；胃痛急剧而拒按，大便秘结，苔黄燥者，为食积化热成燥，合用大承气汤通腑泄热，消积导滞。

（五）寒邪客胃夹食

1. 症状

胃痛暴作，恶寒喜暖，得温痛减，遇寒加重，口淡不渴或喜热饮，舌淡苔薄白，脉弦紧。

2. 病机分析

寒邪客胃或饮食生冷，寒凝胃脘，阳气被遏，气机郁滞，故胃痛暴作；胃无热邪，故不渴；热能盛寒，故喜热饮；弦脉主痛，紧脉主寒。

3. 治法

温胃散寒，行气止痛。

4. 方药

香苏散合良附丸加减。前方理气散寒，适用于外感风寒，胃气郁滞；后方温胃散寒，理气止痛，适用于寒邪客胃之胃痛证。香附、苏梗、木香、陈皮、白芷、乌药行气止痛，高良姜、桂枝、干姜温胃散寒。

伴风寒表证者，加苏叶、藿香、生姜、葱白等疏散风寒；伴胸脘痞闷、纳呆者，加枳实、鸡内金、法半夏、神曲等消食导滞。

（六）胃阴亏虚

1.症状

胃脘隐隐灼痛，饥不欲食，或嘈杂、或脘痞不舒、或干呕呃逆，口干咽燥，消瘦乏力，大便干结，舌红少津，脉细数。

2.病机分析

阴虚则生内热，虚火消谷则似饥，胃虚不能消磨水谷则不欲食；胃阴不足，胃失濡养，则嘈杂；胃虚不运，通降失施，故脘痞不舒或干呕呃逆；津不上承，则口干；津不下行，则便干；舌红少津，脉细数为阴虚火旺之象。

3.治法

养阴益胃，和中止痛。

4.方药

一贯煎合芍药甘草汤加减。前方养阴益胃，后方缓急止痛，两方合用适用于隐隐作痛、口干咽燥、舌红少津的胃痛。沙参、麦冬、生地、枸杞子养阴益胃，当归养血活血，川楝子、生麦芽疏肝理气，芍药、甘草缓急止痛。

胃脘胀痛者，可加厚朴花、玫瑰花、佛手、绿萼梅、香橼等理气止痛；食后堵闷者，加鸡内金、谷麦芽以消食健胃；大便干燥者，加瓜蒌仁、火麻仁、郁李仁等润肠通便；阴虚胃热者，加石斛、知母、黄连等清泻胃火；胃脘灼痛，嘈杂泛酸者，加煅瓦楞子或配用左金丸以制酸。

（七）脾胃气虚

1.症状

饮食减少，食后腹胀，肢体浮肿，大便溏泻，体倦无力，气短懒言，面色萎黄，舌质淡，苔白，脉细弱。

2.病机分析

脾胃气虚，使胃腑失煦，不荣则痛，可致胃痛。

3.治法

益气补中，和胃止痛。

4.方药

枳术六君子汤加减。本方包括白术、枳实、党参、茯苓、陈皮、法半夏、莪术、黄芪、防风、藤梨根、蒲公英、瓦楞子、白及、焦山楂、木香、砂仁、焦麦芽、芦根、旋覆花、九香虫、白芷、白花蛇舌草、半枝莲、乌药、炙甘草。

（八）脾胃虚寒

1. 症状

胃脘绵绵冷痛，喜温喜按，空腹痛甚，得食痛减，劳累、受凉后发作或加重，时呕清水或夹不消化食物，食少脘痞，口淡不渴，倦怠乏力，手足不温，大便溏薄，舌淡胖，脉沉弱。

2. 病机分析

虚则喜按，寒则喜暖，胃络借饮食之暖，以温通血脉；劳则气耗，受寒则虚寒加重；脾运迟缓，水饮停留，胃虚通降无权，故泛呕清水、宿食；脾阳不达四肢，则手足不温；大便溏薄，舌淡胖，脉沉弱，为中虚有寒，脾阳虚弱之象。

3. 治法

温中健脾，和胃止痛。

4. 方药

黄芪建中汤加减。本方温中散寒，和胃止痛，适用于喜温喜按之胃脘隐痛。黄芪、桂枝甘温补中，辛甘化阳；白芍、甘草缓急和营止痛；生姜、大枣温胃和中补虚。

泛吐清水者，加干姜、半夏、茯苓、陈皮；泛酸者，加左金丸、乌贼骨、煅瓦楞；胃脘冷痛，虚寒较甚，呕吐、肢冷者，合附子理中汤；无泛吐清水或手足不温者，可改用香砂六君子汤。

五、中医外治法

（一）针灸疗法

1. 体针

（1）取穴：以足阳明、手厥阴、足太阴经、任脉穴位为主。

（2）处方：足三里、梁丘、公孙、内关、中脘。

（3）加减：胃寒者加梁门，胃热者加内庭，肝郁者加期门、太冲，脾胃虚寒者加气海、脾俞，胃阴不足者加三阴交、太溪，血瘀者加血海、膈俞。

（4）操作：毫针刺，实证用泻法，虚证用补法，胃寒及脾胃虚寒者宜加灸。

2. 耳针

（1）取穴：取胃、肝、脾、神门、交感。

（2）操作：毫针刺，中等强度刺激，也可用王不留行贴压或埋针。

3. 穴位注射

（1）取穴：取中脘、脾俞、胃俞、足三里。

（2）操作：每次选 2 个穴位，用黄芪、丹参或当归注射液，每穴注射药液 1 mL，每天 1 次。

（二）外敷疗法

1. 外敷疗法一

取肉桂 30 g，丁香 15 g，研为细末，用纱布包扎，外敷中脘穴，每次 10 ～ 20 分钟。

2. 外敷疗法二

取吴茱萸 75 g，用白酒适量拌匀，用绢布包成数包，蒸 20 分钟左右，趁热以药包熨脘腹、脐下、足心，药包冷则更换，每天 2 次，每次 30 分钟，或以疼痛缓解为度。

（三）推拿疗法

推拿疗法以行气止痛为治疗大法，用一指禅推、按、揉、摩、拿、搓、擦等方法。

1. 取穴与部位

中脘、天枢、肝俞、脾俞、胃俞、三焦俞、肩中俞、手三里、内关、合谷、足三里、气海，胃脘部、背部、肩部、胁部。

2. 操作

（1）患者仰卧位，医师站于一侧。用轻快的一指禅推法在中脘、天枢、气海施术，每穴 2 分钟，四指摩胃脘部 1 ～ 2 分钟，按揉足三里 2 分钟。

（2）患者俯卧位，用一指禅推法自肝俞至三焦俞，往返施术 5 ～ 10 遍。再用较重的按揉法在肝俞至三焦俞施术，时间约 5 分钟。最后施以擦法，以透热为度。

（3）患者坐位，拿肩井或点按肩井，较重力按揉手三里、内关、合谷，搓肩臂和两胁，往返 10 ～ 20 遍。

3. 加减

（1）病邪阻滞：用较重的点按法在大肠俞、八髎施术，时间约 2 分钟；

用擦法在左侧背部施术，以透热为度。

（2）脏腑功能失调：用一指禅推法自天突至中脘施术，重点在膻中，按揉章门、期门，擦肾俞、命门，以透热为度。

病案选录

病案一

患者：王某，女，42岁，已婚。

初诊：2022年11月14日。

主诉：反复胃脘部胀痛1年，复发加重3天。

病史：患者于1年前无明显诱因出现胃脘胀闷，攻撑作痛，连及两胁，每因生气、焦虑而发作，嗳气频繁，善太息，纳差食少，在药店口服中药后可缓解，仍反复发作。3天前因家中琐事生气后胃脘胀痛复发加重，患者为求进一步治疗，故来医院门诊就诊，完善胃镜等相关检查。现主症为胃脘部胀痛，偶有胁痛，嗳气，反酸，胃灼热，晨起口干，烦躁，纳差，大便不成形，眠差，梦多易醒，醒后不易入睡，脱发，舌淡红，苔薄白，脉弦。患者既往体健，否认肝炎、结核、伤寒等传染病史，否认手术、外伤、输血史，否认新型冠状病毒感染史、新型冠状病毒感染患者接触史及疫区旅行史，预防接种史不详。

查体：体温36.6℃，脉搏66次／分，呼吸18次／分，血压16.8/8.0 kPa（126/60 mmHg）。发育正常，营养中等，自动体位，查体合作，全身皮肤无黄染及出血点，未触及浅表淋巴结肿大，巩膜无黄染，咽部无充血，双侧扁桃体不大，气管居中，甲状腺不大，双肺呼吸音清，未闻及明显干湿啰音及哮鸣音，腹平软，剑突下压痛，无反跳痛及肌紧张，未触及包块，肝脾未触及，脊柱、四肢及神经系统未见异常。

心电图检查：提示窦性心律，无痛电子胃镜提示慢性非萎缩性胃窦炎，血常规检查无明显异常。

中医诊断：肝气犯胃。

西医诊断：慢性非萎缩性胃窦炎。

治法：疏肝和胃，理气止痛。

方药：柴胡疏肝散加减。柴胡10 g，白芍15 g，枳实15 g，麸炒白术 10 g，法半夏 12 g，陈皮 10 g，蒲公英 20 g，黄连 6 g，生姜 6 g，木香 10 g，砂仁 6 g，白芷 30 g，炒麦芽 30 g，旋复花 12 g（包煎），茯苓 15 g，莪术 15 g，党参 12 g，海螵蛸 15 g，炙甘草 6 g。7 剂，水煎服，每天 1 剂，文火煎煮 3 次，每次 40 分钟，共取汁 400 mL，早、中、晚饭前半小时温服。

二诊：2022 年 11 月 21 日患者诉胃脘部胀痛、胁痛、烦躁、纳差好转，嗳气，反酸，胃灼热，晨起口干，消化差，大便不成形，眠差，梦多易醒，醒后不易入睡，脱发。舌淡红，苔薄腻，脉弦。

方药：中药继续前方稍调整。柴胡 10 g，白芍 15 g，枳实 15 g，麸炒白术 10 g，法半夏 12 g，陈皮 10 g，丝瓜络 12 g，黄连 6 g，生姜 6 g，木香 10 g，砂仁 6 g，白芷 20 g，炒麦芽 30 g，旋复花 12 g（包煎），茯苓 15 g，浙贝母 9 g，瓦楞子 15 g，海螵蛸 15 g，炙甘草 6 g。7 剂，水煎服，每天 1 剂，文火煎煮 3 次，每次 40 分钟，共取汁 400 mL，早、中、晚饭前半小时温服。

按语：肝气犯胃是临床中胃脘疼痛证型最多最常见的，在鉴别上可与胁痛区别。胃痛与胁痛的鉴别主要在其部位上的区别：胁痛以两肋肋疼痛为主证，若肝气横逆犯胃，可以出现胃痛，但仍以胁痛为主证；胃痛以胃脘部疼痛为主证，肝气犯胃虽可出现两胁不适或疼痛，但仍以胃痛为主证。二者的主要区别在于疼痛部位的主次之分。

一诊方中柴胡疏肝理气止痛，枳实、陈皮行气和胃，炒麦芽开胃消食，白芍、炙甘草和里缓急，法半夏消痞降逆止呕，旋复花加强降逆止呕作用，蒲公英清热解毒，黄连清热燥湿，木香行气止痛，砂仁温中，生姜止呕，白芷止阳明胃痛，茯苓、白术、党参健脾益气，海螵蛸制酸止痛，莪术行气活血。诸药合用，共奏疏肝和胃、理气止痛之效。

二诊继续前方，减去蒲公英、党参，白芷减量为 20 g，加瓦楞子、浙贝母加强制酸止痛，加用丝瓜络通络。若气机郁滞重，疼痛难止，可加用川楝子、延胡索以增强疏肝理气止痛的作用。若嗳气、呕恶，胃气上逆甚，加刀豆子、代赭石以和胃降逆。若肝郁化火，口干苦，嘈杂泛酸等，应当减香燥之品，再加栀子、知母、沙参、石斛等，以疏肝泄热，养阴益胃。若气郁日久而致血行不畅，胃络瘀阻，可加用丹参、当归、乳香、没药等以化瘀通络。若气滞夹痰而症见胃痛满闷，时时欲呕，舌苔腻，脉弦滑，可加半夏、白芥子、莱菔子以解郁化痰。气滞多责肝郁，行气重视疏肝。

　　一般来说，慢性胃炎初期多属气滞，病位虽在中焦，但多累及肝气而成肝胃脾三脏俱病。因肝主疏泄，性喜条达，脾升胃降全赖肝气调畅。生理上肝气调畅，气机升降出入有序，则脾升胃降，中焦安和。若肝失疏泄，气机郁滞，则中焦运化失司，或浊阴在上，或清阳下陷。另一方面，脾胃升降逆乱，气失调畅，亦可致肝气郁滞，而终成肝胃不和、肝木乘脾或肝火犯胃。这类患者或有忧思、恼怒等情志病史，或无明显七情内伤，可见胃脘胀满疼痛，或痛处走窜，或连及胁肋，喜太息、嗳气，脉弦，或胃脘胁肋灼热疼痛，口干口苦，反酸嘈杂，恶心欲吐，面红目赤，脉弦数。前者宜疏肝和胃，后者当清肝泻火。当然，由于肝气对中焦气机的生理和病理的重要影响，加之中焦气滞多影响肝气条达，因此，但见中焦气滞，无论有无明显肝失疏泄的表现，皆可酌加疏肝解郁之品，以疏肝气、畅中气。

病案二

　　患者：代某，女，56 岁，已婚。

　　初诊：2021 年 1 月 28 日。

　　主诉：反复胃痛 3 年，复发加重 2 天。

　　病史：患者于 3 年前无明显诱因出现胃痛，查胃镜提示胆汁反流性胃炎，予以奥美拉唑、枸橼酸莫沙必利分散片、麦滋林 -S 口服后症状缓解，之后饮食过于辛辣、生冷或生气后易复发，发作时口服上述药可缓解。2 天前因与丈夫口角，生气后出现胃脘灼痛，痛势重，烦躁，易发脾气，口干口苦，泛酸。患者为求进一步治疗，故来医院门诊就诊，完善胃镜等相关检查。现主症为胃脘灼痛，食后腹胀明显，嗳气，反酸，饥时嘈杂，胃灼热，头闷，口干口苦，颈肩胀，左上肢麻，双手指尖麻。小便黄赤，大便秘结，舌红苔黄，脉弦数。患者既往体健，否认肝炎、结核、伤寒等传染病史，否认手术、外伤、输血史，否认新型冠状病毒感染史、新型冠状病毒感染患者接触史及疫区旅行史，预防接种史不详。体温 36.7 ℃，脉搏 76 次 / 分，呼吸 18 次 / 分，血压 18.1/8.8 kPa（136/66 mmHg）。发育正常，营养中等，自动体位，查体合作，全身皮肤无黄染及出血点，未触及浅表淋巴结肿大，巩膜无黄染，咽部无充血，双侧扁桃体不大，气管居中，甲状腺不大，双肺呼吸音清，未闻及明显干湿啰音及哮鸣音，腹平软，剑突下压痛，无反跳痛及肌紧张，未触及包块，肝脾未触及，脊柱、四肢及神经系统未见异常。心电图检查提示窦性心律，无痛电子胃镜提示慢性非萎缩性胃窦炎伴胆汁反流，血常规检查无明显异常。

中医诊断：肝胃郁热。

西医诊断：慢性非萎缩性胃窦炎伴胆汁反流。

治法：疏肝解郁，泄热止痛。

方药：化肝煎合左金丸加减。栀子 15 g，牡丹皮 15 g，白芍 18 g，枳实 15 g，陈皮 10 g，白术 30 g，茯苓 15 g，海螵蛸 20 g，浙贝母 10 g，吴茱萸 3 g，黄连 6 g，蒲公英 20 g，瓦楞子 20 g，炙甘草 6 g。7 剂，水煎服，每天 1 剂，文火煎煮 3 次，每次 40 分钟，共取汁 400 mL，早、中、晚饭前半小时温服。

二诊：2022 年 2 月 14 日患者诉胃脘灼痛好转，食后腹胀、嗳气、反酸、饥时嘈杂、胃灼热、头闷、颈肩胀、左上肢麻、双手指尖麻好转。小便稍黄，大便秘结，舌红苔黄，脉弦数。

方药：中药继续前方稍调整。去掉吴茱萸，加柴胡 10 g，白芍 15 g，加强疏肝解郁；加芦根 18 g，清热泻火，除烦生津。栀子 15 g，牡丹皮 15 g，枳实 15 g，陈皮 10 g，白术 30 g，茯苓 15 g，海螵蛸 20 g，浙贝母 10 g，黄连 6 g，蒲公英 20 g，瓦楞子 20 g，柴胡 10 g，白芍 15 g，芦根 18 g，炙甘草 6 g。7 剂，水煎服，每天 1 剂，文火煎煮 3 次，每次 40 分钟，共取汁 400 mL，早、中、晚饭前半小时温服。

三诊：2022 年 6 月 20 日患者诉之前服用 2 次中药后效果明显，中间停药，此次因生气后又复发再次就诊，症状和之前差不多。

方药：继续拟用前方加减。

按语：本病的辨证要点为郁热之表现，即胃脘灼痛，烦躁易怒，嘈杂口苦。其病郁热久蕴，严重时可伤及肝胃之阴，致使阴虚。如果郁热内盛更重，热迫血妄行，还会出现吐血之证。其病机为肝气郁结，郁久化热，热郁于胃，使胃脘气机不畅，不通则痛，而致疼痛。治当疏肝解郁，泄热止痛。并视其有无阴伤之证，兼顾配以养阴之法。

一诊方中栀子、牡丹皮凉血清热，白芍柔肝缓急；枳实、陈皮行气止痛，贝母清热散结，黄连清泄胃热，稍佐吴茱萸辛散肝郁，脾郁散而热泻，白术、茯苓健脾，海螵蛸、瓦楞子加强制酸止痛，蒲公英加强清热之功，炙甘草调和诸药。诸药共用，以达疏肝解郁，泄热止痛之功。若兼见湿热，症见口苦黏腻，大便不爽，苔厚腻而黄，脉滑数者，酌加白蔻仁、薏苡仁等以清化湿热。若热盛伤阴，症见胃脘灼热隐痛，五心烦热，口干渴，舌红无苔者，可加石斛、沙参、知母、麦冬等以养阴清热。若郁热迫血妄行，症见呕血，其色鲜红，舌红苔黄，脉弦数者，可加藕节、旱莲草、茜草等凉血止血。关于左金丸中两味药，黄连味苦性寒，入心、脾、胃、肝、胆、大肠经，是泻火解毒、清热燥湿、厚肠止泻的佳品；吴茱萸味辛苦、性热，入肝、胃经，善调脾胃升降，为治呕要药，既能温中散寒、降逆止呕，又可疏肝解郁、行气消胀、散寒止痛。此药对治疗证属肝火犯胃、胃失和降、寒热错杂，临床表现为胃脘痞满、呕吐吞酸、嘈杂嗳气、胁肋作痛之消化性溃疡、反流性食管炎、急慢性胃炎、功能性消化不良等疾病。《素问·至真要大论》曰："诸呕吐酸……皆属于热。"黄连苦寒泻火，可直折上炎之肝火；吴茱萸辛散温通，开郁散结，性质沉降，入中焦，长于散寒止痛、降逆止呕，且吴茱萸入厥阴肝经，行气解郁，能引热下行，故以为反佐。两药相伍，辛开苦降，一寒一热，寒者正治，热者从治，共奏清肝泻火、降逆和胃之功。

病案三

患者：叶某，女，49岁，已婚。

初诊：2022年10月9日。

主诉：胃痛3天。

病史：患者于3天前食用糍粑后出现胃痛，上脘部疼痛，刺痛，自觉上腹部胀硬，在药店购买陈香露白露片口服后症状未见明显好转。患者为求进一步治疗，故来医院门诊就诊。行无痛胃镜检查提示胃溃疡（A1），大便隐血阳性。现主症为胃痛，痛有定处，痛如针刺，胃灼热，嘈杂，矢气，解黑便，舌质暗，脉弦。患者既往有偏头痛病史，长期口服头痛粉，否认肝炎、结核、伤寒等传染病史，否认手术、外伤、输血史，否认新型冠状病毒感染史、新型冠状病毒感染患者接触史及疫区旅行史，预防接种史不详。体温36.4 ℃，脉搏76次/分，呼吸18次/分，血压16.3/8.5 kPa（122/64 mmHg）。发育正常，营养中等，自动体位，查体合作，全身皮肤无黄染及出血点，未触及浅表淋巴结肿大，巩膜无黄染，咽部无充血，双侧扁桃体不大，气管居中，甲状腺不大，双肺呼吸音清，未闻及明显干湿啰音及哮鸣音，腹平软，剑突下压痛，无反跳痛及肌紧张，未触及包块，肝脾未触及，脊柱、四肢及神经系统未见异常。心电图检查提示窦性心律，无痛电子胃镜检查提示胃溃疡（A1），大便隐血阳性，血常规检查血红蛋白 100 g/L，提示轻度贫血，呼气试验阴性。

中医诊断：瘀血停滞。

西医诊断：胃溃疡（A1），轻度贫血，偏头痛。

治法：活血化瘀，通络止痛。

方药：失笑散合丹参饮加味。五灵脂 10 g，蒲黄 10 g，丹参 15 g，当归 12 g，檀香 5 g，砂仁 5 g，陈皮 10 g，吴茱萸 3 g，黄连 6 g，蒲公英 20 g，炮姜 6 g，枳实 15 g，木香 10 g，娑罗子 9 g，芦根 15 g，炒白术 10 g，白及 10 g，三七粉 3 g，冲服炙甘草 3 g。7 剂，水煎服，每天 1 剂，文火煎煮 3 次，每次 40 分钟，共取汁 400 mL，早、中、晚饭前半小时温服。

二诊：2022 年 10 月 16 日患者诉胃痛好转，胃灼热，嘈杂，矢气，未解黑便，舌质暗，脉弦。

方药：中药继续前方稍调整。去掉娑罗子，未解黑便，停用三七粉，加白芷 20 g，止痛兼治偏头痛。五灵脂 10 g，蒲黄 10 g，丹参 15 g，当归 12 g，檀香 5 g，砂仁 5 g，陈皮 10 g，吴茱萸 3 g，黄连 6 g，蒲公英 20 g，炮姜 6 g，枳实 15 g，木香 10 g，白芷 20 g，芦根 15 g，炒白术 10 g，白及 10 g，炙甘草 3 g。7 剂，水煎服，每天 1 剂，文火煎煮 3 次，每次 40 分钟，共取汁 400 mL，早、中、晚饭前半小时温服。

三诊：2022 年 10 月 23 日患者诉之前服用 2 次中药后胃痛明显好转，偶有胃灼热，无嘈杂，大便色黄。

方药：继续拟用前方加减，去掉木香、砂仁、白芷、檀香。五灵脂 10 g，蒲黄 10 g，丹参 15 g，当归 12 g，陈皮 10 g，吴茱萸 3 g，黄连 6 g，蒲公英 20 g，炮姜 6 g，枳实 15 g，木香 10 g，芦根 15 g，炒白术 10 g，白及 10 g，炙甘草 3 g。7 剂，水煎服，每天 1 剂，文火煎煮 3 次，每次 40 分钟，共取汁 400 mL，早、中、晚饭前半小时温服。

按语：患者胃溃疡，有便血，中医辨证为瘀血停滞证，与活血化瘀、通络止痛，兼以止血治疗而愈。胃乃多气多血之脏腑，气为血帅，气行则血行，气滞则血瘀，或吐血、便血，离经之血停积于胃，也成瘀血，瘀血停滞胃腑，故刺痛。叶天士云："初为气结在经，久则血伤入络"，若寒凝、气滞、食积、痰湿等壅阻气机，使血行不畅或气虚无力推动血行，皆可致胃络瘀阻，瘀阻胃络，不通则痛。

治宜活血化瘀，通络止痛，并当视其不同兼证，配以散寒、行气、消食、化痰、补气等法治之。丹参饮由丹参、檀香、砂仁三药组成，是治疗心胸、胃脘痛的有效良方。其中丹参味苦，性微凉，活血祛瘀，通经止痛。《吴普本草》说："治心腹痛。"檀香辛温理气，利胸膈，调脾胃。《日华子诸家本草》说："治心痛。"砂仁辛温，行气调中，和胃醒脾。三药相合，以丹参入血分，又配以檀香、砂仁，既能活瘀滞，又能理胃气，再兼丹参功同四物，砂仁兼能益肾"理元气""引诸药归宿丹田"，故对久久难愈、气滞血瘀、正气渐虚的胃脘痛，不但能够活瘀定痛，并能养血、益肾、醒脾、调胃。失笑散中蒲黄活血散瘀，《本草纲目》说蒲黄"凉血，活血，止心腹诸痛"，五灵脂行血止痛。《本草纲目》说"治男女一切心腹、胁肋、少腹诸痛，疝痛，血痢，肠风腹痛"。二药合用，再配合丹参，活瘀止痛的功效增强，对中焦有瘀血阻络而发生的心腹疼痛有良好疗效。

方中五灵脂、蒲黄、丹参、当归活血化瘀；檀香、砂仁、木香行气止痛；黄连清泄胃热；稍佐吴茱萸，辛散肝郁；陈皮、枳实行气；白芷加强止痛；芦根清热生津除烦；白术健脾；白及止血，化瘀生肌；三七粉化瘀止血；炙甘草缓急和中，诸药合用，共凑活血化瘀，通络止痛之功。还要考虑兼证，寒凝者，可选用桂枝、干姜、附子等以散寒助化瘀。挟食滞者，可选用焦三仙、鸡内金以消食化滞。痰湿者，加半夏、厚朴、茯苓以燥湿化痰。气虚者，加党参、黄芪以补中益气。其重者因瘀阻络道，使血不循经而外溢，可选用三七粉、大蓟以化瘀止血。瘀血内停，胃脘疼痛加剧，痛处固定不移，如锥如刺，按则痛甚，此类病证可按瘀血论治，或于方中加入活血化瘀之品，如延胡索、当归、丹参、赤芍之类，延胡索行气活血化瘀作用较强，止痛效果较好，应用最为广泛。但如证候偏热，则与川楝子同用或改用丹参、赤芍。如患者兼有大便秘结，则用既能活血化瘀又能润肠通便的当归。如瘀血较重则用失笑散或三棱、莪术之类。

病案四

患者：邓某，女，70岁，已婚。

初诊：2021年6月21日。

主诉：胃脘疼痛7天。

病史：患者于7天前食用糍粑后出现脘腹胀满疼痛，嗳气，吞酸，厌食，胃灼热。自觉食用糍粑后积食，在药店购健胃消食片和多潘立酮片服用后症状稍缓解，未重视，继续食用炖猪蹄后症状加重，再次服用上述药物症状无缓解。患者为求进一步治疗，故来门诊就诊。现主症为胃脘胀痛，嗳腐吞酸，厌食，口不干，无口苦，纳差，寐欠安，入睡困难，小便可，大便干，3天一行，舌苔厚腻，脉滑。患者既往有原发性高血压，最高血压25.3/14.7 kPa（190/110 mmHg），长期服用氨氯地平片，每次5 mg，每天1次，自诉血压控制可，有冠心病病史，间断服用丹参片。否认肝炎、结核、伤寒等传染病史，否认手术、外伤、输血史，否认新型冠状病毒感染史、新型冠状病毒感染患者接触史及疫区旅行史，预防接种史不详。体温36.6 ℃，脉搏86次/分，呼吸18次/分，血压19.5/12.0 kPa（146/90 mmHg）。发育正常，营养中等，自动体位，查体合作，全身皮肤无黄染及出血点，未触及浅表淋巴结肿大，巩膜无黄染，咽部无充血，双侧扁桃体不大，气管居中，甲状腺不大，双肺呼吸音清，未闻及明显干湿啰音及哮鸣音，腹平软，剑突下压痛，无反跳痛及肌紧张，未触及包块，肝脾未触及，脊柱、四肢及神经系统未见异常。心电图检查提示ST-T改变，左室高电压，血常规检查无明显异常。

中医诊断：饮食停滞。

西医诊断：消化不良，原发性高血压，冠心病。

治法：消食导滞，和胃止痛。

方药：保和丸加减。神曲18 g，焦山楂18 g，炒莱菔子12 g，陈皮10 g，半夏9 g，茯苓10 g，连翘10 g，炒麦芽18 g，生白术30 g，丹参20 g，鸡内金10 g。7剂，水煎服，每天1剂，文火煎煮3次，每次40分钟，共取汁400 mL，早、中、晚饭前半小时温服。

二诊：2021年6月28日患者诉症状明显好转，担心复发，要求再开一次中药巩固疗效。

方药：中药继续前方，加党参 10 g，以益气健脾扶正。

按语：该患者病史简单明了，病程短，是临床常见的饮食停滞所致胃脘痛，但是一定要做好鉴别诊断，因为患者为老年女性，有高血压这一危险因素以及冠心病病史，一定要与心绞痛相鉴别，所以门诊一定要做心电图检查，必要时完善心肌酶学检查，排除心肌梗死。中医方面要与心痛鉴别，古代文献中经常把胃痛与心痛混称。在疼痛的发生部位方面，心痛发生在左侧胸膺部，胃痛则是在上腹胃脘部。在病史方面，心痛有心系病史，胃痛有脾胃病史。正如《灵枢·厥论》曰："厥心痛，与背相控……色苍苍如死状，痛如以锥针刺其心。《素问·藏气法时论》载："心病者，胸中痛……膺背肩胛间痛，两臂内痛。"痛发时伴见心悸、憋闷等症，患者常有濒死感，但每次疼痛时间较短。胃痛常表现为胀痛、灼痛、隐痛、刺痛、饥饿痛等，每次疼痛时间相对较长，常伴有纳差、厌食或呕吐吞酸等消化道症状。预后方面，胃痛的预后一般较好，而心痛病情较重，特别是"真心痛"，一般药物难以控制，势急病危，即刻殆命。正如《灵枢·厥论》云："真心痛，手足青至节，心痛甚，旦发夕死，夕发旦死"。

患者因宿食停滞，胃失和降，气机不畅，不通而作疼痛，治宜消食导滞，和胃止痛。方中神曲辛温，善消面食，消酒食陈腐之积；山楂酸温，善肉食，消油腻腥膻之食；莱菔子辛甘，能宽胸下气，通滞；麦芽甘平，能醒脾开胃消积；陈皮、半夏、茯苓理气和胃健脾；连翘散结清热，清郁积之热；鸡内金加强消积之功；丹参活血化瘀；生白术健脾，量大并以通便。诸药共奏消食和胃，行气止痛之功。除了饮食停滞证这主要以消食导滞为主，对于胃脘疼的其他证型，多伴有宿食不化，皆应考虑加入一些消食导滞之品，究其原因有二：一是病在中焦，脾失健运，运化无力，每多兼有宿食不化而见胃脘满闷，食后饱胀，嗳气吞酸；二是即使未见明显宿食之象，但患者脾胃运化之功减退，则必兼食欲不振，食后饱胀。加入消导之剂可增强消化之力，增进食欲，亦有利于提高患者的治疗信心。消食和胃，喜用炒麦芽，因其性平和，不温不燥，不伤胃气，健脾开胃而促进饮食消化，善消谷食积滞，且作用缓和，适用于食积不消或脾胃虚弱，不饥食少之证。若食积较重或宿食不化，单用炒麦芽力量不够，或用山楂、神曲等。

病案五

患者：周某，男，56 岁，已婚。

初诊：2021 年 7 月 20 日。

主诉：胃脘疼痛 4 天。

病史：4 天前患者因天气炎热饮用冰冻可乐加凉面后出现胃脘疼痛，胀满，恶心，呕吐，呕出胃内容物，无血，胃灼热，服用藿香正气水后症状未见明显缓解，遂至医院就诊。查无痛电子胃镜提示慢性非萎缩性胃炎伴糜烂，门诊予雷贝拉唑、莫沙必利片、铝碳酸镁，口服后症状缓解不明显。患者为求进一步治疗，故再次就诊。现主症为胃脘疼痛，冷痛，胀满，嗳气，自觉有气上顶，胃灼热，口不干，喜欢喝热水，无口苦，纳差，寐欠安，入睡困难，小便可，大便干，2 天一行，舌淡，苔薄白，脉紧。患者既往体健，否认肝炎、结核、伤寒等传染病史，否认手术、外伤、输血史，否认新型冠状病毒感染史、新型冠状病毒感染患者接触史及疫区旅行史，预防接种史不详。

查体：体温 36.5 ℃，脉搏 70 次／分，呼吸 18 次／分，血压 17.3/8.0 kPa（130/60 mmHg）。发育正常，营养中等，自动体位，查体合作，全身皮肤无黄染及出血点，未触及浅表淋巴结肿大，巩膜无黄染，咽部无充血，双侧扁桃体不大，气管居中，甲状腺不大，双肺呼吸音清，未闻及明显干湿啰音及哮鸣音，腹平软，剑突下压痛，无反跳痛及肌紧张，未触及包块，肝脾未触及，脊柱、四肢及神经系统未见异常。血常规和便常规检查无明显异常，心电图检查提示窦性心律。

中医诊断：寒邪客胃夹食。

西医诊断：慢性非萎缩性胃炎伴糜烂。

治法：温胃散寒，行气止痛，消食导滞。

方药：良附丸加味。高良姜 10 g，香附 10 g，吴茱萸 5 g，陈皮 10 g，生姜 10 g，白芷 20 g，枳实 10 g，白术 10 g，法半夏 10 g，旋复花 10 g（包煎），海螵蛸 20 g，砂仁 6 g（后下），炒麦芽 20 g，神曲 20 g，柏子仁 15 g，莱菔子 10 g，炙甘草 3 g。7 剂，水煎服，每天 1 剂，文火煎煮 3 次，每次 40 分钟，共取汁 400 mL，早、中、晚饭前半小时温服。

二诊：2021 年 7 月 28 日因失眠就诊，诉服用之前中药后胃脘疼痛、胀满等症状痊愈，现食欲可，此次因失眠要求中药调治。

按语：患者因贪食寒凉而发病，因恣食生冷而致病者，临床多兼见食滞，症状表现为胃脘冷痛，呕逆不食。其病机为寒邪客于胃腑，损伤中阳，使胃腑气机不畅，不通则痛。治当温胃散寒，行气止痛，并视其兼虚、兼表、挟食之不同，合以益气、解表、消食等法。该患者食用冷饮及凉面而发病就是属于夹食，所以加了神曲主要消面食，并炒麦芽、莱菔子合用加强消食导滞之功。良附丸中，高良姜辛热，温胃散寒，《本草求真》说："同香附则除寒法郁"；香附味辛微苦甘，性平，理气行滞，利三焦，解六郁；李杲曾说："治一切气""消食下气"。二药合用，善治寒凝气滞胃痛。寒凝重者，重用高良姜，因气滞而痛者，重用制香附。方中高良姜、吴茱萸、生姜温胃散寒；香附、陈皮、枳实行气止痛；法半夏、砂仁、旋复花降逆止呕；白芷辛散温通，长于止痛，且善入足阳明胃经，患者以胃脘痛为主，故用以止痛；海螵蛸制酸止痛为治疗胃酸过多的佳品；炒麦芽、神曲、莱菔子消食和胃；白术健脾补中益气；柏子仁养心安神，患者大便干，兼以润肠通便；炙甘草调和诸药。诸药合用，共凑温胃散寒，行气止痛，消食导滞之功。良附丸由高良姜及香附组成，对于姜的用法来说，有生姜、干姜，良姜、炮姜之别，同其温中祛寒之性，对胃病用姜，有分有合。胃寒者用高良姜或干姜都可以；外寒则要用生姜；如果内外俱寒，高良姜或干姜与生姜可同用；胃中有饮，饮水而吐，宜用干姜，长于化内饮；生姜止呕，胃病常见呕吐，生姜打自然汁滴入汤剂中，也可先滴于舌上，再服汤剂，或将生姜切片，嚼姜知辛时服汤药，以防药液吐出；脾胃气虚，脘痛便溏者，高良姜可与炮姜同用。脾胃气虚，不能摄血，便血，色黑而溏，腹中鸣响，则宜用炮姜或炮姜炭。至于姜的剂量，则根据证候及患者平素饮食习惯而定，喜吃辛辣者，用量适当加重。

病案六

患者：李某，男，63岁，已婚。

初诊：2022年5月18日。

主诉：反复胃脘隐痛10年，复发5天。

病史：患者于10年前饮酒后出现胃痛，在医院就诊，行胃镜检查提示慢性萎缩性胃炎中度，幽门螺杆菌感染，予以阿莫西林、克拉霉素、奥美拉唑、橡酸铋钾等治疗后症状好转，易反复发作，发作时口服奥美拉唑可缓解。5 天前无明显诱因复发，胃脘隐隐灼痛，饥不欲食，嗳气，口干，大便干结，在家服用奥美拉唑后症状未见明显好转。患者为求进一步治疗，故来医院门诊就诊。现主症为胃脘隐隐灼痛，饥不思食，嗳气，口干，口苦，大便干结，舌红少津，无苔，脉细数。患者既往体健，否认肝炎、结核、伤寒等传染病史，否认手术、外伤、输血史否认新型冠状病毒感染史、新型冠状病毒感染患者接触史及疫区旅行史，预防接种史不详。

查体：体温 36.2 ℃，脉搏 73 次／分，呼吸 18 次／分，血压 18.4/11.2 kPa（138/84 mmHg）。发育正常，营养中等，自动体位，查体合作，全身皮肤无黄染及出血点，未触及浅表淋巴结肿大，巩膜无黄染，咽部无充血，双侧扁桃体不大，气管居中，甲状腺不大，双肺呼吸音清，未闻及明显干湿啰音及哮鸣音，腹平软，剑突下压痛，无反跳痛及肌紧张，未触及包块，肝脾未触及，脊柱、四肢及神经系统未见异常。心电图检查提示窦性心律，无痛电子胃镜检查提示萎缩性胃炎中度。

中医诊断：胃阴亏虚。

西医诊断：慢性萎缩性胃炎中度。

治法：养阴益胃，润燥止痛。

方药：益胃汤合芍药甘草汤加减。北沙参 12 g，麦冬 10 g，生地 15 g，玉竹 15 g，白芍 18 g，炒白术 10 g，陈皮 10 g，枳实 15 g，蒲公英 20 g，白花蛇舌草 20 g，半枝莲 20 g，莪术 15 g，藤梨根 50 g，芦根 30 g，木香 10 g，砂仁 6 g（后下），炙甘草 6 g。7 剂，水煎服，每天 1 剂，文火煎煮 3 次，每次 40 分钟，共取汁 400 mL，早、中、晚饭前半小时温服。

二诊：2022 年 5 月 25 日患者诉胃脘灼痛、食欲、嗳气、口干、口苦好转，大便干结，舌红少津，无苔，脉细数。

方药：守前方继进，中药继续前方，藤梨根减量为 40 g。北沙参 12 g，麦冬 10 g，生地 15 g，玉竹 15 g，白芍 18 g，炒白术 10 g，陈皮 10 g，枳实 15 g，蒲公英 20 g，白花蛇舌草 20 g，半枝莲 20 g，莪术 15 g，藤梨根 40 g，芦根 30 g，木香 10 g，砂仁 6 g（后下），炙甘草 6 g。7 剂，水煎服，每天 1 剂，文火煎煮 3 次，每次 40 分钟，共取汁

400 mL，早、中、晚饭前半小时温服。

三诊：2022 年 6 月 1 日患者诉之前服用 2 次中药后胃痛明显好转，食欲恢复好。

方药：继续拟用前方加减，去掉木香、砂仁之温燥。北沙参 12 g，麦冬 10 g，生地 15 g，玉竹 15 g，白芍 18 g，炒白术 10 g，陈皮 10 g，枳实 15 g，蒲公英 20 g，白花蛇舌草 20 g，半枝莲 20 g，莪术 15 g，藤梨根 40 g，芦根 30 g，炙甘草 6 g。7 剂，水煎服，每天 1 剂，文火煎煮 3 次，每次 40 分钟，共取汁 400 mL，早、中、晚饭前半小时温服。

四诊：2022 年 6 月 8 日患者诉现在已无明显隐痛，食欲可。

方药：继续拟用前方服用半月。

按语：该患者表现为胃脘隐隐灼痛，饥不欲食，口干，舌红少苔，脉细数，提示胃阴不足，因阳明胃腑，喜润恶燥。若胃阴不足，失于濡养，则胃失和降，气机不畅而致气滞。胃阴亏虚多因肝郁化火，或胃热素盛，或热病之后，或过服温燥之药，或嗜食辛辣之品，皆可耗灼胃阴。胃阴不足，胃失濡润，则隐隐灼痛。

治当养阴益胃，润燥止痛。方中沙参、麦冬、玉竹、生地养阴益胃；生地养阴清热；白芍、甘草酸甘化阴；枳实、陈皮疏理气机，使补而不滞；莪术行气化瘀；木香、砂仁开胃醒脾；芦根清热生津；白花蛇舌草、半枝莲、藤梨根清热解毒，结合现代医院药理可以治疗萎缩肠化，预防胃癌发生。兼气滞，症见脘腹胀痛，时作干呕者，加佛手、竹茹以行气止呕；气虚症见神疲气短，倦怠乏力者，加太子参、黄芪以补益气阴；血瘀，症见胃痛如刺，舌见瘀斑者，加丹参、延胡索、桃仁、牡丹皮以活血化瘀；肠失濡润，大便秘结者，加火麻仁、郁李仁、生首乌以养阴润便。

胃脘痛常伴有恶心、呕吐、嗳气、反酸等症，多在辨证施治的基础上加入一些对症治疗的药物，佐以降胃气、和胃酸之品，常能取得较好疗效。恶心、呕吐、嗳气乃胃气上逆，一般于主方中加入降逆和胃之品，多选用生姜、旋覆花，寒重则加高良姜。若舌苔白腻，则用半夏，因半夏苦温，能降逆燥湿，白腻苔说明湿浊中阻，用半夏既可降胃逆又能化湿浊。若舌苔黄腻，则选用既能清热止呕又可清化湿热痰浊的竹茹。若呕恶呃逆因于中焦虚寒，则加入砂仁、丁香。反酸则是因胃酸分泌过多，宜和酸制酸，若证有反酸而兼见气滞血瘀，则用既能制酸止痛，又能活血化瘀的煅瓦楞子。若反酸兼见大便泄泻，则选海螵蛸，因其既能制酸止痛，又能涩肠止泻。

病案七

患者：康某，男，85岁，已婚。

初诊：2021年10月24日。

主诉：反复胃脘隐痛3年，复发1天。

病史：患者于3年无明显诱因出现胃脘隐痛，在医院就诊，行胃镜检查提示胃底淋巴瘤，之后长期口服中药调治。症状反复。1天前无明显诱因胃脘隐痛复发，遂至医院门诊就诊，患者胃脘隐痛，胀满，嗳气，易反复感冒，汗多，咽部有痰，纳差，眠差，多梦，肢软乏力沉重，尿细，夜尿频，每晚3～4次，大便坠胀干不畅，舌下瘀点，舌淡，苔薄白，有瘀点，脉细弱。患者既往有痔疮病史，否认肝炎、结核、伤寒等传染病史，否认手术、外伤、输血史否认新型冠状病毒感染史、新型冠状病毒感染患者接触史及疫区旅行史，预防接种史不详。体温36.3℃，脉搏75次/分，呼吸18次/分，血压18.4/11.7 kPa（138/88 mmHg）。发育正常，营养中等，自动体位，查体合作，全身皮肤无黄染及出血点，未触及浅表淋巴结肿大，巩膜无黄染，咽部无充血，双侧扁桃体不大，气管居中，甲状腺不大，双肺呼吸音粗，未闻及明显干湿啰音及哮鸣音，腹平软，剑突下压痛，无反跳痛及肌紧张，未触及包块，肝脾未触及，脊柱、四肢及神经系统未见异常，心电图检查提示窦性心律，无痛电子胃镜检查提示胃底淋巴瘤。

中医诊断：脾胃气虚。

西医诊断：胃底淋巴瘤。

治法：益气补中，和胃止痛。

方药：枳术六君子汤加减。白术30 g，枳实15 g，党参10 g，茯苓15 g，陈皮12 g，法半夏12 g，莪术15 g，黄芪30 g，防风10 g，藤梨根50 g，蒲公英30 g，瓦楞子30 g，白及15 g，焦山楂30 g，木香10 g，砂仁6 g（后下），焦麦芽30 g，芦根18 g，旋覆花15 g（包煎），九香虫6 g，白芷20 g，白花蛇舌草20 g，半枝莲20 g，乌药12 g，炙甘草6 g。14剂，水煎服，每天1剂，文火煎煮3次，每次40分钟，共取汁400 mL，早、中、晚饭前半小时温服。

二诊：2021 年 11 月 7 日患者诉胃脘隐痛、胀满、嗳气、纳差好转。易反复感冒、汗多，咽部有痰，眠差，多梦，肢软乏力沉重，尿细，夜尿频，每晚 3～4 次，大便干不畅坠胀，痔疮有出血，舌下瘀点，舌淡，苔薄白，有瘀点，脉细弱。

方药：中药继续前方加减。因疼痛缓解，去掉白芷、九香虫止痛，黄芪加量为 40 g，痔疮出血加地榆 20 g，槐花 15 g 以凉血止血，加薏苡仁 30 g 以健脾利湿，红景天 15 g 以健脾益气。白术 30 g，枳实 15 g，党参 10 g，茯苓 15 g，陈皮 12 g，法半夏 12 g，莪术 15 g，黄芪 40 g，防风 10 g，藤梨根 50 g，蒲公英 30 g，瓦楞子 30 g，白及 15 g，焦山楂 30 g，木香 10 g，砂仁 6 g（后下），焦麦芽 30 g，芦根 18 g，旋覆花 15 g（包煎），白花蛇舌草 20 g，半枝莲 20 g，乌药 12 g，炙甘草 6 g，地榆 20 g，槐花 15 g，薏苡仁 30 g，红景天 15 g。14 剂，水煎服，每天 1 剂，文火煎煮 3 次，每次 40 分钟，共取汁 400 mL，早、中、晚饭前半小时温服。

三诊：2021 年 11 月 21 日患者诉胃脘隐痛、胀满、嗳气好转，感冒、汗多好转。咽部有痰，纳差，眠差，多梦，肢软乏力沉重，尿细，夜尿频，每晚 3～4 次，大便干不畅坠胀好转，痔疮有出血好转，舌下瘀点，舌淡，苔薄白，有瘀点，脉细弱。

方药：中药继续前方加减。去掉防风、木香，减少温燥，芦根加量为 30 g，薏苡仁加量为 40 g，加用益智仁 18 g 以温脾开胃，焦六神曲 20 g 以加强消食和胃，加首乌藤 30 g 以养血安神。白术 30 g，枳实 15 g，党参 10 g，茯苓 15 g，陈皮 12 g，法半夏 12 g，莪术 15 g，黄芪 40 g，藤梨根 50 g，蒲公英 30 g，瓦楞子 30 g，白及 15 g，焦山楂 30 g，砂仁 6 g（后下），焦麦芽 30 g，芦根 30 g，旋覆花 15 g（包煎），白花蛇舌草 20 g，半枝莲 20 g，乌药 12 g，炙甘草 6 g，地榆 20 g，槐花 15 g，薏苡仁 40 g，红景天 15 g，益智仁 18 g，焦六神曲 20 g，首乌藤 30 g。14 剂，水煎服，每天 1 剂，文火煎煮 3 次，每次 40 分钟，共取汁 400 mL，早、中、晚饭前半小时温服。

四诊：2021 年 12 月 5 日患者诉上述诸症明显缓解。

方药：继续拟用前方加减服用 2 周。

按语：《难经》曰"气主煦之"，有温养作用。脾胃气虚，使胃腑失煦，不荣则痛，可致胃痛。治当以益气补中，和胃止痛为法，并视其气滞、痰湿、食滞、血瘀、肝郁等不同兼证，伍以行气、化痰、消食、活瘀、疏肝等法治之。方中党参、白术、茯苓、炙甘草，取四君子汤义，共奏补中益气，健脾养胃之功，立足补虚；辅以陈皮、半夏助胃之降，行胃之滞；木香、砂仁助脾之运，疏脾之郁，脾胃斡旋，升降有序。四君得四辅则益增培补之功，四辅配四君，使补中寓行，补而不滞，成为通补、运补之剂。脾虚失运，痰湿内生，证见脘痞满闷，泛恶欲吐，口黏苔腻者，可酌增陈皮、半夏、厚朴、佩兰，以燥湿化痰，理气和中。若兼肝郁，证见脘痛连胁，心胸烦闷，善太息者，加香附、川楝子、柴胡、青皮等，以疏肝畅胃。脾虚湿盛，泄泻便溏者，酌加薏苡仁、泽泻、车前子、白扁豆以健脾利湿止泻。脾虚失统，大便下血者，加黄芪、地榆、槐花，以补气摄血止血。兼见血瘀者，可加用丹参、三七、红景天等活血。兼见食滞者，可加用神曲、山楂、麦芽、鸡内金等消食开胃。

该患者为老年胃恶性肿瘤患者，基础条件差，一般情况欠佳，故长期在门诊进行中医调护，症状变化多端，但总不离脾胃气虚病机，故选自拟方枳术六君子汤加减。因气虚易感冒，合用玉屏风，因有恶性肿瘤，加用藤梨根、白花蛇舌草、半枝莲等清热解毒、散结、消肿瘤之药，藤梨根味酸涩、性凉，始载于《福建民间草药》，"活血化瘀，利尿通淋，解毒疗疮"。《陕西中草药》记载本品能"清热解毒，活血消肿，健胃催乳，抗癌"。在补的同时加强通的作用，故多配伍枳实、莪术，总的思路为益气扶正加解毒消瘤，再顾护脾胃而成上方，常年使用效果还不错。病久中气虚弱，健脾益胃为本。慢性胃炎病情急重之时，虽急则治标，以求尽快缓解症状，但也不忽视本虚这一根本原因，在症状得以缓解后或在治疗标病的同时，即着重补益中气，调理脾胃以治本。脾胃虚弱，将其大致分为脾胃气虚、脾胃阳虚两类，分别予以健脾益气、温中健脾、健脾化湿而选用四君子汤、理中汤加减化裁。

胃病用药有3点需要注意：一是用辛香流动之品，如苏梗、香附、陈皮、枳实、蔻仁、佩兰等。胃为六腑之首，以通为补，辛香流动之品之于胃腑，有通畅之功；脾主运化，转输水谷，辛香流动之品之于脾脏，有助于运化，水谷转运，不积于胃腑，何胃病之有？二是用和降胃气之品，如半夏、陈皮、旋覆花、吴茱萸、黄芩、黄连等。胃的生理特点为主降，胃腑一旦受病，必然失于和降，故胃病必须注意和降胃气，恢复其生理功能，胃气和降，诸病不生。三是寒热并用，胃与脾互为表里，以膜连接，脾为阴脏，胃为阳腑同属中焦，生理上相互联系，病理上相互影响，一病则同病，鉴于二者一阴一阳之属性，用药需温凉并用，两者共调。

病案八

患者：范某，女，68 岁，已婚。

初诊：2020 年 12 月 29 日。

主诉：反复胃脘隐痛 5 年，复发 3 天。

病史：患者于 5 年无明显诱因出现胃痛，在医院行胃镜检查提示萎缩性胃炎，幽门螺杆菌感染，门诊予阿莫西林、呋喃唑酮、奥美拉唑、橼酸铋钾口服后症状缓解，仍反复发作，间断口服中西药治疗。3 天前无明显诱因胃痛复发，遂至医院门诊就诊，现患者症见患者胃痛隐隐，嗳气，胃灼热，喜暖喜按，空腹痛甚，进食后痛减，纳差食少，神疲乏力，怕冷，大便溏薄，舌质淡，脉细沉弱。患者既往体健，否认肝炎、结核、伤寒等传染病史，否认手术、外伤、输血史否认新型冠状病毒感染史、新型冠状病毒感染患者接触史及疫区旅行史，预防接种史不详。

查体：体温 36.6 ℃，脉搏 70 次 / 分，呼吸 18 次 / 分，血压 17.6/11.2 kPa（132/84 mmHg）。发育正常，营养中等，自动体位，查体合作，全身皮肤无黄染及出血点，未触及浅表淋巴结肿大，巩膜无黄染，咽部无充血，双侧扁桃体不大，气管居中，甲状腺不大，双肺呼吸音粗，未闻及明显干湿啰音及哮鸣音，腹平软，剑突下压痛，无反跳痛及肌紧张，未触及包块，肝脾未触及，脊柱、四肢及神经系统未见异常。心电图检查提示窦性心律，无痛电子胃镜检查提示萎缩性胃炎。

中医诊断：脾胃虚寒。

西医诊断：萎缩性胃炎。

治法：温中健脾，和胃止痛。

方药：黄芪建中汤加减。黄芪 18 g，白芍 20 g，桂枝 10 g，干姜 10 g，茯苓 15 g，炒白术 10 g，陈皮 10 g，海螵蛸 20 g，木香 10 g，砂仁 6 g，法半夏 12 g，白芷 20 g，乌药 12 g，莪术 15 g，枳实 15 g，炙甘草 5 g。5 剂，水煎服，每天 1 剂，文火煎煮 3 次，每次 40 分钟，共取汁 400 mL，早、中、晚饭前半小时温服。

二诊：2021年1月4日患者诉胃痛、嗳气、胃灼热好转，纳差食少，神疲乏力，怕冷，大便溏薄，舌质淡，脉细沉弱。

方药：加附片5 g，温阳，大便稀加白扁豆15 g，补脾和中，化湿。黄芪18 g，白芍20 g，桂枝10 g，干姜10 g，茯苓15 g，炒白术10 g，陈皮10 g，海螵蛸20 g，木香10 g，砂仁6 g，法半夏12 g，白芷20 g，乌药12 g，莪术15 g，枳实15 g，附片5 g（先煎），白扁豆15 g，炙甘草5 g。7剂，水煎服，每天1剂，文火煎煮3次，每次40分钟，共取汁400 mL，早、中、晚饭前半小时温服。

三诊：2021年1月25日患者诉胃痛、嗳气、胃灼热、食欲、神疲乏力、怕冷、大便溏薄好转，舌质淡，脉细沉弱。用药后症状改善可，效不更方。

方药：继续前方7剂。

按语：方中黄芪、茯苓、白术补中益气，桂枝、干姜温中散寒，白芍、炙甘草缓急止痛，陈皮、枳实、木香行气止痛，乌药、砂仁醒脾开胃，白芷散寒止痛，莪术行气活血，海螵蛸制酸止痛。泛吐清水者，加陈皮、半夏、吴茱萸，以温胃化饮；脾虚气陷，脘腹坠胀者，加升麻、柴胡、党参以升阳益气；中焦虚寒、阴血失统而呕血、便血者，加干姜炭、伏龙肝、白及、地榆炭，以温中止血；兼气滞者，加枳实、木香等；兼食积者，加焦山楂、焦麦芽、鸡内金；兼血瘀者，加莪术、丹参等；兼肝郁者，加香附、川芎、郁金、玫瑰花等。

胃脘痛的几个证型，既可单见，又可互兼，或相互转化，临证须明辨标本主次，确当用药，方可获得良效。如实证胃痛，日久不愈，损伤正气，可以转为虚证胃痛，而虚证胃痛，又每兼气滞、血瘀、痰浊、食积、肝郁等标实。疼痛的发生分为2个方面，即不通则痛和不荣则痛。胃痛发生的也是这样的，是由诸种因素致胃腑"不通则痛"，其治疗原则在于通降，即通利胃腑，通过导滞祛邪的方法使胃腑恢复其以通为用，以降则和的职能。寒邪客胃者，治以温胃散寒；食滞胃脘者，治以消食导滞；肝气犯胃者，治以疏肝行气；肝胃郁热者，治以疏肝泄热；淤血停滞者，治以活血化瘀等，均属通降法。通过通降之法，使胃腑的气机调畅，胃腑的脉络通畅，胃腑的和降得常。而"通则不痛""不荣则痛"其治疗原则为补虚，补虚法即通过补益脾胃使胃腑得以温煦、濡润而达到止痛的疗法。诸如脾胃气虚者，治以补脾益胃；脾胃虚寒者，治以温中祛寒；胃阴不足者，治以养阴益胃等，均属补虚法。另外还有注意临床所致的虚实夹杂证，其原则为补虚泻实，通利胃腑。临床实践中胃痛的表现是复杂的，特别是慢性胃痛基本都有虚实夹杂，所以补虚泻实是慢性胃痛的治疗特点。诸如脾胃气虚，因气虚无力推动，所致的中虚气滞证，治以补气虚，同时加用疏理气机；脾虚胃弱，因脾虚食物难以消化，治以补中助运，建议消食导滞；因中气不足，无力推动血液运行的气虚血瘀证，治以益气化瘀，活血通络；脾胃虚寒，使水津失布所致的中虚痰湿证，治以温中散寒，燥湿化痰等，均属补虚泻实法。通过补虚泻实，使胃体得养，胃腑得畅而胃痛获愈。

胃脘痛治疗要注意以下3个问题。第一，辛香理气，中病即止。对于肝胃气滞所致的胃痛，首推辛香理气之品，是谓正治。然而用之不可过剂，应中病即止，因理气药多有化燥伤阴，损伤正气之弊。尤其对于年老体虚、素体阴虚、血虚及阳亢、火旺者，用之更须注意。第二，苦寒泻热，不可过剂。对于肝胃郁热或湿热之胃痛，常投苦寒泻热之品，因苦能燥湿，寒可清热，然用之不可久服，恐有苦寒伤胃或伤阴损阳的弊端，故应适可而止。第三，宜行补、通补，不可峻补、壅补。脾以健运为常，胃腑以通为贵，尤喜通利而恶壅滞，是其生理特性。因此，对于脾胃虚证，亦当注意运用行补、通补的原则，不可大剂峻补、壅补。在补药之中，酌加理气醒脾之品，以调畅气机，使补而不壅，通而不耗，达到补而不滞邪，通不伤正。并且在药物的剂量上，亦当轻施为宜，宁可再剂，不可重剂。正如名医蒲辅周谓："中气虚馁，纯进甘温峻补，则壅滞气机，反而增加脾胃负担，甚则壅塞脾之运化，使胃腑更难通降。"况且，脾胃虚弱，每致气滞、食积、痰湿、瘀血停留，若大剂壅补，则碍祛邪，故当补中寓行，轻剂收功，使中气渐强，运化得力，则正气渐复。

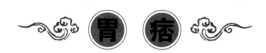

胃痞

胃痞是临床常见病，病因以内伤饮食、情志失调、体虚久病为主。病位在胃，与肝、脾等脏腑相关，病机为中焦气机不利，脾胃升降失常。表现为胃脘痞塞，满闷不痛，按之柔软无物。初病多为实证，久病不愈，耗气伤阴，可为虚证，临床常见虚实兼夹，寒热错杂。治疗以调和脾胃、行气消痞为基本法则。治以理气和中、消食和胃、燥湿健脾、清热化湿、疏肝解郁、健脾益气、养阴和胃等法。虚实兼夹，寒热错杂者，治当寒温并用，辛开苦降。胃痞一般预后良好，只要患者保持饮食有节，心情舒畅，并坚持治疗，多能治愈。反复发作，经久不愈者，可转化为胃痛、积聚、噎膈、虚劳等疾病。

一、病因病机

饮食不节、情志失调、体虚久病、药毒误治等均可引起中焦气机阻滞，脾胃升降失常，而发生胃痞。

（一）病因

1. 饮食不节

饥饱失常，或恣食生冷，或嗜食辛辣，或过食肥甘，或茶酒无度，损伤脾胃，纳运无力，食滞内停，痰湿中阻，胃气壅塞，升降失司，而成痞满。《伤寒论·辨太阳病脉证并治》云："谷不化，腹中雷鸣，心下痞硬而满"。

2. 情志失调

抑郁恼怒，情志不遂，肝气郁滞，失于疏泄，横逆乘脾犯胃，脾胃升降失常，或忧思伤脾，脾气受损，运化不利，胃腑失和，气机不畅，发为痞满。《景岳全书·痞满》云："怒气暴伤，肝气未平而痞。"《诸病源候论》云："由忧恚气积，或坠堕内损所致"。

3. 体虚久病

久病脾胃虚弱，中焦升降无力，或气虚日久渐至阳虚，寒邪伤中，中焦失于温运，或痰湿之邪、肝气郁滞日久，化火伤阴，阴津伤则胃失运化，受纳腐熟无权，而成虚痞。如《兰室秘藏·中满腹胀》云："或多食寒凉，及脾胃久虚之人，胃中寒则胀满，或脏寒生满病"。

4. 药毒误治

因病长期误用、滥用药物，损伤脾胃，或因感受外邪，复因失治误治，邪气内陷，结于胃脘，阻塞中焦气机，升降失司，遂成痞满。《伤寒论·辨太阳病脉证并治》曰："伤寒大下后，复发汗，心下痞"。《太平圣惠方·治乳石发动心膈痞满腹痛诸方》谓："因服冷药太过，致心膈痞满"。

（二）病机

脾胃同居中焦，脾主运化，胃主受纳，共司饮食水谷的消化、吸收与输布。脾主升清，胃主降浊，清升浊降则气机调畅。肝主疏泄，调节脾胃气机，肝气条达，则脾升胃降气机顺畅。饮食不节、情志失调、体虚久病或药毒误治等病因均可影响到胃，并涉及脾、肝，使中焦气机不利，脾胃升降失职，而发痞满，此为胃痞的基本病机。

胃痞的病理性质有虚实之分。胃痞初期，多为实证。如因饮食、药物等实邪干胃，导致脾胃运纳失职，痰湿内生，中焦气机阻滞，升降失司，出现痞满；如情志失调，肝郁气滞，逆犯脾胃，可致气机郁滞而成痞；如胃热壅盛，或食滞、气郁、痰湿停留日久，均可导致热邪内蕴，困阻脾胃而成痞。实痞日久，可致虚痞。如饮食、药物所伤，日久失治，或痰湿困脾日久，使正气日渐消耗，损伤脾胃，或素体脾胃虚弱者，均可致中焦运化无力而成气虚之痞；湿热之邪或肝胃郁热日久伤阴，导致胃阴亏损，胃失濡养，和降失司，而成阴虚之痞。因实痞常与脾虚不运、升降无力有关，虚痞之脾胃亏虚，也易招致实邪来犯，所以临床上，每见虚实互兼、寒热夹杂之证。

胃痞日久不愈，可因脾胃虚弱，水谷精微失于输布，痰湿浊瘀郁结，化热伤阴，气血津液亏虚，后天失养，转为胃痛、虚劳等。

二、临床表现

胃脘痞塞，满闷不舒为胃痞的主要临床表现，常伴有胸膈满闷，饮食减少，得食则胀，嗳气则舒等症状。

三、辅助检查

（一）内镜检查

内镜检查是胃痞最重要的检查之一，有助于鉴别功能性和器质性消化系统疾病。镜下黏膜红斑、出血点或斑块、黏膜粗糙伴或不伴水肿、充血渗出等基本表现可以诊断慢性非萎缩性胃炎；镜下黏膜红白相间，以白相为主，皱襞变平甚至消失，部分黏膜血管显露，或伴有黏膜颗粒或结节状等表现可以诊断慢性萎缩性胃炎。

（二）X线钡餐造影

X线钡餐造影有助于明确胃下垂的诊断，可见胃小弯角切迹、胃幽门管低于髂嵴连线水平，胃长钩形或无张力型，上窄下宽，胃体与胃窦靠近，胃触锐，胃的位置及张力均低，整个胃部位于腹腔左侧。

（三）CT检查

CT检查主要诊断慢性胃炎，常位于胃体下部和胃窦部，胃壁增厚，动态增强现实增厚的胃壁强化，一般显示3层结构，中间层密度较低，黏膜层与浆膜层完整无破坏。

四、辨证论治

（一）肝郁气滞

1. 症状

脘腹痞闷，胸胁胀满，心烦易怒，善长太息，呕恶、嗳气或吐苦水，大便不爽，舌质淡红，苔薄白，脉弦。

2. 病机分析

肝气犯胃，胃气郁滞，而致脘腹痞闷；肝气郁结，气机不舒，故心烦易怒，善太息；肝气犯胃，胃失和降，而见呕恶、嗳气；胆胃不和，气逆于上，故呕吐苦水；肠胃不和，气机郁滞，故大便不爽；舌质淡红，苔薄白，脉弦为肝气郁滞之象。

3. 治法

疏肝解郁，和胃消痞。

4. 方药

越鞠丸合枳术丸加减。香附、川芎疏肝散结，行气活血；苍术、神曲燥湿健脾，消食化滞；栀子泻火解郁；枳实行气消痞；白术健脾益胃；荷叶升清养胃。

气郁明显，胀满较甚者，加柴胡、郁金、厚朴，或用五磨饮子理气导滞消胀；肝郁化火，口苦而干者，加黄连、黄芩泻火解郁；呕恶明显者，加半夏、生姜和胃止呕；嗳气者，加竹茹、沉香和胃降气。

（二）痰湿中阻

1. 症状

脘腹痞塞不舒，胸膈满闷，头晕目眩，身重困倦，呕恶纳呆，口淡不渴，小便不利，舌苔白且厚腻，脉沉滑。

2. 病机分析

痰浊阻滞，脾失健运，气机不畅，故见脘腹痞塞不舒；湿邪困脾，清阳不升，清窍失养，故头晕目眩；湿邪困脾，胃失和降，故见困倦，呕恶；气化不利，故小便不利；舌苔白且厚腻，脉沉滑为湿邪偏重之象。

3. 治法

除湿化痰，理气和中。

4. 方药

二陈平胃汤加减。制半夏、藿香、苍术燥湿化痰，陈皮、厚朴理气消胀，茯苓、甘草健脾和胃。

痰湿盛而胀满甚者，可加枳实、苏梗、桔梗，或合用半夏厚朴汤加强化痰理气；气逆不降，嗳气不止者，加旋覆花、代赭石、沉香、枳实等降逆下气；痰湿郁久化热而见口苦、舌苔黄者，改用黄连温胆汤清化痰热；脾胃虚弱者，加党参、白术、砂仁健脾和中。

（三）湿热中阻

1. 症状

脘腹痞闷或嘈杂不舒，恶心、呕吐，口干不欲饮，口苦，纳少，舌红，苔黄腻，脉滑数。

2. 病机分析

湿热内蕴，困阻脾胃，气机不利，则胃脘痞闷，嘈杂不舒；湿热中阻，气机不利，升降失司，故见恶心、呕吐，口干口苦；脾为湿困，纳运失职，而见纳少；舌红，苔黄腻，脉滑数为湿热壅盛之象。

3. 治法

清热化湿，和胃消痞。

4. 方药

泻心汤合连朴饮加减。大黄泄热消痞，和胃开结；黄芩、黄连、栀子清热燥湿；厚朴理气燥湿；石菖蒲芳香化湿，醒脾开胃；半夏和胃燥湿；芦根清热和胃，止呕除烦；黄连、淡豆豉清热燥湿除烦。

恶心、呕吐明显者，加竹茹、生姜、旋覆花以止呕；纳呆不食者，加鸡内金、谷麦芽以开胃导滞；嘈杂不适者，合用左金丸；便溏者，去大黄，加扁豆、陈皮化湿和胃；寒热错杂者，用半夏泻心汤苦辛通降。

（四）饮食积滞

1. 症状

脘腹痞闷而胀，进食尤甚，拒按，嗳腐、吞酸，恶食、呕吐或大便不调，矢气频作，味臭如败卵，舌苔厚腻，脉滑。

2. 病机分析

饮食停滞，胃腑失和，气机瘀滞，故脘腹痞闷而胀；食滞胃脘，胃失和降，故嗳腐吞酸、呕吐；食滞作腐，气机不畅，故大便不调，臭如败卵；舌苔厚腻，脉滑为饮食停滞之象。

3. 治法

消食和胃，行气消痞。

4. 方药

保和丸加减。山楂、神曲、莱菔子消食导滞，行气除胀；半夏、陈皮和胃化湿，行气消痞；茯苓健脾渗湿，和中止泻；连翘清热散结。

食积较重者，可加鸡内金、谷芽、麦芽以消食；脘腹胀满者，可加枳实、厚朴、槟榔等理气除满；食积化热，大便秘结者，加大黄、枳实或用枳实导滞丸通腑消胀，清热利湿；脾虚便溏者，加白术、扁豆或枳实消痞丸健脾和胃，化湿消痞。

（五）脾胃虚弱

1. 症状

脘腹满闷，时轻时重，喜温、喜按，纳呆、便溏，神疲、乏力，少气懒言，语声低微，舌质淡，苔薄白，脉细弱。

2.病机分析

脾胃虚弱，健运失职，升降失常，故脘腹满闷，时轻时重；脾胃虚寒，故喜温喜按；脾虚不运，故见纳呆、便溏；脾胃气虚，形神失养，故见神疲乏力，少气懒言；舌质淡，苔薄白，脉细弱为脾胃虚弱之象。

3.治法

补气健脾，升清降浊。

4.方药

补中益气汤加减。黄芪、党参、白术、炙甘草益气健脾，升麻、柴胡升举清阳，当归养血和营，陈皮理气消痞。

胀闷较重者，可加枳壳、木香、厚朴以理气运脾；四肢不温，阳虚明显者，加制附子、干姜或合理中丸温胃健脾；纳呆厌食者，加砂仁、神曲理气开胃；舌苔厚腻，湿浊内蕴者，加半夏、茯苓或改用香砂六君子汤加减以健脾祛湿，理气除胀。

（六）肝郁脾虚

1.症状

肋间胀痛、咽干、咽喉部异物感，周身倦怠、乏力，大便不成形，焦虑、抑郁等症状。

2.病机分析

肝气郁结，横逆犯脾，脾气不运，影响于胃，出现胃脘不适，食后气机受阻，则腹胀更甚；肝郁日久化火，内扰胃腑，胃气上逆，出现胃脘嘈杂、反酸；肝郁脾虚，则见大便干稀不调；舌暗淡，苔白腻，脉弦，为肝郁脾虚之证。

3.治法

疏肝健脾，行气和胃。

4.方药

柴胡疏肝散加减。本方包括党参、炒白术、桑螵蛸、茯苓、柴胡、枳壳、厚朴、白芍、当归、牡丹皮、谷麦、麦芽、泽泻。

（七）寒热错杂

1.症状

胃脘部痞满，嗳气，时有胃部烧灼感，大便干，饮食减少，口干、口苦，舌质淡，苔薄黄。查胃部按之柔软，无压痛。

2. 病机分析

胃热脾寒,寒热错杂,壅于中焦,胃气下行,热则胃气不降,寒则清阳不升,故肠胃失和,胃脘痞满;热壅塞于胃则有灼热感,心烦;上扰则口苦、口渴,欲冷饮,欲吐呕恶,泛酸;脾虚不足,温运功能低下,谷气下流,则肠鸣;腹中冷痛,便溏或饮冷即泻;舌苔、脉象为寒热错杂之象。

3. 治法

辛开苦降,平调寒热。

4. 方药

半夏泻心汤合良附丸加味。君药半夏和胃降逆,散结消痞;臣以干姜辛热,温中阳而散阴寒;黄芩、黄连苦寒泄降,清热和胃;佐以党参、大枣、甘草甘温益气,补脾胃助运化以复其升降之职;蒲公英具有保护胃黏膜、调节胃液分泌的作用。良附丸温中散寒以制黄芩、黄连之苦寒。诸药相和,寒热并用则痞满自愈。

恶心、呕吐明显者,加生姜、竹茹、旋覆花;纳呆食少者,加鸡内金、谷芽、麦芽;嘈杂不舒者,合用左金丸(黄连、吴茱萸);舌苔厚腻者,去人参、大枣,加砂仁、枳实、瓜蒌;下利较甚,完谷不化者,重用炙甘草,配合陈皮、炒白术、茯苓。

(八)外寒内滞

1. 症状

脘腹痞闷,不思饮食,嗳气呕恶,恶寒发热,头痛无汗,身体疼痛,大便溏薄,舌苔薄白或白腻,脉浮紧或濡。

2. 病机分析

脾胃功能主要通过脾气来实现,脾气极易受搭配各种因素的损伤。脾虚不运,则胃难和降,升降失常,清浊相干,由虚致实,形成虚实夹杂之证。

3. 治法

理气和中,疏风散寒。

4. 方药

香苏散加减。常用苏叶、香附、陈皮、炙甘草等。

脘痞较甚,痰多苔腻者,加藿香、木香、半夏、砂仁;纳呆食少者,加焦三仙、鸡内金、佛手;鼻塞声重,时欲叹息者,加羌活、苍术、紫苏梗、防风;头痛较甚者,加川芎、白芷、细辛。

五、中医外治法

（一）针刺疗法

1.体针

（1）实证：取足厥阴肝经、足阳明胃经穴位为主，以毫针刺，采用泻法。常取足三里、天枢、气海、中脘、内关、期门、阳陵泉等。

（2）虚证：取背俞穴、任脉、足太阴脾经、足阳明胃经穴位为主，毫针刺，采用补法。常取脾俞、胃俞、中脘、内关、足三里等。

2.耳针

取脾、胃、肝、交感、大肠、小肠等穴。实证宜用针刺法，一般刺入深度2～3分，按顺时针方向中等幅度捻转，留针5～10分钟，每天1次；虚证宜采用埋针法，亦可用针刺法，埋针一般选取1～2穴，采用针刺法时同上法，应按逆时针方向小幅度捻转，留针10～20分钟，隔天1次，10次为1个疗程。

（二）外敷疗法

1.外敷疗法一

取等量肉桂粉、沉香粉以酒调成糊状敷于脐部，外用麝香壮骨膏外贴固定，每天更换1次。

2.外敷疗法二

取香附、五灵脂、黑白牵牛子，加醋炒熨脐周，每天1次，每次30分钟。

3.外敷疗法三

取等量木香、干姜、白胡椒，为末敷脐，胶布贴盖，每3天更换1次。

（三）推拿疗法

1.实证

患者取仰卧位，取中脘、天枢、气海、关元等穴。以一指禅法缓慢从中脘推至气海，往返5～6遍，每天1次。

2.虚证

患者取俯卧位，取脾俞、胃俞、大肠俞、小肠俞、长强等穴，用擦法，从上至下，往返3～4遍，至局部出现热胀感为宜。

病案选录

病案一

患者：陈某，女，66岁。

初诊：2021年2月2日。

主诉：腹部胀满不适2月余。

病史：患者诉胃脘部胀满不适，连及两胁，嗳气则舒，常因情志因素而加重，伴口干，反酸，稍胀痛，平素焦虑烦躁，时作叹息，纳食可，睡眠欠佳，二便调，舌淡红，苔薄腻，脉细弦。既往胆囊炎、胆结石病史。

查体：体温36.7 ℃，脉搏87次/分，呼吸20次/分，血压16.4/9.9 kPa（123/74 mmHg），腹部平坦，腹软，腹部无明显压痛，无反跳痛及肌紧张，肠鸣音正常。

中医诊断：肝郁气滞。

西医诊断：胃炎。

治法：疏肝解郁，行气化滞。

方药：麸炒白术10 g，丹参15 g，茯苓10 g，陈皮10 g，蒲公英20 g，海螵蛸20 g，木香10 g，麸炒枳实15 g，醋延胡索15 g，法半夏10 g，郁金15 g，白芷20 g，炒川楝子10 g，金钱草30 g，芦根15 g，炙甘草6 g。中药颗粒剂5剂，每天1剂，开水冲服300 mL。分早、中、晚饭前温服。

二诊：2021年2月8日，患者诉药后胃脘部胀满较前好转，仍感两胁部胀痛，伴口干，反酸，易烦躁，纳食可，睡眠欠佳，二便调，舌淡红，苔薄腻，脉细弦。血压17.6/10.4 kPa（132/78 mmHg）。

方药：加强白芷药量，减去丹参、延胡索、郁金、炒川楝子，加醋莪术、白芍、北柴胡、黄连、干姜。麸炒白术10 g，醋莪术12 g，茯苓10 g，陈皮10 g，蒲公英20 g，海螵蛸20 g，木香10 g，麸炒枳实15 g，白芍15 g，法半夏10 g，北柴胡10 g，白芷30 g，黄连6 g，金钱草30 g，芦根15 g，干姜6 g，炙甘草6 g。中药颗粒剂7剂，每天1剂，开水冲服300 mL，分早、中、晚饭前温服。

三诊：2021年2月19日，患者主诉症状均有所好转，但近期出现纳少症状，还需继续服用药物巩固治疗。血压 16.8/10.1 kPa（126/76 mmHg）。

方药：减少白芷用量，减去金钱草，加用生麦芽、广藿香。麸炒白术 10 g，醋莪术 12 g，茯苓 10 g，陈皮 10 g，蒲公英 20 g，海螵蛸 20 g，木香 10 g，麸炒枳实 15 g，白芍 15 g，法半夏 10 g，北柴胡 10 g，白芷 20 g，黄连 6 g，生麦芽 30 g，芦根 15 g，干姜 6 g，广藿香 10 g，炙甘草 6 g。中药颗粒剂 14 剂，每天 1 剂，开水冲服 300 mL，分早、中、晚饭前温服。

按语：《临证指南医案》曰："肝为起病之源，胃为传变之所"。本病病机关键为中焦气机不利，升降失职。胃痞的病位主要在胃脘，与肝、脾密切相关。中焦为气机升降之枢纽。该患者平素焦虑烦躁，情志失调，肝郁乘脾，中焦气机阻滞，胃失和降，故发为胃痞。情志不舒，肝气郁结，横逆犯胃，中焦气机失调，故见脘腹胀满不适，心烦易怒；肝气乘脾，脾胃虚弱，运化失职，受纳无权，故见反酸、口干；胸胁为肝经之分野，肝气不舒，故见两胁胀痛；舌淡红、苔薄腻、脉细弦皆为肝郁乘脾，中焦气机阻滞之证。方中麸炒枳实理气宽中、止痛、行滞消胀，丹参活血止痛，麸炒白术、茯苓共奏燥湿健脾之功，法半夏辛温开泄，散结除痞，陈皮理气消胀，蒲公英清热燥湿，木香疏肝理气，砂仁化湿和胃，海螵蛸以制酸，延胡索活血行气止痛，郁金行气活血、疏肝解郁，白芷祛湿，川楝子疏肝行气止痛，金钱草利湿通淋，芦根生津止渴，炙甘草调和诸药。诸药合而用之，则肝气得疏，脾气得健，中焦气化正常，诸症向愈。

二诊时患者脘腹胀满不适有所减轻，两胁胀痛稍有缓解。主证未变，续用原方，考虑行气之品多辛温香燥，易耗气伤阴，感烦躁不安，且患者年过六旬，脏腑之气渐衰，故减少行气之品，去丹参、延胡索、郁金、炒川楝子，加醋莪术、北柴胡以疏肝理气开胃，加白芍活血解郁。患者感口干，故加用白芷药量以加强祛湿作用，加黄连清热除烦，干姜调理脾胃、祛风除湿。

三诊时患者症状已明显改善，但近来纳少，考虑胃阴耗伤，白芷味辛，性温，故白芷减量，加生麦芽以消食开胃，广藿香以祛湿健脾胃，患者胆囊炎及胆结石症状好转，故去金钱草，则患者诸症均消。

病案二

患者：陈某，男，52 岁。

初诊：2022 年 11 月 9 日。

主诉：胃脘部不适1月余。

病史：患者诉胃脘部不适，胸脘痞满，恶心欲吐，伴进食时咽喉梗阻感，胸骨前隐痛不适，长期痰多难咳，色白，口淡不渴，纳眠可，二便调，舌质淡胖，边有齿痕，苔白厚腻，脉细滑。

查体：体温36.1 ℃，脉搏79次/分，呼吸19次/分，血压13.9/8.8 kPa（104/66 mmHg），腹部平坦，腹软，无明显压痛，无反跳痛及肌紧张，肠鸣音正常。

中医诊断：痰湿中阻。

西医诊断：胃炎。

治法：行气化痰，健脾化湿。

方药：麸炒枳实15 g，丹参15 g，麸炒白术10 g，麸炒薏苡仁15 g，法半夏12 g，陈皮10 g，姜厚朴12 g，紫苏叶6 g，蒲公英20 g，黄连6 g，生姜6 g，木香10 g，砂仁6 g，罗汉果9 g，旋覆花12 g，炙甘草6 g。中药颗粒剂7剂，每天1剂，开水冲服300 mL，分早、中、晚饭前温服。

二诊：2022年11月18日患者诉服药后进食时咽喉梗阻感减轻，胸骨前隐痛不适较前好转，仍有胃脘不适感，痰多难咳，色白黏稠，口淡不渴，纳眠可，二便调，舌质淡胖，边有齿痕，苔白腻，脉滑。

查体：体温35.9 ℃，脉搏72次/分，呼吸19次/分，血压16.9/10.1 kPa（127/76 mmHg）。

方药：减去姜厚朴、紫苏叶、罗汉果，加北柴胡、白芍、桔梗、芦根、党参。麸炒枳实15 g，丹参12 g，麸炒白术10 g，麸炒薏苡仁15 g，法半夏12 g，陈皮10 g，北柴胡10 g，白芍15 g，蒲公英20 g，黄连6 g，生姜6 g，木香10 g，砂仁6 g，桔梗12 g，旋覆花12 g，芦根15 g，党参9 g，炙甘草6 g。中药颗粒剂7剂，每天1剂，开水冲服300 mL，分早、中、晚饭前温服。

三诊：2022年11月25日患者诉药后胃脘不适较前好转，进食时咽喉梗阻感明显减轻，胸骨前隐痛不适好转，仍有痰多色白，稍感口干，纳眠可，二便调，舌淡红，边有齿痕，苔白稍薄腻，脉滑。

查体：体温36.1 ℃，脉搏72次/分，呼吸19次/分，血压13.7/8.8 kPa（103/66 mmHg）。

方药：减去砂仁、党参，加紫苏叶、姜厚朴、罗汉果。麸炒枳实15 g，丹参12 g，麸炒白术10 g，麸炒薏苡仁15 g，法半夏12 g，陈皮10 g，北柴胡10 g，白芍15 g，蒲公英20 g，黄连6 g，生姜6 g，桔梗12 g，紫苏叶6 g，芦根15 g，姜厚朴12 g，罗汉果6 g，炙甘草6 g。中药颗粒剂10剂，每天1剂，开水冲服300 mL，分早、中、晚饭前温服。

四诊：2022年12月11日患者诉服用方药后症状大为好转，嘱其继续服用巩固治疗。体温36.2 ℃，脉搏74次/分，呼吸19次/分，血压14.0/8.7 kPa（105/65 mmHg）。

方药：减去丹参、黄连、桔梗、紫苏叶、罗汉果，加淫羊藿、巴戟天、地肤子。麸炒枳实15 g，麸炒白术10 g，麸炒薏苡仁15 g，法半夏12 g，陈皮10 g，醋北柴胡9 g，白芍15 g，蒲公英20 g，生姜6 g，芦根15 g，姜厚朴12 g，炙淫羊藿12 g，制巴戟天12 g，地肤子20 g，甘草6 g。中药颗粒剂10剂，每天1剂，开水冲服300 mL，分早、中、晚饭前温服。

按语：胃痞的基本病机为中焦气机不利，脾胃升降失宜，所以治疗以调理脾胃升降，行气除痞消满为基本法则。根据其虚、实分治，实者泻之，虚者补之，虚实夹杂者补消并用，寒热错杂者寒热平调。扶正重在健脾益胃、补中益气或养阴益胃。驱邪则视具体证候，分别施以消食导滞、除湿化痰、理气解郁、清热除湿之法，不同治法中，又有相同之法。《临证指南医案·脾胃》云："总之脾胃之病，虚实寒热，宜燥宜润，固当详辨，其于升降二字，尤为紧要。"所以治疗胃痞，应注意"升、降、通、燥"四字的运用。升指升发脾气，可选荷叶、升麻等；降是指胃以降为顺，可选枳实、沉香等；通指六腑以通为用，可选大黄；燥指燥湿运脾，可选厚朴等。

《病源候论》有云："痰实痞者，谓患人胸膈先有停痰结实……则令人心下胀满……"痰实痞患者，先有停痰，从而导致痞满。明·戴元礼曰："诸痞塞及噎膈，乃是痰为气所激而上"认为痰气相搏，而成痞证。《兰室秘藏》认为"脾湿有余，腹满食不化"，脾虚湿盛，痰浊内生，阻滞气机，痰气交阻，气机升降失司，致痞满。本案因痰浊阻滞，脾失健运，气机不畅则胃脘腹痞塞不舒，进食时咽喉梗阻感，胸骨前隐痛；湿邪困脾，胃失和降则痰多难咳，色白黏稠；舌质淡胖，边有齿痕，苔白腻，脉滑为痰湿中阻之象。初诊予以麸炒枳实理气宽中、止痛、行滞消胀，丹参活血止痛，麸炒白术燥湿健脾，麸炒薏苡仁使湿从小便而出，法半夏燥湿化痰，陈皮、姜厚朴理气消胀，紫苏叶行气宽中，蒲公英、黄连清热燥湿，生姜温肺止咳，木香健脾和胃、行气止痛，砂仁化湿开胃，罗汉果清热润肺化痰，旋覆花降气化痰、降逆止呕，炙甘草调和诸药。痰湿盛而胀满甚者，可加枳实、紫苏梗、桔梗，或合半夏厚朴汤以加强化痰理气；气逆不降，嗳气不止者，加旋覆花、赭石、枳实、沉香；痰湿郁久化热，口苦、舌苔黄者，改用黄连温胆汤；脾胃虚弱者，加党参、白术、砂仁健脾和中。

二诊时患者胸骨前隐痛不适较前好转，故去厚朴、紫苏叶、罗汉果以减轻宽中理气，加白芍以活血止痛，仍有进食时咽喉梗阻感，胃脘部不适，痰多难咳，色白黏稠，口干。说明主证未变，故加北柴胡以疏肝解郁消胀，桔梗以宣肺化痰止咳，芦根以生津止渴，党参以甘温益气，补脾胃以顾其虚。

三诊时患者诉药后胃脘不适较前好转，胸骨前隐痛不适好转，进食时咽喉梗阻感，仍有痰多色白，口干，主症未变，续用原方，考虑行气之品多辛温香燥，易耗气伤阴，故减去砂仁、党参，加紫苏叶、姜厚朴以补中益气，罗汉果以清热生津化痰。

四诊时患者药后症状大为好转，故去丹参、黄连、桔梗、紫苏叶、罗汉果以防久服伤胃，加淫羊藿、巴戟天以补虚，增强抵抗力。患者皮肤瘙痒，加地肤子以清热利湿、祛风止痒。

病案三

患者：张某，男，38 岁。

初诊：2022 年 10 月 24 日。

主诉：反复胃脘部不适 5 余年，加重 1 周。

病史：患者诉于 5 年前无明显诱因出现胃脘部不适，痞塞胀满，时缓时急，伴有胃脘部灼热、反酸、呃逆，口中自觉有异味，纳欠佳，寐可，大便每天一行。舌质红，苔黄腻，边齿痕，脉沉滑。胃镜检查提示反流性食管炎，慢性非萎缩性胃炎。

查体：体温 36.8 ℃，脉搏 65 次 / 分，呼吸 19 次 / 分，血压 15.2/11.5 kPa（114/86 mmHg），腹平坦，全腹触之柔软，剑突下轻压痛，肝脾肋缘下未触及，无腹肌紧张及反跳痛，墨菲征阴性，麦氏点无压痛，肝区无叩击痛，双肾区无叩击痛，移动性浊音阴性，肠鸣音正常存在。

中医诊断：肝郁脾虚，湿热中阻。

西医诊断：反流性食管炎，胃炎。

治法：疏肝健脾，清热化湿。

方药：茵陈15 g，黄芩12 g，黄连12 g，柴胡10 g，瓦楞粉30 g，香橼15 g，佛手15 g，白蔻仁15g（后下），陈皮10 g，海螵蛸12 g，浙贝母12 g，生石膏30 g，厚朴9 g，枳实15 g，焦神曲15 g，焦山楂15 g，鸡内金15 g。共7剂，每天1剂，水煎取汁400 mL，分早、晚、饭后1小时温服。

二诊：2022年11月1日患者诉胃脘部不适、胃灼热、反酸均有所缓解，食欲较前增强，口气有所减轻，近日偶感乏力，寐可，大便成形，每天一行，舌质红，苔黄腻，脉沉滑无力。

方药：加仙鹤草15 g，黄芪30 g。茵陈15 g，黄芩12 g，黄连12 g，柴胡10 g，瓦楞粉30 g，香橼15 g，佛手15 g，白蔻仁15g（后下），陈皮10 g，海螵蛸12 g，浙贝母12 g，生石膏30 g，厚朴9 g，枳实15 g，焦神曲15 g，焦山楂15 g，鸡内金15 g，仙鹤草15 g，黄芪30 g。14剂，每天1剂，水煎取汁400 mL，分早、晚饭后1小时温服。

三诊：2022年11月16日患者诉药后胃脘不适较前明显好转，偶有胃灼热、反酸，纳寐可，二便调，晨起口苦明显减轻，口气重，体力正常，舌质淡紫，苔薄微黄，脉沉滑。

方药：加三棱、莪术各10 g，茵陈15 g，黄芩12 g，黄连12 g，柴胡10 g，陈皮10 g，海螵蛸12 g，浙贝母12 g，生石膏30 g，瓦楞粉30 g，香橼15 g，佛手15 g，白蔻仁15g（后下），厚朴9 g，枳实15 g，焦神曲15 g，焦山楂15 g，鸡内金15 g，仙鹤草30 g，黄芪30 g，三棱10 g，莪术10 g。共14剂，每天1剂，水煎取汁400 mL，分早、晚饭后1小时温服。

四诊：2022年12月1日患者诉无反酸、胃灼热，偶有口苦，精神体力俱佳，纳寐可，二便调，舌质暗，苔薄白，脉沉。嘱其继续服用巩固治疗。

方药：茵陈15 g，黄芩12 g，黄连12 g，柴胡10 g，陈皮10 g，海螵蛸12 g，浙贝母12 g，生石膏30 g，瓦楞粉30 g，香橼15 g，佛手15 g，白蔻仁15g（后下），厚朴9 g，枳实15 g，焦神曲15 g，焦山楂15 g，鸡内金15 g，仙鹤草30 g，黄芪30 g，三棱10 g，莪术10 g。14剂，每天1剂，水煎取汁400 mL，分早、晚饭后1小时温服。

按语：反流性食管炎是指胃肠内容物反流入食管，引起食管下段黏膜炎症，主要症状为胸骨后疼痛、烧灼感、反酸等，可归属于"胃痞""胸痹""胃脘痛""吐酸"等病范畴。治疗此病常从肝论治，正如朱丹溪云："吞酸者，湿热布积于肝，而出于肺胃之间"。又如刘完素在《素问玄机原病式·吐酸》中说："酸者，肝木之味也，由火盛制金，不能平木，则肝木自甚，故为酸也"。胃痞的病理机制为中焦气机不利，脾胃升降失职，所以治疗以调理脾胃升降，行气除痞消满为基本法则。此患者因肝胃不和，肝气上扰，阻于咽喉胸膈，郁而从阳化热为酸，故出现胃脘部灼热、反酸。无郁不成酸，诸般积滞，气郁为先，故治疗时首疏肝，次宽中。疏肝以理气为先，宽中以健脾为要，以"通"法为主。肝主疏泄，调节气机畅达，可促进脾胃的运化，故常从肝胃入手，理气开郁以通腑，以通为顺。肝气郁滞，积久化热，横逆犯胃，故胃灼热、反酸；胃失和降，胃气上逆，故呃逆、口中有异味；湿邪困脾，脾失健运，故食欲欠佳。此病病位在胃，与肝、脾相关，此患者病理因素以气滞为主，脾虚为本，湿浊、郁热、淤血紧随其后。

治疗时，首当疏肝解郁，以解燃眉之急，其中柴胡、香橼、佛手疏肝和胃，开散气郁。柴胡，味苦微寒，入肝、胆经，和解表里，疏肝，升阳。《神农本草经百种录》曰："柴胡，肠胃之药也"，可于顽土中疏利滞气。《本经逢原》谓："佛手专破滞气"。《滇南本草》曰："佛手，治胃气疼痛""和中行气"，因其理气而不伤正，故在临床广泛用之。再者健脾宽中，以治疾病之本。紫苏健脾宽中祛湿，厚朴、枳实通降胃气、下气消积，焦山楂、焦神曲、陈皮、鸡内金等消积化滞、健脾消食、祛除积滞开胃，茵陈、黄芩、黄连清热利湿，浙贝母、海螵蛸、生石膏、瓦楞粉对症治疗以抑酸兼清胃火。现代研究显示，海螵蛸具有中和胃酸、保护黏膜、抗溃疡的作用。瓦楞粉煅用可制酸止痛，而且煅瓦楞粉较生品中的钙盐含量更多，更适用于制酸。

二诊时患者自诉稍感乏力，故加用黄芪、仙鹤草以补气。黄芪，甘温，归肺、脾经，补气固表，敛疮生肌。《本经逢原》曰："黄芪，宽中益气，使五脏调和，肌肉充盛，骨髓强坚，皆是补阴之功"。仙鹤草，可收敛止血，止痢，截疟，解毒，补虚。《现代实用中药》曰："为强壮性收敛止血剂，兼强心作用。适用于肺病咯血、肠出血、胃溃疡出血、子宫出血等症。"

三诊时加三棱、莪术破血逐瘀，中医认为"久病必有瘀"，患者舌质暗，故适当加用活血药，避免出现新的病理产物。服药半年后，患者随访无其他明显不适。

病案四

患者：夏某，男，28 岁。

初诊：2021 年 8 月 12 日。

主诉：胃脘胀满不适 2 天。

病史：患者暴饮暴食后出现胃脘部不适，痞塞胀满，嗳腐吞酸，按之更甚，恶心欲吐，不思饮食，稍感烦躁口渴，矢气酸臭，大便不爽，舌红，苔厚腻，脉滑。

查体：体温 36.5 ℃，脉搏 80 次／分，呼吸 19 次／分，血压16.7/10.4 kPa（125/78 mmHg），腹部稍膨隆，腹软，剑突下稍压痛，无反跳痛及肌紧张，肠鸣音正常。

中医诊断：饮食积滞。

西医诊断：功能性消化不良。

治法：消积导滞，清热化湿。

方药：山楂 15 g，神曲 15 g，莱菔子 15 g，半夏 15 g，陈皮 20 g，茯苓 15 g，枳实 12 g，厚朴 12 g，麦芽 12 g，黄连 6 g，苍术 12 g，黄芩 12 g，大黄 6 g，炙甘草 6 g。3 剂，每天 1 剂，水煎取汁 400 mL，分早、中、晚饭后温服。

按语：脾胃纳化失常则导致饮食物消化异常。如《脾胃论·脾胃盛衰论》云：“胃中元气盛，则能食而不伤，过时而不饥。脾胃俱旺，则能食而肥。脾胃俱虚，则不能食而瘦。”胃下连小肠、大肠，俱为传化之腑，胃的受纳功能正常，与小肠的分清泌浊、大肠的传导糟粕功能密切结合，水谷糟粕才能得以下行。胃以通为用，以降为和，若胃失受纳，壅滞不通，胃气不降反而上逆，出现呕吐、嗳气、呃逆、反酸、恶心等症。从整体而言，纳化失常则气血生化不足，气机升降失调，三焦水液输布异常。脾胃“纳化相协，调为要，上中下兼顾”，强调脾胃协同消化水谷精微，化生气血的重要性，纳化失常则三焦气机升降和水液输布异常，治疗要兼顾上、中、下三焦，从消化系统来讲，要兼顾食管、胃和肠的功能协调。

本案中患者暴饮暴食后，食滞不化，阻塞胃脘，遂生痞满，不思饮食；宿食内积，浊气上逆，则嗳腐吞酸，恶心欲吐；阻滞肠胃，传化失常，则大便失调；舌苔厚腻、脉弦滑，亦为宿食不化之象。方中以大黄攻积泻热，使积热从大便而下；以枳实、厚朴行气消积，而除脘腹之胀满；以黄连、黄芩清热燥湿，又能厚肠止痢；以茯苓、苍术利水渗湿；以神曲、麦芽、山楂、莱菔子消食化滞，使食消而脾胃和；以陈皮、半夏理气降逆，燥湿化痰；以炙甘草调和诸药。诸药相伍，使积去滞消，湿化热清，则诸证自解。

病案五

患者：陈某，男，39 岁。

初诊：2021 年 9 月 13 日。

主诉：反复胃脘部不适 3 年。

病史：酒后胃脘部不适，痞塞胀满，时缓时急，进食后明显，喜温喜按，伴嗳气频，口干苦，食欲不振，体倦乏力，气短懒言，平素进食生冷油腻食物后易腹泻，大便稀溏，不成形，小便可，舌淡红，苔薄腻，脉细。院外胃镜检查提示慢性非萎缩性胃炎伴水肿、糜烂。

查体：体温 36.5 ℃，脉搏 80 次／分，呼吸 19 次／分，血压 16.7/10.4 kPa（125/78 mmHg），腹部平坦，腹软，无明显压痛，无反跳痛及肌紧张，肠鸣音正常。

中医诊断：脾胃虚弱。

西医诊断：胃炎。

治法：健脾益气，行气消痞。

方药：麸炒枳实 15 g，醋莪术 15 g，麸炒白术 10 g，茯苓 18 g，蒲公英 20 g，海螵蛸 20 g，木香 10 g，法半夏 12 g，砂仁 6 g，旋覆花 12 g，北柴胡 10 g，白芍 15 g，生麦芽 30 g，芦根 15 g，陈皮 10 g，炙甘草 6 g。中药颗粒剂 7 剂，每天 1 剂，开水冲服 300 mL，分早、中、晚饭前温服。

二诊：2021 年 9 月 23 日患者诉嗳气频较前好转，仍感胃脘部胀满不舒，晨起口干苦，食欲不振，大便仍稀溏，舌淡红，苔薄稍腻，脉细。血压 15.7/10.3 kPa（118/77 mmHg），余查体无特殊。

方药：增加芦根药量，改生麦芽为炒麦芽。麸炒枳实 15 g，醋莪术 15 g，麸炒白术 10 g，茯苓 18 g，蒲公英 20 g，海螵蛸 20 g，木香 10 g，法半夏 12 g，砂仁 6 g，旋覆花 12 g，北柴胡 10 g，白芍 15 g，炒麦芽 30 g，芦根 15 g，陈皮 10 g，炙甘草 6 g。中药颗粒剂 7 剂，每天 1 剂，开水冲服 300 mL，分早、中、晚饭前温服。

三诊：2021 年 10 月 3 日，患者用药后上诉症状好转，偶感胃脘部隐痛不适，仍易腹泻，但大便较前易成形，口干苦好转，需继续服药巩固治疗。血压 16.1/9.1 kPa（121/68 mmHg），余查体无特殊。

方药：用药加白芷、乌药。麸炒枳实 15 g，醋莪术 15 g，麸炒白术 10 g，茯苓 18 g，蒲公英 20 g，海螵蛸 20 g，木香 10 g，法半夏 12 g，砂仁 6 g，旋覆花 12 g，北柴胡 10 g，白芍 15 g，炒麦芽 30 g，芦根 15 g，陈皮 10 g，白芷 20 g，乌药 10 g，炙甘草 6 g。中药颗粒剂 7 剂，每天 1 剂，开水冲服 300 mL，分早、中、晚饭前温服。

按语：本病首见于《黄帝内经》，书中对其病名、症状以及病因病机进行了描述，古时称本病为"否""痞""痞塞""痞隔""痞满"等，具体病因包括饮食不节、起居不适和寒气为患等。《素问·太阴阳明论》曰："饮食不节，起居不时者，阴受之。阴受之则入五脏，入五脏则满闭塞"。《素问·异法方宜论》曰："脏寒生满病"。痞满病名首见于《伤寒杂病论》，张仲景在《伤寒杂病论》中明确指出："满而不痛者，此为痞""若心下满而硬痛者，此为结胸也，大陷胸汤主之。但满而不痛者，此为痞，柴胡不中与也，半夏泻心汤主之"，将痞满与结胸做了鉴别，并创诸类泻心汤治疗，一直为后世医家所效法。隋·巢元方《诸病源候论·诸否候》曰："诸否者，营卫不和，阴阳隔绝，脏腑痞塞而不宣，故谓之否。""其病之候，但腹内气结胀满，闭塞不通"。朱震亨在《丹溪心法痞》中写道："痞者与否同，不通泰也。""胀满内胀而外亦有形；痞者内觉痞闷，而外无胀急之形也"。张景岳在《景岳全书·痞满》中写道："痞者，痞塞不开之谓。盖满则近胀，而痞则不必胀也"。并将痞满分为虚实两端："凡有邪有滞而胀者，实痞也；无物无滞而痞者，虚痞也。有胀有痛而满者，实满也；无胀无痛而满者，虚满也。实痞实满者，可消可散，虚痞虚满者，非大加温不补不可。"脾胃同居中焦，脾主运化，胃主受纳，共司饮食水谷的消化、吸收与输布。脾主升清，胃主降浊，清升浊降则气机调畅；肝主疏泄，调节脾胃气机。肝气条达，则脾升胃降，气机顺畅。上述病因均可影响到胃，并涉及脾、肝，若中焦气机不利，脾胃升降失职，而发痞满。痞满的基本病位在胃，与肝、脾的关系密切，故中焦气机不利，脾胃升降失职为导致本病发生的病机关键。病理性质不外乎虚实两端，实即实邪内阻（包括食积、痰湿、外邪、气滞等），虚为脾胃虚弱（气虚或阴虚），虚实夹杂则两者兼而有之。

痞满有实痞虚痞之分，又有饮食停滞、痰湿内阻、肝郁气滞之不同，本例为虚痞，缘由患者患慢性萎缩性胃炎多年，久服抗生素，损伤胃气，而致腹胀痞满，而医者不辨虚实，见腹满使用消食导滞，攻下破气之剂，致脾胃更加虚弱，中虚不运，升降失司，犯虚虚之戒。诚如《证治汇补·痞满》篇中所说："……心下痞宜升胃气，以血药兼之，若全用利气之药导之，则痞尤甚。"该患者胃主受纳，胃虚则食纳减少，胃气主降，胃虚则失其和降反而上逆，故嗳气频，甚则呕吐；脾主运化，脾虚则运化失常，出现食后胃脘满闷，腹胀便溏；脾虚时水液运行障碍则出现口干苦。舌淡红，苔薄腻，脉细，均属虚象。

初诊方中白术、莪术、木香补中益气，补益脾气，中焦得健，亦可防行气太过而伤气；枳实行于气分，以理气消胀为主；蒲公英既入气分，亦行血分，二药伍用，气血同治，行气活血，疏散消痞之功益强；柴胡、陈皮、砂仁以理气开胃；半夏辛温开泄，散结除痞；旋覆花降逆和胃；海螵蛸以制酸；白芍缓急止痛；茯苓燥湿健脾；麦芽消食和胃；芦根生津止渴；炙甘草调和诸药。本例见满不治满，而用补法，似有助满填塞之嫌，其实只要谨守脾胃虚弱，中隔不振之病机，疑困便可解除。二诊时患者嗳气频好转，仍感胃脘不舒，晨起口干苦，食欲不振，大便稀。说明主证未变，故守原方，酌加芦根药量以增强生津止渴之功，患者仍食欲不振，嗳气减少，胃胀减弱，故去生麦芽，改为炒麦芽以消食健脾。三诊时患者药后胃脘不适，纳差症状好转，偶感胃脘部隐痛，故加乌药以散寒止痛，患者仍易腹泻，口干苦，加白芷以祛湿止泻。此后该患者根据中医辨证论治，继服该方加减，后随访恢复良好，未再复发。

病案六

患者：李某，女，42岁。

初诊：2022年8月24日。

主诉：反复上腹部隐痛、胀满，伴嗳气、反酸2余年。

病史：患者平时工作繁忙，饮食不节，素喜辛辣饮酒，2年前开始出现上腹部隐痛、胀满，餐后明显，伴有嗳气、反酸，外院行胃镜检查示"慢性萎缩性胃炎"，予以质子泵抑制剂等药物治疗后，症状稍缓，然病情易反复，时有发作。现诉上腹部隐痛、胀满，时有嗳气、反酸，晨起感口干、口苦明显，身困乏力，偶有畏寒、耳鸣，平素大便稀溏，纳一般，寐尚可，舌尖红，苔薄黄，脉沉。体格检查腹部平坦，全腹触之柔软，肝脾肋缘下未触及，无明显压痛，无腹肌紧张及反跳痛，墨菲征阴性，麦氏点无压痛，肝区无叩击痛，双肾区无叩击痛，移动性浊音阴性，肠鸣音正常存在。

中医诊断：寒热错杂。

西医诊断：胃炎。

治法：清上温下，寒热平调。

方药：姜半夏12 g，黄连9 g，黄芩12 g，黄芪20 g，干姜9 g，陈皮12 g，葛根20 g，乌贼骨30g（先煎），甘草5 g，青皮12 g，枳壳12 g，砂仁6g（后下），谷芽12 g，麦芽12 g。7剂，每天1剂，水煎取汁400 mL，分早、晚饭后1小时温服。

二诊：2022年9月1日患者诉服药后腹部隐痛、胀满症状较前明显减轻，偶有反酸、嗳气，口干苦有所缓解，未再感畏寒，大便复常，纳寐尚可，舌质淡，苔白，脉沉。

方药：黄芪加量，加金线莲2 g。姜半夏12 g，黄连9 g，黄芩12 g，黄芪30 g，干姜9 g，陈皮12 g，葛根20 g，乌贼骨30 g（先煎），甘草5 g，青皮12 g，枳壳12 g，砂仁6 g（后下），谷芽12 g，麦芽12 g，金线莲2 g。14剂，每天1剂，水煎取汁400 mL，分早、晚饭后1小时温服。

三诊：2022年9月16日，患者服用上方后诸症皆愈，纳寐可，二便调，嘱其继续服用巩固治疗。

方药：姜半夏12 g，黄连9 g，黄芩12 g，黄芪30 g，干姜9 g，陈皮12 g，葛根20 g，乌贼骨30 g（先煎），甘草5 g，青皮12 g，枳壳12 g，砂仁6 g（后下），谷芽12 g，麦芽12 g，金线莲2 g。共14剂，每天1剂，水煎取汁400 mL，分早、晚饭后1小时温服。

按语：脾为阴脏，其气主升，胃为阳腑，其气主降。本案患者平素饮食不节，脾胃健运失司，湿浊内生，又喜辛辣饮酒，助湿生热，以致寒热错杂于中焦，脾胃升降失和，气机壅滞于内，故见上腹部隐痛、胀满；脾气不升，清气在下，故见便溏；胃气不降，浊气上逆，故见嗳气；脾胃虚弱，清阳之气不得上升濡养耳窍，故见耳鸣；湿热内蕴，煎灼津液，故见口干口苦；胃中热结，上泛于口，故见反酸；脾阳不足，温煦失司，故见畏寒；

脾胃虚弱，气血生化乏源，四肢百骸失养，故见身困乏力。结合舌脉，四诊合参，本证既有太阴脾虚，亦有阳明实热，属寒热错杂之胃痞，当治以寒热同调，温中健脾，清热和胃，方投半夏泻心汤加减。

半夏泻心汤出自《伤寒杂病论》，原方用以治疗"但满而不痛者"，然其满而不痛实属胃痞，需与大结胸证之"从心下至少腹硬满而痛不可近"相鉴别，临床但属太阴脾虚寒与阳明实热并见者，无论痞、痛、呕、利，皆可用之。方中姜半夏辛温，既可消痞散结，又降逆和胃；干姜辛热，温中散寒，砂仁化湿行气、温中止泻，二药相合，以复中阳；黄芩、黄连苦寒，清热燥湿，泄热坚阴；甘草既调和诸药，又合味甘之黄芪，健脾补中，以实中土，恢复中焦升降之职；枳壳辛行苦降，行滞消胀；青陈皮同用，健脾疏肝行气，防土虚木乘；谷麦芽同用，消食和胃，促脾转运；乌贼骨制酸止痛；葛根升发清阳。诸药同用，辛开苦降，寒热同调，痞满得除。

二诊之时，患者诉胃痞已较前明显减轻，仍有身困乏力，偶有反酸、嗳气，此乃邪热渐除，中气始复，故守前方加大黄芪用量以补本虚，健脾益气，加金线莲清热利湿。14剂后，未再有不适，嘱患者门诊继续调理，以巩固疗效。此后随访，未再复发。

病案七

患者：王某，女，61岁。

初诊：2022年3月10日。

主诉：胃脘部胀满作痛反复发作10余年，加重1周。

病史：患者10余年来每因饮食失节致胃脘部胀满反复发作，甚则作痛，经对症治疗可缓解，常服三九胃泰，疗效渐差。现空腹、餐后均感胃脘部胀满作痛，食凉后尤甚，纳呆不思食，偶呃，大便干、不畅，每天一行，小便可。舌体胖，舌质淡暗，舌苔薄白腻，脉象沉略滑。体格检查腹部平坦，全腹触之柔软，肝脾肋缘下未触及，无明显压痛，无腹肌紧张及反跳痛，墨菲征阴性，麦氏点无压痛，肝区无叩击痛，双肾区无叩击痛，移动性浊音阴性，肠鸣音正常存在。

中医诊断：外寒内滞。

西医诊断：慢性萎缩性胃炎。

治法：温中健脾，消食导滞。

方药：高良姜 12 g，香附 15 g，半夏 10 g，陈皮 10 g，苍术 15 g，厚朴 12 g，石菖蒲 15 g，炒麦芽 15 g，莪术 15 g，木瓜 15 g，甘草 6 g，白芍 12 g，枳壳 30 g，肉苁蓉 15 g。4 剂，每天 1 剂，水煎取汁 400 mL，分早、晚饭后 1 小时温服。

二诊：2022 年 3 月 15 日患者诉胀痛减轻，腻苔退，然脾虚失运之象仍著，故见脉转沉细。

方药：高良姜 12 g，香附 15 g，党参 15 g，白术 20 g，茯苓 10 g，石菖蒲 15 g，莪术 15 g，炒麦芽 15 g，浙贝 10 g，郁金 30 g，仙鹤草 30 g，枳壳 20 g。共 4 剂，每天 1 剂，水煎取汁 400 mL，分早、晚饭后 1 小时温服。

按语：脾胃作为升降运动的枢纽，脾气升发，升则上输于心肺，降则下归于肝肾。一旦脾胃功能受损，运化失健，气机不和，升降失常，变生百病。若脾胃一败，化源断绝，诸药莫救。脾胃功能主要通过脾气来实现，而脾气极易为各种因素所耗伤，然脾虚不运，则胃难和降，升降失常，清浊相干，由虚致实，产生痰饮、湿阻、食积、气滞、血瘀等，形成虚实夹杂之证。故脾胃病以本虚为主，常由虚致实，虚实夹杂，以升降失常为主要病机，以脾气不运为主要矛盾。

阳正国教授认为，论治脾胃病既离不开一个"补"字，又不能单纯事补而不顾其实。若纯用滋补药品则有滋腻碍脾、壅滞胀满之嫌，久用易致脾胃之气停滞不行，变生他证；若由虚致实，兼见痰饮内停、气滞血瘀者，过用滋补则犯实实之戒。而通过健脾促运、调气和胃之剂，可以使脾气得以舒展、气机得以调和，运化功能复健，从而避免了滋补所致之壅滞。运脾的关键不在于直接补益脾胃，而在于通过调理气机以促进运化。阳教授结合多年的临床实践经验，创立运脾汤一方补运同举，对消化系统疾病属脾虚失运者具有良效。运脾汤基本药物组成为党参 10～30 g，白术 30 g，茯苓 10 g，佛手 15 g，枳壳 30 g，石菖蒲 15 g，炒麦芽 15 g，仙鹤草 30 g。气虚明显者加黄芪；中虚有寒者加高良姜、香附；阴血亏虚者加当归、白芍；气滞明显者加香附、砂仁；痰湿者加半夏、陈皮；湿盛苔厚腻者去党参，加苍术、厚朴；郁热者加浙贝、连翘、黄芩；便秘者在重用白术、枳壳、炒麦芽的基础上，酌加郁李仁、肉苁蓉、槟榔、大黄；肝郁犯胃而泛酸者加浙贝、黄连、吴茱萸；痰积者加瓜蒌、浙贝；久病入络者酌加莪术、川芎、郁金等活血通络之品。

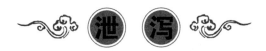

泄泻

　　泄泻以排便次数增多、粪便稀溏甚至泻出如水样为主症。暴泻者起病较急，病程较短；久泻者起病较缓，病程较长，可呈间歇性发作。病因包括外邪外袭、饮食所伤、情志失调、体虚久病等。基本病机为脾虚湿盛，病位在脾、胃、大肠与小肠，与肝、肾也密切相关。泄泻病性有虚实之分，暴泻多实证，常因湿盛伤脾，或饮食伤脾所致，治法包括芳香化湿，解表散寒，或清热燥湿，分消止泻，或消食导滞，和中止泻；久泻多虚证，常因劳倦内伤、情志失调、体虚久病所致，治法包括健脾益气，化湿止泻，或温肾健脾，固涩止泻，或抑肝扶脾等。一般暴泻经过治疗预后良好，如失治误治，病情迁延，常可转为久泻，病情迁延。

一、病因病机

　　泄泻是由感受外邪、饮食所伤、情志失调以及脏腑虚衰等因素导致脾病湿盛，脾胃运化功能失调，肠道分清泌浊，传导功能失司。

（一）病因

1. 感受外邪

　　外感寒湿或暑热之邪均可引起泄泻，其中以湿邪最为多见。湿邪易困脾土，寒邪和暑热之邪，既可侵袭皮毛肺卫，由表入里，使脾胃升降失司，亦能夹湿邪为患，直接损伤脾胃，导致运化失常，清浊不分，引起泄泻。如《杂病源流犀烛·泄泻源流》中提到："是泄虽有风、寒、热、虚之不同，要未有不源于湿者也"。

2. 饮食所伤

　　误食馊腐不洁之物，使脾胃受伤，或饮食过量，停滞不化，或恣食肥甘辛辣，致湿热内蕴，或恣啖生冷，寒气伤中，均能化生寒、湿、热、食滞之邪，使脾运失职，升降失调，清浊不分，发生泄泻。

3. 情志失调

忧虑忿愤或精神紧张易致肝气郁结，木郁不达，横逆乘脾犯胃；或思虑过度，脾气受损，土虚木乘，均可使气机升降失调，肠道功能失常，清浊不分，相杂而下，遂成本病。如《景岳全书·泄泻》曰："凡遇怒气便作泄泻者，必先以怒时夹食，致伤脾胃"。

4. 脏腑虚衰

调摄失宜，久病之后或年老体弱，均可导致脾胃虚弱，脾失升运或肾阳不足，命门火衰，脾失温煦，水谷不能腐熟，运化失常，致水反为湿，食反为滞，湿滞内停，阻碍气机，升降失调，清浊不分，遂成泄泻。

（二）病机

1. 病机关键为脾病与湿盛，致肠道功能失司而发泄泻

湿的产生一是感受外湿，一是湿从内生，两者都与脾病密切相关。脾病可以导致湿盛，湿盛又可加重脾病，在泄泻的发病过程中，往往互为因果。脾病湿盛是导致脾胃运化功能失调，肠道分清泌浊，传导功能失司而发生泄泻的重要病理环节。

2. 病位在肠，主病之脏在脾，同时与肝、肾关系密切

脾之运化功能失常，气机升降失调，小肠分清泌浊失职，大肠传导失司，以致水谷不化，水湿不分，混杂而下，发生泄泻。此外，肝失疏泄，横逆乘脾，肾阳虚衰，不能上蒸脾土，腐熟分流水谷，亦能导致泄泻。

3. 病理性质有虚实之分，又可互相转化夹杂

泄泻病理性质有虚实之分。一般来说，暴泻以湿盛为主，多因湿盛伤脾，或食滞生湿，壅滞中焦，脾为湿困所致，病属实证。久泻多偏于虚证，由脾虚不运而生湿或他脏及脾，如肝木克脾，或肾虚火不暖脾，水谷不化所致，而虚实之间又可相互转化夹杂。以病机演变看，久泻往往由暴泻转归而成，既有从实转虚的病理变化过程，又有逐渐出现的脾阳亏损、脾气下陷、脾肾阳虚、肾气失固，甚至气虚及阴、阳虚及阴，出现气阴两虚、阴阳两虚等以虚证为主的病理变化特点。还有在脾胃亏损、脾肾两虚的基础上，分别兼见湿食内停、肝郁犯脾甚或形成饮滞胃肠、瘀阻肠络等因虚致实而出现虚实夹杂，寒热交错，或本虚标实，甚至以邪气为主的病理变化情况。且

久泻每在脾胃虚弱、脾肾两虚的基础上，因感受寒湿、湿热或饮食不节、情志失调而致病情加重、反复，或引起急性发作，亦可表现为脾虚夹湿、夹食或夹滞的证候。

4. 病程有急慢之分，泄泻日久，变证衍生

急性腹泻经及时治疗，绝大多数在短期内可以痊愈，少数患者暴泻不止，损气伤津耗液，可成痉、厥、闭、脱等危证，特别是伴有高热、呕吐、热毒甚者。急性泄泻因失治或误治，可迁延日久，由实转虚，转为慢性泄泻。日久脾病及肾，肾阳亏虚，脾失温煦，不能腐熟水谷，可成命门火衰之五更泄。

二、临床表现

泄泻是以排便次数比正常增多，粪质稀溏或如水注，腹痛肠鸣，食少腹胀或发热口渴等症状作为主要诊断依据，患者多有暴饮暴食或误食不洁之物的病史。本病多发于夏秋季节，但一年四季均可发病。

三、辅助检查

（一）X 线检查

通过 X 线检查可以了解患者胃肠道的状态，也可以了解是否患有溃疡性结肠炎、小肠吸收不良、结肠癌以及淋巴瘤等。

（二）B 超检查

通过 B 超检查可以了解患者腹泻是否和肝脏疾病有关，能够有效地判断引发的因素。

（三）结肠镜检查

通过结肠镜检查可以了解患者是否患有溃疡性结肠炎、慢性血吸虫肠病或直肠息肉等。

（四）小肠镜检查

小肠镜检查对于小肠吸收不良有着重要的诊断意义，能够有效了解当前小肠黏膜所出现的问题。

（五）胰胆管造影检查

通过胰胆管造影检查可以了解患者腹泻的症状和原因。

四、辨证论治

（一）肝脾失调

1.症状

腹痛即泻，泻下急迫，胁肋疼痛，脘腹胀闷，食欲减退，肢倦乏力。

2.病机分析

肝病及脾或情志不舒，肝气失于疏泄，肝脾不能协调。

3.治法

抑肝扶脾。

4.方药

痛泻要方。本方由白术、白芍、防风、陈皮组成。

肝郁气滞，胸胁脘腹胀痛者，加枳壳、香附、延胡索、川楝子；脾虚明显，神疲食少者，加黄芪、党参、扁豆；久泻不止者，加酸收之品，如乌梅、诃子、石榴皮等。

（二）饮食所伤

1.症状

腹痛肠鸣，泻下粪便，臭如败卵，泻后痛减，脘腹胀满，嗳腐酸臭，不思饮食，苔垢浊或厚腻，脉滑。

2.病机分析

食积不化，脾胃受损。

3.治法

消食导滞，和中止泻。

4.方药

保和丸加减。本方由山楂、神曲、半夏、茯苓、陈皮、连翘、莱菔子组成。食滞较重，脘腹胀满者，用枳实导滞丸，以大黄、枳实为主。

（三）湿热下迫

1.症状

泄泻腹痛，泄下急迫或泻而不爽，粪色黄褐，气味臭秽，肛门灼热，烦热口渴，小便短黄，舌质红，苔黄腻，脉滑数或濡数。

2.病机分析

外受湿热疫毒之气侵及肠胃，郁遏于中焦，湿热郁蒸，气血阻滞，气血与湿热疫毒相搏结化为脓血，传化失常。

3. 治法

解表清里，升清止泻。

4. 方药

葛根芩连汤加减。本方包括葛根、救必应、黄芩、车前草、槟榔、黄连、甘草。

（四）暑湿蕴蒸

1. 症状

腹泻，粪便清稀色黄，腹痛肠鸣，头昏心烦，口渴不欲饮，恶心欲呕，乏力，舌苔黄腻，脉濡数。

2. 病机分析

暑湿中阻，脾胃受损，壅遏气机，升降失司，清浊混杂，直趋大肠。

3. 治法

清暑化湿。

4. 方药

葛根、黄芩、黄连、白芍、香薷、炒白扁豆、姜厚朴、甘草。

兼食滞者，加焦三仙 15 g。

（五）寒湿下注

1. 症状

突发泄泻，粪便酸臭或腥臭，质地稀薄，鼻寒耳冷，寒战，肠音响亮，尿少色泽黄，体温正常，后期体温下降，口色青白或淡白，脉沉迟或沉细，有受寒湿病史。

2. 病机分析

受寒腹泻是患者本身脾胃虚弱，加之受寒或过食生冷寒凉之物，脾阳受损，失于温煦，脾胃功能失司，寒湿下注，发为泄泻。

3. 治法

芳香化湿，解表散寒。

4. 方药

藿香正气散加减。方中藿香解表散寒、芳香化湿，白术、茯苓、陈皮、半夏健脾除湿，厚朴、大腹皮理气除满，紫苏、白芷解表散寒，桔梗宣肺以化湿。

表邪偏重，寒热身痛者，加荆芥、防风或用荆防败毒散；湿邪偏重或寒湿在里，腹胀肠鸣，小便不利，苔白厚腻者，可用胃苓汤健脾燥湿，化气利湿；寒重于湿，腹胀冷痛者，可用理中丸加味。

（六）寒热错杂

1. 症状

大便次数增多，便质稀薄不成型，甚至泻出如水样便，排便不爽，黏滞臭秽，并伴有腹痛、腹胀或肠鸣音，泻后痛减，恶心，纳差，口苦口臭，心烦急躁，舌红暗且有齿痕，苔薄白腻，脉沉弦。

2. 病机分析

湿热之邪阻滞肠道，故大便有黏滞；肝木失其条达之性，故泻前有腹痛、肠鸣；脾阳虚衰，则腹中冷痛，喜温喜按。

3. 治法

调和肝脾，寒温并用，涩肠止泻。

4. 方药

痛泻药方合乌梅丸加减。本方包括陈皮、白芍、防风、炒白术、乌梅、黄连、葛根、炒薏苡仁、桂枝、党参、附片、细辛、炒山楂、黄芩、砂仁、生姜大枣引。

（七）脾胃气虚

1. 症状

大便时溏时泻，迁延反复，稍进油腻食物，则大便溏稀，次数增加或完谷不化，伴食少纳呆，脘闷不舒，面色萎黄，倦怠乏力，舌质淡，苔白，脉细弱。

2. 病机分析

水湿阻于胃肠，脾虚失运，不能制水，湿注肠道。

3. 治法

健脾益气，化湿止泻

4. 方药

参苓白术散加减。本方由人参、白术、茯苓、甘草、山药、莲肉、扁豆、砂仁、薏苡仁、桔梗、大枣组成。

脾阳虚衰，阴寒内盛者，可用附子理中汤；久泻不愈，中气下陷且脱肛者，可用补中益气汤，并重用黄芪、党参；还可辨证选用升阳益胃汤、黄芪建中汤等。

（八）脾肾阳虚

1. 症状

泄泻日久不愈，大便溏稀，多在黎明前发生，腹痛，泄泻后疼痛缓解，口渴多涎，喜暖喜按，形寒肢冷，腰膝酸软，小便清长，夜尿多，舌淡苔白，脉沉细无力。

2. 病机分析

发病日久，脾虚及肾或肾阳虚衰，脾阳失助，以致阴寒极盛，水谷不化。

3. 治法

温脾益肾，固肠止泻。

4. 方药

四神丸和理中丸加减。常用补骨脂、肉豆蔻、五味子、吴茱萸、白术、党参、甘草等。

久泻不止者，加诃子；舌苔黄，心烦口干者，加黄连、黄柏；舌黯、腹痛严重者，加当归、赤芍、白芍；畏寒严重者，加附子、干姜。

五、中医外治法

（一）针灸疗法

（1）取天枢、足三里、关元、公孙、三阴交、中脘、下脘、脾俞等穴。暴泻属湿热者，用泻法，留针 30～60 分钟；久泻属虚寒者，轻刺激，一般不留针。

（2）取神阙穴，用细盐将脐孔填平，上置大艾炷，做隔盐灸。适用于暴泻属于寒证者。

（3）耳针：取大肠、小肠、脾、胃、交感、神门，每次取 3～5 穴。暴泻留针 10 分钟，每天 2 次，中强刺激；久泻留针 20 分钟，隔天 1 次，10 次为 1 个疗程。

（4）拔罐疗法：用口径 6 cm 的火罐于肚脐窝处拔罐，隔天 1 次，3 次为 1 个疗程。适用于治疗各种泄泻。

（二）外敷疗法

（1）大蒜捣泥，贴足心或脐中，治久泻。

（2）胡椒、大蒜做饼，贴脐中，治寒泻。

（3）木土鳖半个，丁香 4 粒，麝香少许，共为细末，以水为丸如黄豆大，纳脐中，外用胶布固定，治水泻。

（4）取附子、生姜、大葱，捣烂敷于足心，主治寒泻。

（5）取肉桂、鸡内金、硫黄、枯矾、五倍子、白胡椒共研末，鲜葱头捣烂，与各药拌匀，以醋调为糊状，敷脐部，治久泻。

（6）取白芷、干姜共研细末，蜜调为膏，先用酒洗脐后贴之，适用于脾肾阳虚之久泻。

（7）取茜草煎水洗足，每天3次，适用于暑湿或湿热泄泻。

（8）取五倍子研末，用水调成糊状，摊在纱布上盖于脐部，用于治疗久泻。

（9）取川黄连、黄芩、川黄柏浓煎，加入云南白药、锡类散，于晚上睡时做保留灌肠，隔天1次，10次为1个疗程。主治久泻，湿热未尽，粪便夹有黏冻或血迹者。

病案选录

病案一

患者：杨某，男，20岁，未婚。

初诊：2021年1月3日。

主诉：反复发作腹泻3月。

病史：患者于3月前无明显诱因出现腹泻、腹痛，稀大便，便后疼痛减轻，失气多，心烦，胁肋胀满，在外购买诺氟沙星、益生菌等口服，症状可缓解，不久后易复发，学习压力大时发作，精神紧张。患者为求进一步治疗，故来医院门诊就诊。现主症为腹泻，解少量稀大便，每天2～3次，食欲差，脘胁胀闷，叹气，腹痛阵作，泻而不畅，泻后痛减，矢气频作，舌淡红，苔薄白，脉弦。患者既往体健，否认肝炎、结核、伤寒等传染病史，否认手术、外伤、输血史否认新型冠状病毒感染史、新型冠状病毒感染患者接触史及疫区旅行史，预防接种史不详。

查体：体温36.5 ℃，脉搏72次／分，呼吸18次／分，血压17.1/9.6 kPa（128/72 mmHg）。发育正常，营养中等，自动体位，查体合作，全身皮肤无黄染及出血点，未触及浅表淋巴结肿大，巩膜无黄染，咽部无充血，双侧扁桃体不大，气管居中，甲状腺不大，双肺呼吸音清，未闻及明显干湿啰音及哮鸣音，腹平软，下腹轻压痛，无反跳痛及肌紧张，未触及包块，肝脾未触及，脊柱、四肢及神经系统未见异常，血常规与便常规检查无明显异常。

中医诊断：肝脾失调。

西医诊断：肠易激综合征。

治法：抑肝扶脾。

方药：痛泻要方合四逆散加减。白术12 g，白芍15 g，炙甘草6 g，防风9 g，柴胡9 g，枳壳9 g，陈皮9 g，薏苡仁15 g，党参9 g，木香10 g，乌药12 g，山药12 g。3剂，水煎服，每天1剂，文火煎煮3次，每次40分钟，共取汁400 mL，早、中、晚饭前半小时温服。

二诊：2022年10月6日患者诉腹泻，食欲差，脘胁胀闷，叹气，腹痛阵作好转，泻而不畅，泻后痛减，矢气频作，舌淡红，苔薄白，脉弦。

方药：继续前方，加生姜6 g，大枣6 g以补脾胃，加葫芦巴6 g以温肾助阳。白术12 g，白芍15 g，炙甘草6 g，防风9 g，柴胡9 g，枳壳9 g，陈皮9 g，薏苡仁15 g，党参9 g，木香10 g，乌药12 g，山药12 g，生姜6 g，大枣6 g，葫芦巴6 g。7剂，水煎服，每天1剂，文火煎煮3次，每次40分钟，共取汁400 mL，早、中、晚饭前半小时温服。

三诊：2022年10月17日患者诉腹泻好转，食欲好转，脘胁胀闷，叹气，腹痛阵作好转，矢气频作，舌淡红，苔薄白，脉弦。

方药：继续前方，减去生姜、大枣、葫芦巴，易枳壳为枳实12 g，槟榔12 g以行气。白术12 g，白芍15 g，炙甘草6 g，防风9 g，柴胡9 g，陈皮9 g，薏苡仁15 g，党参9 g，木香10 g，乌药12 g，山药12 g，枳实12 g，槟榔12 g。7剂，水煎服，每天1剂，文火煎煮3次，每次40分钟，共取汁400 mL，早、中、晚饭前半小时温服。

四诊：2022年10月23日患者诉腹泻、腹痛、食欲、脘胁胀闷好转，叹气，矢气频作，舌淡红，苔薄白，脉弦。

方药：继续前方，加小茴香9 g以散寒、理气和胃，葫芦巴6 g以温肾助阳，桂枝9 g以温通经脉，助阳化气。白术12 g，白芍15 g，炙甘草6 g，防风9 g，柴胡9 g，陈皮9 g，薏苡仁15 g，党参9 g，木香10 g，乌药12 g，山药12 g，枳实12 g，槟榔12 g，小茴香9 g，葫芦巴6 g，桂枝9 g。7剂，水煎服，每天1剂，文火煎煮3次，每次40分钟，共取汁 400 mL，早、中、晚饭前半小时温服。

按语：该患者泄泻每因情志刺激而发，肝郁乘脾，健运失常，气机逆乱，痛泻由生。吴鹤皋云："泻责之脾，痛责之肝，肝责之实，脾责之虚，脾虚肝实，故令痛泻"，治重抑肝扶脾，审其肝郁脾虚之主次，或疏肝以实脾，或培土以抑木。健脾不可呆滞而碍中枢，疏肝不可妄投燥烈而煽风阳，如是才能避免肝愈强脾愈伤之害。痛泻要方原名白术芍药散，见于《景岳全书》。主治肠鸣腹痛泄泻之证，每因愤怒即发生腹痛泄泻，平时常有胸胁痞闷，嗳气食少。方中白芍柔肝缓急，白术健脾除湿，两者为调和肝脾而治痛泻的主药；甘草既能助白芍缓急止痛，又能助白术健脾止泻；防风合白术则升阳止泻，合白芍则疏肝止痛；柴胡疏肝解郁；陈皮、枳壳理气和中。诸药共奏"抑木培土"，肝脾并调之功。气滞甚者，加川楝子、青皮、旋覆花以疏肝和胃；肝郁化火，兼见嘈杂吞酸，痛一阵泻一阵，肛门灼热，心烦易怒，舌质红，苔薄黄，脉弦数者，加黄连、吴茱萸、栀子、知母清肝泻火，兼能降逆；风木行胃，宜白头翁汤加牡丹皮、白芍、木瓜、白蒺藜清热凉肝，脾热去津回，肝得柔和，风守其位，则中土安宁，而泄泻自止；腹痛泄泻反复不愈者，加诃子、乌梅、木瓜等以酸敛收涩止泻；脾虚明显者，加党参、桂枝、白扁豆、山药培土以抑木，桂枝轻扬升散，"最调木气"（《长沙药解》），而其味甘，"最补脾土"（《本草正》），用治脾虚肝旺作泻颇为合拍；大便稀薄，纳呆呕恶，舌苔厚腻者，加桂枝、苍术、茯苓、薏苡仁以温中分利。

病案二

患者：黄某，男，72岁，已婚。

初诊：2022年11月23日。

主诉：腹泻3天。

病史：患者于3天前进食过多红烧肉，出现腹泻、腹胀、腹痛，泻下大便很臭，如坏鸡蛋，夹有不消化的食物，食欲差，嗳气，气味酸臭，在药店购买健胃消食片和小檗碱服用后症状未见明显缓解。患者为求进一步治疗，故来医院门诊就诊。现主症为腹泻的粪便臭如败卵，伴不消化之食物残渣，伴腹胀、腹痛，食欲差，嗳气且气味酸臭，舌苔厚腻，脉滑。患者既往有原发性高血压，长期服用马来酸依拉普利，自诉血压控制可，有冠心病病史。否认肝炎、结核、伤寒等传染病史，否认手术、外伤、输血史，否认新型冠状病毒感染史、新型冠状病毒感染患者接触史及疫区旅行史，预防接种史不详。体温 36.5 ℃，脉搏 82 次 / 分，呼吸 18 次 / 分，血压 19.7/12.3 kPa（148/92 mmHg）。发育正常，营养中等，自动体位，查体合作，全身皮肤无黄染及出血点，未触及浅表淋巴结肿大，巩膜无黄染，咽部无充血，双侧扁桃体不大，气管居中，甲状腺不大，双肺呼吸音清，未闻及明显干湿啰音及哮鸣音，腹平软，下腹轻压痛，无反跳痛及肌紧张，未触及包块，肝脾未触及，脊柱、四肢及神经系统未见异常。心电图检查提示窦性心律，ST-T 改变，血常规与便常规检查无明显异常。

中医诊断：饮食所伤。

西医诊断：消化不良，高血压，冠心病。

治法：消食导滞。

方药：保和丸加减。神曲 15 g，焦山楂 30 g，焦麦芽 30 g，炒菜菔子 10 g，陈皮 10 g，半夏 12 g，茯苓 18 g，连翘 10 g，炒白术 12 g，黄连 6 g，木香 6 g，砂仁 6 g。3 剂，水煎服，每天 1 剂，文火煎煮 3 次，每次 40 分钟，共取汁 400 mL，早、中、晚饭前半小时温服。

二诊：2022 年 12 月 5 日患者诉服药后腹泻、腹胀、腹痛、食欲好转，无嗳气。中间有事未及时复诊，昨日进食过多鸡肉后自觉又出血上次症状，但较前轻，今日再次要求中药治疗。

方药：在前方基础上加用槟榔 12 g 以行气、消食积，加用枳壳以加强行气。神曲 15 g，焦山楂 30 g，焦麦芽 30 g，炒菜菔子 10 g，陈皮 10 g，半夏 12 g，茯苓 18 g，连翘 10 g，炒白术 12 g，藿香 9 g，黄连 6 g，木香 6 g，砂仁 6 g，旋复花 12 g（包煎），槟榔 12 g，枳壳 15 g。7 剂，水煎服，每天 1 剂，文火煎煮 3 次，每次 40 分钟，共取汁 400 mL，早、中、晚饭前半小时温服。

按语：该患者发病为饮食不节所致，饮食宿滞肠胃，脾运不及，气机不畅，清浊相干杂下，而作泄泻。治当消食导滞，损其饮食。有上逆之势者，酌以吐法引而越之，有坚结之形者，又当消导泻下合施。方中神曲善消酒食陈腐之积；山楂善消油腻肉积；菜菔子善消面积；麦芽消食健胃；兼能宽中下气；陈皮、半夏、茯苓和胃降逆，理气祛湿；木香、砂仁行气健脾，白术健脾；黄连清热，食积者易化热，故佐连翘以清之。食滞得去，脾运自复，而止泄泻。伤而食者，重用莱菔子，佐麦芽、苍术；伤肉食者，重用山楂，加鸡内金、三棱；伤酒食者，加葛花、砂仁、天花粉；伤生冷者，加肉桂、干姜、槟榔；恶心呕吐者，加砂仁、白蔻仁以和胃降逆；食积化热者，加大黄、黄连以通腑泄热；脾气虚弱者，加白术、白扁豆以消补兼施；脘腹痞闷、舌苔厚腻者，合平胃散以燥湿祛痰；寒食交阻、腹痛剧烈、泻后仍隐痛不止，舌苔白腻者，减连翘，加炮姜、吴茱萸以温阳散寒，行气止痛。

病案三

患者：金某，男，35 岁，已婚。

初诊：2022 年 8 月 1 日。

主诉：腹痛泻 1 天。

病史：患者于 1 天前无明显诱因出现腹痛、腹泻，泻而不爽，粪色黄褐而臭，心烦，口干口渴，肛门灼热，小便短黄，服用藿香正气水后症状无明显缓解。患者为求进一步治疗，故来医院门诊就诊。现主症为腹痛、腹泻，每天 4～6 次，泻而不爽，粪色黄褐而臭，心烦，口干口渴，肛门灼热，小便短黄，舌苔黄腻，脉滑数。患者既往体健，否认肝炎、结核、伤寒等传染病史，否认手术、外伤、输血史否认新型冠状病毒感染史、新型冠状病毒感染患者接触史及疫区旅行史，预防接种史不详。体温 36.5 ℃，脉搏 82 次 / 分，呼吸 18 次 / 分，血压 12.3/8.0 kPa（122/60 mmHg）。发育正常，营养中等，自动体位，查体合作，全身皮肤无黄染及出血点，未触及浅表淋巴结肿大，巩膜无黄染，咽部无充血，双侧扁桃体不大，气管居中，甲状腺不大，双肺呼吸音清，未闻及明显干湿啰音及哮鸣音，腹平软，下腹轻压痛，无反跳痛及肌紧张，未触及包块，肝脾未触及，脊柱、四肢及神经系统未见异常，血常规与便常规检查无明显异常。

中医诊断：湿热下迫。

西医诊断：胃肠炎。

治法：清热燥湿，止泻。

方药：葛根黄芩黄连汤加味。葛根 30 g，黄芩 9 g，黄连 9 g，车前子 18 g，薏苡仁 30 g，白扁豆 15 g，陈皮 10 g，白芍 18 g，防风 10 g，木香 10 g，芦根 30 g，生姜 6 g。7 剂，水煎服，每天 1 剂，文火煎煮 3 次，每次 40 分钟，共取汁 400 mL，早、中、晚饭前半小时温服。

二诊：2022 年 9 月 5 日患者诉 1 月前腹痛、腹泻，服用 7 剂中药后好转。因工作忙未复诊，此次因昨日吃了凉菜后再次发作，但症状较前次轻。症见腹痛、腹泻，每天 2～4 次，粪色黄褐而臭，心烦，口干口渴，肛门灼热，小便短黄，舌苔黄腻，脉滑。

方药：继续前方调整，减去防风，加石菖蒲 15 g 以化湿和胃。葛根 30 g，黄芩 9 g，黄连 9 g，车前子 18 g，薏苡仁 30 g，白扁豆 15 g，陈皮 10 g，白芍 18 g，木香 10 g，芦根 30 g，生姜 6 g，石菖蒲 15 g。7 剂，水煎服，每天 1 剂，文火煎煮 3 次，每次 40 分钟，共取汁 400 mL，早、中、晚饭前半小时温服。

按语：该患者症状为腹痛即泻，粪色黄褐而臭，泻而不爽，舌苔黄微腻，脉滑数，故辨证为湿热下迫。湿热下迫于大肠，壅滞气机，传化失常，清浊不分，则痛泻由生，势如水注，治当苦寒燥湿与淡渗利湿合用，以分消湿热。泄泻为湿热自寻出路，虽有津伤之象，亦不能妄用滋补，以免恋邪，助其燎原之势。大泻如倾，气随津脱者，则急当益气固脱生津。葛根能解肌清热，又能升发脾胃之清阳，故《医方集解》称之为"治泻主药"；黄芩、黄连苦寒燥湿清热；甘草甘缓和中，调和诸药，加入车前子、薏苡仁以渗湿利水，兼能清热。临床还要根据湿热偏重具体情况分析用药，湿重于热者，重用车前子，加用藿香、佩兰芳香醒脾、化湿行气；热重于湿者，可加金银花、连翘以加强清热解毒之效；气滞甚而腹痛剧烈者，加木香、白芍理气缓急止痛；挟食滞者，兼见脘胀厌食，吸气酸腐、泻下腐臭甚等症，加炒莱菔子、焦山楂、神曲消食导滞、理气和胃；津伤明显者，合猪苓汤加白芍、沙参滋阴清利并举；气随津脱者，证兼大汗淋漓、四肢厥冷、皮肤弛皱、凹陷、脉微欲绝，急投大剂参附龙牡汤，以益气回阳，生津固脱。并速灸气海，以增强回阳固脱之力。该病需要与痢疾鉴别诊断，泄泻与痢疾皆有腹痛，大便次数增多、多发于夏秋季节、病变皆在肠道，病因亦颇多相同。而痢疾的腹痛兼有里急后重，排便以赤白脓血为特征。《景岳全书》认为，两者病位有别，"泻浅而痢深，泻轻而痢重。泻由水谷不分，出于中焦；痢以脂血伤败，病在下焦"。

病案四

患者：黄某，男，41岁，已婚。

初诊：2020年9月6日。

主诉：腹泻2天。

病史：患者于2天前无明显诱因出现腹泻，粪便清稀，头昏，心烦，恶心欲呕，乏力，服用藿香正气水后症状稍缓解。患者为求进一步治疗，故来医院门诊就诊。现主症为腹泻，每天2～4次，粪便清稀色黄，腹痛肠鸣，头昏而闷，心烦不宁，口渴不欲饮，欲吐，乏力，小便黄，舌苔黄腻，脉濡数。患者既往体健，否认肝炎、结核、伤寒等传染病史，否认手术、外伤、输血史否认新型冠状病毒感染史、新型冠状病毒感染患者接触史及疫区旅行史，预防接种史不详。体温36.2℃，脉搏82次/分，呼吸18次/分，血压24.3/8.3 kPa（128/62 mmHg）。发育正常，营养中等，自动体位，查体合作，全身皮肤无黄染及出血点，未触及浅表淋巴结肿大，巩膜无黄染，咽部无充血，双侧扁桃体不大，气管居中，甲状腺不大，双肺呼吸音清，未闻及明显干湿啰音及哮鸣音，腹平软，下腹轻压痛，无反跳痛及肌紧张，未触及包块，肝脾未触及，脊柱、四肢及神经系统未见异常，血常规与便常规检查无明显异常。

中医诊断：暑湿蕴蒸。

西医诊断：胃肠炎。

治法：清暑化湿。

方药：香薷散合六一散加味。香薷12 g，白扁豆30 g，厚朴9 g，黄连6 g，滑石30 g，甘草5 g，白术10 g，茯苓20 g，陈皮10 g。7剂，水煎服，每天1剂，文火煎煮3次，每次40分钟，共取汁400 mL，早、中、晚饭前半小时温服。

二诊：2022年9月20日患者诉服药后腹泻好转，每天1～2次，稀大便，腹痛肠鸣好转，无头昏，心烦不宁好转，口渴好转，欲吐、乏力好转，小便黄，舌苔黄腻，脉濡。

方药：中药继续前方祛香薷，加党参10 g以补脾肺气，山药30 g以益气养阴，补脾肺肾。白扁豆30 g，厚朴9 g，黄连6 g，滑石30 g，甘草5 g，白术10 g，茯苓20 g，陈皮10 g，党参10 g，山药30 g。7剂，水煎服，每天1剂，文火煎煮3次，每次40分钟，共取汁400 mL，早、中、晚饭前半小时温服。

按语：该患者表现为腹泻，粪便清稀，头昏，心烦，恶心欲呕，乏力，结合此时令，辨证为暑湿蕴蒸。暑湿中阻，脾胃受损，壅遏气机，升降失司，清浊混杂，直趋大肠而做泻。治当以清暑化湿为法。具体用药时还要分析湿、热偏重关系，湿邪偏重者，则重用芳香化湿，脾湿去则热易透达于外；暑邪偏盛者，则以清暑为主，以芳化为辅；湿热并重者，则用合苦辛通降法，以分解湿热。方中香薷祛暑解表、化湿和中；白扁豆甘淡渗湿，升清降浊；厚朴苦温燥湿，行气散满；滑石清暑利湿，使湿热从小便而去；生甘草清热和中，其与滑石同用，则兼甘寒生津之能，脾小便利而津液不伤，伍黄连以加强清热解毒之效。风寒表证者，可加用紫苏、羌活以疏风散寒，且能兼胜湿；湿邪偏盛者，可选用藿香、佩兰、桔梗、薏苡仁等芳香宜利之品，则上能轻开，中能运化，下能淡渗，使邪有出路；暑邪偏盛者，加金银花、连翘、生石膏以清透上焦之暑热；汗出多而少气者，加党参、黄芪以益气生津固表；呕吐者，加用生姜、竹茹、半夏和胃降逆止呕。

病案五

患者：曾某，男，55岁，已婚。

初诊：2021年1月7日。

主诉：腹泻2天。

病史：患者于2天前因食用卤鹅后出现泄泻清稀如水样，不臭秽，腹痛肠鸣，脘闷，食欲差，恶心欲吐，口淡不渴，感肢体困倦，服用藿香正气水后症状未见明显缓解。患者为求进一步治疗，故来医院门诊就诊。现主症为泄泻清稀，水样大便，每天5～8次，不臭秽，腹痛肠鸣，脘闷，食欲差，稍恶心欲吐，口淡不渴，感肢体困倦，舌苔白腻，脉濡缓。患者既往体健，否认肝炎、结核、伤寒等传染病史，否认手术、外伤、输血史，否认新型冠状病毒感染史、新型冠状病毒感染患者接触史及疫区旅行史，预防接种史不详。体温36.5 ℃，脉搏72次/分，呼吸18次/分，血压17.6/8.0 kPa（132/60 mmHg）。发育正常，营养中等，自动体位，查体合作，全身皮肤无黄染及出血点，未触及浅表淋巴结肿大，巩膜无黄染，咽部无充血，双侧扁桃体不大，气管居中，甲状腺不大，双肺呼吸音清，未闻及明显干湿啰音及哮鸣音，腹平软，下腹轻压痛，无反跳痛及肌紧张，未触及包块，肝脾未触及，脊柱、四肢及神经系统未见异常，血常规与便常规检查无明显异常。

中医诊断：寒湿下注。

西医诊断：胃肠炎。

治法：淡渗利湿。

方药：胃苓汤加减。苍术10 g，厚朴12 g，陈皮10 g，炒白术10 g，茯苓18 g，猪苓10 g，泽泻10 g，桂枝6 g，薏苡仁30 g，木香10 g，砂仁6 g（后下），乌药10 g，炙甘草3 g，生姜10 g，大枣10 g。5剂，水煎服，每天1剂，文火煎煮3次，每次40分钟，共取汁400 mL，早、中、晚饭前半小时温服。

二诊：2021年1月14日泄泻清稀减少，每天2～4次，不臭秽，腹痛肠鸣减轻，脘闷好转，食欲好转，无恶心欲吐，口淡不渴，感肢体困倦好转，舌苔白腻，脉濡缓，治疗有效。

方药：继续前方，加益智仁15 g以温脾止泻，车前子18 g以加强渗湿止泻。苍术10 g，厚朴12 g，陈皮10 g，炒白术10 g，茯苓18 g，猪苓10 g，泽泻10 g，桂枝6 g，薏苡仁30 g，木香10 g，砂仁6 g（后下），乌药10 g，炙甘草3 g，生姜10 g，大枣10 g，益智仁15 g，车前子18 g。7剂，水煎服，每天1剂，文火煎煮3次，每次40分钟，共取汁400 mL，早、中、晚饭前半小时温服。

按语：泽泻、茯苓、猪苓、薏苡仁渗湿利水，兼能健脾；苍术与厚朴、陈皮相配，苦温燥湿，理气宽中；桂枝既能温阳化湿，又能化气行水；白术益气健脾而运化水湿；生姜、大枣调和脾胃；木香行气止痛，健脾消食；砂仁化湿行气，止泻，醒脾胃；甘草甘缓和中，调和诸药。该患者寒湿内困脾胃，损伤阳气，阻滞气机，脾胃纳运失司，肠失传化，湿滞交阻，水走肠间，而泄泻清稀，腹痛肠鸣。故治重淡渗利湿，同时伍用苦温燥湿，芳香化湿。临床上运用需要根据具体症状加减，寒重于湿者，要重用桂枝，并加用干姜以增强温阳化湿之功；表寒者，应加紫苏、羌活，疏风散寒，兼取其风能胜湿之用；素体脾虚者，要重用白术、苍术，加用白扁豆健脾化湿；手足不温、泄泻不止、兼见表证者，可用四逆汤加桂枝、防风温通表里；挟食滞者，加用砂仁、焦山楂、神曲、炒麦芽消食导滞；呕吐者，重用生姜止呕，加用半夏、丁香温胃降逆止呕。

治疗泄泻祛湿是重要方法，多用于暴泻以湿盛为主者。祛湿重在淡渗利湿，应湿有出路，使湿从小便而去以止泻，就是通常说的利小便实大便，即《景岳全书》所云："泄泻之病，多见小水不利，水谷分则泻自止，故曰治泻不利小水非其治也"。并明确可利与不可利的运用要点为"暴注新病者可利；形气强壮者可利；酒湿过度，口腹不慎者可利；实热闭涩可利；小腹胀满，水道痛急可利；又若病久者不可利；阴不足者不可利；脉证多寒者不可利；形虚气弱者不可利；口干非渴而不喜冷者不可利"。若不当利而利，则"愈利愈虚而速其危者矣"，渗利可与芳香化湿法同用，借其芳香、轻疏灵动之性，使湿邪得以透达，脾运得以健旺。湿从寒化，易伤脾阳，则当合用苦温燥湿法；湿从热化，易伤胃阴，则当伍用苦寒燥湿法。

病案六

患者：曾某，男，49 岁，已婚。

初诊：2021 年 9 月 12 日。

主诉：反复发作腹泻 2 年，复发 3 天。

病史：患者于 2 年前无明显诱因出现大便溏薄，泻下不爽，时作时止，胃脘痞满，腹胀肠鸣，泻下始安，食欲不振，神疲乏力，到另一医院就诊，行肠镜检查提示直肠炎，胃镜提示慢性非萎缩性胃窦炎，予肠炎宁、益生菌、奥美拉唑等口服，症状稍缓解，仍反复发作。3 天前，无明显有复发，患者为求进一步治疗，故来医院门诊就诊。现主症为大便溏薄，胃脘痞满，腹胀肠鸣，食欲不振，神疲乏力，舌质淡，苔黄腻，脉滑。患者既往体健，否认肝炎、结核、伤寒等传染病史，否认手术、外伤、输血史否认新型冠状病毒感染史、新型冠状病毒感染患者接触史及疫区旅行史，预防接种史不详。体温 36.5 ℃，脉搏 78 次 / 分，呼吸 18 次 / 分，血压 17.6/10.1 kPa（132/76 mmHg）。发育正常，营养中等，自动体位，查体合作，全身皮肤无黄染及出血点，未触及浅表淋巴结肿大，巩膜无黄染，咽部无充血，双侧扁桃体不大，气管居中，甲状腺不大，双肺呼吸音清，未闻及明显干湿啰音及哮鸣音，腹平软，下腹轻压痛，无反跳痛及肌紧张，未触及包块，肝脾未触及，脊柱、四肢及神经系统未见异常。血常规与便常规无明显异常，无痛肠镜检查提示直肠炎，无痛胃镜检查提示慢性非萎缩性胃窦炎。

中医诊断：寒热错杂。

西医诊断：直肠炎，慢性非萎缩性胃窦炎。

治法：辛开苦降。

方药：半夏泻心汤加减。半夏 10 g，干姜 6 g，党参 10 g，黄连 6 g，炙甘草 6 g，大枣 6 g，黄芩 9 g，白术 30 g，茯苓 18 g，陈皮 10 g，白芍 18 g，防风 10 g，枳实 15 g。7 剂，水煎服，每天 1 剂，文火煎煮 3 次，每次 40 分钟，共取汁 400 mL，早、中、晚饭前半小时温服。

二诊：2021 年 9 月 19 日患者诉大便溏薄好转，胃脘痞满好转，腹胀肠鸣，食欲不振，神疲乏力，舌质淡，苔黄腻，脉滑。

方药：继续前方，加车前子 30 g 以渗湿止泻，芦根 18 g 以生津、清热除烦，厚朴 12 g 以燥湿、下气除满。半夏 10 g，干姜 6 g，党参 10 g，黄连 6 g，炙甘草 6 g，大枣 6 g，黄芩 9 g，白术 30 g，茯苓 18 g，陈皮 10 g，白芍 18 g，防风 10 g，枳实 15 g，车前子 30 g，芦根 18 g，厚朴 12 g。7 剂，水煎服，每天 1 剂，文火煎煮 3 次，每次 40 分钟，共取汁 400 mL，早、中、晚饭前半小时温服。

三诊：2021 年 9 月 27 日患者诉大便溏薄好转，胃脘痞满好转，腹胀肠鸣，食欲不振好转，神疲乏力好转，舌质淡，苔黄腻，脉滑。

方药：继续前方，加薏苡仁 30 g 以利水渗湿。半夏 10 g，干姜 6 g，党参 10 g，黄连 6 g，炙甘草 6 g，大枣 6 g，黄芩 9 g，白术 30 g，茯苓 18 g，陈皮 10 g，白芍 18 g，防风 10 g，枳实 15 g，车前子 30 g，芦根 18 g，厚朴 12 g，薏苡仁 30 g。7 剂，水煎服，每天 1 剂，文火煎煮 3 次，每次 40 分钟，共取汁 400 mL，早、中、晚饭前半小时温服。

按语：该患者属于寒热错杂所致腹泻，运用辛开苦降之法，方中半夏、干姜辛开通阳，温脾燥湿；黄连、黄芩苦降泻浊，清热燥湿；党参、大枣、炙甘草益气健脾，助其运化之力。全方虚实兼顾，寒热并调，升降气机，临床根据具体情况调整，如果是湿热偏盛，则重用芩、连，加用生地榆、秦皮以清化湿热；如果是虚寒偏盛，用连理汤运脾阳，兼除余邪；如果是食油腻泄泻加重，加用焦山楂、砂仁、枳壳以消积和胃；对于腹部压痛明显者，加用炮姜炭、乌梅炭、肉桂以温阳和络止痛；对于脾阴亏损者，宜参苓白术散重用扁豆、山药，加用葛根、木瓜、天花粉、北沙参、乌梅以补益脾阴。在治疗泄泻时不要忘记疏肝、温肾、补肺。对于疏肝临证之患者，主要发病原因为情志失调，肝郁不达，肝气横逆乘脾，导致肝脾不和，引起肠道气机不利，传导失司所致。主要表现为泄泻发作与情志有关，胸胁胀闷，嗳气食少，肠鸣攻痛，腹痛即泻，泻后痛减，失气频作，舌淡红，脉弦。治疗时在扶脾化湿的基础上，要注意疏肝理气，多加用白芍、陈皮、玫瑰花、木香等使肝气畅，脾胃子健。

对于温肾临证之患者，多于秋冬节或夏季过食冷饮、久居空调低温滑稽或过用苦寒之品后，症状加重，大便溏泻，腹痛喜温，畏寒怕冷，舌质淡胖，边有齿痕，脉濡细或沉。治疗需要求本达源，立法温补，或温脾暖土，或补火生土，脾阳振则湿浊化。药用泡姜、附片、肉桂、吴茱萸、肉豆蔻、补骨脂、益智仁等，并可少予香连丸反佐以制温燥之性。对于补肺临证之患者，其机制在于脾胃虚弱，土不生津，致肺气虚弱，治节不伸，气化不展，降下无权，致肠道传化失司，加之肺与大肠相表里，主输布津液，肺卫失固，津液不归正道，下渗肠间亦可出现腹泻。患者多表现有畏风寒，饮食不受，腹痛隐隐，喜按喜暖，舌质淡，苔薄白，脉沉细，治疗上在健脾化湿的同时，加用玉屏风散、补肺汤等。

病案七

患者：张某，男，66岁，已婚。

初诊：2021年1月3日。

主诉：反复发作腹泻1年，复发2天。

病史：患者于1年前无明显诱因出现腹泻，稀大便，发作性腹部隐痛，在外购买小檗碱及肠炎宁口服，症状可缓解，稍饮食不慎或受凉后易复发，严重时服用蒙脱石散止泻。2天前患者无明显诱因出现腹泻，稀大便，每天3～5次，体倦乏力。患者为求进一步治疗，故来医院门诊就诊。现主症为腹泻，稀大便每天3～5次，食欲差，腹胀肠鸣，食后胀甚，易疲倦，少气乏力，舌质淡，苔白腻，脉缓弱。患者既往体健，否认肝炎、结核、伤寒等传染病史，否认手术、外伤、输血史否认新型冠状病毒感染史、新型冠状病毒感染患者接触史及疫区旅行史，预防接种史不详。体温36.5 ℃，脉搏82次/分，呼吸18次/分，血压19.7/12.3 kPa（148/92 mmHg）。发育正常，营养中等，自动体位，查体合作，全身皮肤无黄染及出血点，未触及浅表淋巴结肿大，巩膜无黄染，咽部无充血，双侧扁桃体不大，气管居中，甲状腺不大，双肺呼吸音清，未闻及明显干湿啰音及哮鸣音，腹平软，下腹轻压痛，无反跳痛及肌紧张，未触及包块，肝脾未触及，脊柱、四肢及神经系统未见异常。心电图检查提示窦性心律，血常规与便常规检查无明显异常，电子肠镜检查提示未见明显异常。

中医诊断：脾胃气虚。

西医诊断：肠易激综合征。

治法：益气健脾，化湿和中。

方药：参苓白术散加减。党参 10 g，茯苓 18 g，白术 10 g，白扁豆 15 g，陈皮 10 g，山药 20 g，薏苡仁 30 g，芦根 15 g，防风 10 g，白芍 18 g，益智仁 15 g，煅牡蛎 30 g，炙甘草 6 g。7 剂，水煎服，每天 1 剂，文火煎煮 3 次，每次 40 分钟，共取汁 400 mL，早、中、晚饭前半小时温服。

二诊：2021 年 1 月 11 日患者诉服药后腹泻好转，稀大便，每天 2～3 次，食欲好转，腹胀肠鸣，食后胀甚，易疲倦，少气乏力，舌质淡，苔白腻，脉缓弱。

方药：继续前方减去芦根，加郁金 15 g 以行气解郁，车前子 18 g 以利水止泻。党参 10 g，茯苓 18 g，白术 10 g，白扁豆 15 g，陈皮 10 g，山药 20 g，薏苡仁 30 g，防风 10 g，白芍 18 g，益智仁 15 g，煅牡蛎 30 g，郁金 15 g，车前子 18 g，炙甘草 6 g。7 剂，水煎服，每天 1 剂，文火煎煮 3 次，每次 40 分钟，共取汁 400 mL，早、中、晚饭前半小时温服。

三诊：2021 年 1 月 17 日患者诉服药后腹泻好转，稀大便，每天 1～2 次，食欲、腹胀肠鸣、食后胀甚、易疲倦、少气乏力好转，舌质淡，苔白腻，脉缓弱。

方药：继续前方，7 剂。

按语：患者泄泻反复发作时间长，脾虚气虚，故治疗重在调理脾，对于久泻脾弱失运，湿恋不除者，治此若徒补气健脾则壅滞气机，徒渗利水湿则脾气益伤。必补气与理气相合，组成调理脾胃法，脾补不碍邪，利不伤正，而达脾运复健，湿化气畅之图。根据虚实之主次，寒热之偏盛，以及有无兼夹之邪，灵活变通，偏虚者以补为主，偏实者以理气渗利为主，偏寒者配温中，偏热者伍清化，扶食者合消导，挟痰者佐涤痰等。本方以四君子汤益气健脾升清为主，白扁豆、山药、薏苡仁，既能助四君健脾，又能渗湿降浊；砂仁、陈皮理气行滞，兼制参、术、草呆滞之性，使其补而不滞；白芍养阴，酸收止泻，防风胜湿止泻，益智仁温脾止泻，煅牡蛎收敛止泻。全方化湿与健脾并用，重在健脾，脾运湿自化；升清与降浊并举，以升清为主，脾清升浊自降。实含"欲降先升"之义。防风轻用，轻则升腾，兼寓"风药胜湿"之能；若重用则发散走表，反伤正气。脾胃阳虚者，加干姜、桂枝以温中扶阳；若肾阳亦虚，则以附子理中汤加味治之；中气下陷者，宜补中益气汤加羌活、葛根以补中益气，升清举陷，并可加诃子、肉豆蔻涩肠固脱，以防气陷太过，滑脱不止；湿邪偏盛者，加苍术、厚朴、重用茯苓、薏苡仁；饮食停滞者，加神曲、麦芽、焦山楂、枳壳，消食和胃；湿郁化热者，合香连丸，以辛开苦降，两解湿热。疾病三分治疗，七分调养，治疗泄泻疾病尤其是如此。患者宜安静休息，不宜过劳及多虑多思，或暴怒抑郁。避免风寒暑湿，尤其不可受凉，注意保暖，必要时热敷腹部，如艾灸神阙穴最好。饮食宜吃富有营养之清淡软食，谷类可吃薏苡仁粥、粟米粥、山药粥、白扁豆粥等，蔬菜宜吃生姜、大蒜等，饮食当忌黏滑油腻以及硬固不易消化之物，虚寒患者忌食生冷水果。如此配合才能达到提高疗效，恢复健康的目的。

病案八

患者：颜某，男，68岁，已婚。

初诊：2020年4月7日。

主诉：反复发作腹泻1年。

病史：患者于1年前无明显诱因出现腹泻，黎明之前脐腹隐痛，后马上肠鸣作泻，泻下清稀或完谷不化，泻后则安，腹部畏寒，喜暖喜按，纳差，倦怠乏力，形寒肢冷，腰膝酸软，在医院就诊，行肠镜检查提示结肠息肉，内镜下切除后，症状无缓解，门诊予益生菌等口服，症状仍无改善。患者为求进一步治疗，故来医院门诊就诊。现主症为久泻不止，黎明之前脐腹隐痛，旋即肠鸣作泻，泻下清稀或完谷不化，泻后则安，腹部畏寒，喜暖喜按，脘闷纳差，倦怠乏力，形寒肢冷，腰膝酸软，舌淡苔白，脉沉细无力。患者既往体健，否认肝炎、结核、伤寒等传染病史，有结肠息肉切除史，否认外伤、输血史否认新型冠状病毒感染史、新型冠状病毒感染患者接触史及疫区旅行史，预防接种史不详。体温36.3 ℃，脉搏75次/分，呼吸18次/分，血压17.3/9.3 kPa（130/70 mmHg）。发育正常，营养中等，自动体位，查体合作，全身皮肤无黄染及出血点，未触及浅表淋巴结肿大，巩膜无黄染，咽部无充血，双侧扁桃体不大，气管居中，甲状腺不大，双肺呼吸音清，未闻及明显干湿啰音及哮鸣音，腹平软，下腹轻压痛，无反跳痛及肌紧张，未触及包块，肝脾未触及，脊柱、四肢及神经系统未见异常。血常规与便常规检查无明显异常，无痛肠镜检查提示结肠息肉（已切除）。

中医诊断：脾肾阳虚。

西医诊断：肠易激综合征。

治法：温肾健脾，涩肠止泻。

方药：四神丸合附子理中汤加减。补骨脂12 g，吴茱萸9 g，肉豆蔻12 g，五味子9 g，附子9 g，党参15 g，白术15 g，干姜9 g，乌药10 g，木香10 g，砂仁6 g（后下），白芍15 g，石榴皮10 g，炙甘草6 g。3剂，水煎服，每天1剂，文火煎煮3次，每次40分钟，共取汁400 mL，早、中、晚饭前半小时温服。

二诊：2020年4月21日患者诉黎明之前脐腹隐痛、腹泻好转，泻下清稀或完谷不化，泻后则安，腹部畏寒，喜暖喜按，脘闷纳差，倦怠乏力，形寒肢冷，腰膝酸软，舌淡苔白，脉沉细无力。

方药：继续前方，加煅牡蛎30g。补骨脂12 g，吴茱萸9 g，肉豆蔻12 g，五味子9 g，附子9 g，党参15 g，白术15 g，干姜9 g，乌药10 g，木香10 g，砂仁6 g（后下），白芍15 g，石榴皮10 g，煅牡蛎30 g，炙甘草6 g。5剂，水煎服，每天1剂，文火煎煮3次，每次40分钟，共取汁400 mL，早、中、晚饭前半小时温服。

三诊：2020年4月26日患者诉黎明之前脐腹隐痛、腹泻好转，发作次数减少，腹部畏寒好转，脘闷纳差好转，倦怠乏力好转，形寒肢冷好转，腰膝酸软好转，舌淡苔白，脉沉细。

方药：继续前方，加益智仁12 g。补骨脂12 g，吴茱萸9 g，肉豆蔻12 g，五味子9 g，附子9 g，党参15 g，白术15 g，干姜9 g，乌药10 g，木香10 g，砂仁6 g（后下），白芍15 g，石榴皮10 g，煅牡蛎30 g，炙甘草6 g，益智仁12 g。7剂，水煎服，每天1剂，文火煎煮3次，每次40分钟，共取汁400 mL，早、中、晚饭前半小时温服。

按语：泄泻发病日久，脾虚及肾或肾阳虚衰，脾阳失助，以致阴寒极盛，水谷不化。五更之时，当升之清阳反转为下降之势，故应时而泄。治当温肾健脾，涩肠止泻。四神丸中以补骨脂温补肾阳为主，吴茱萸温中祛寒，两味共用则温补脾肾之阳；五味子、肉豆蔻收涩止泻，兼能温补脾肾，合用附子理中汤，则温肾健脾之功更佳。寒凝气滞、腹中冷痛不休重者，可加用乌药、炮姜等以温阳散寒，行气止痛；平素脘闷纳呆、腹胀便溏者，可加用厚朴、茯苓、砂仁以燥湿健脾和中；年老体衰、腹部坠胀或脱肛者，可加用柴胡、升麻以升提阳气。泄泻中理脾是重要的治法，用于久泻脾弱失运，湿恋不除者，治此若徒补气健脾则壅滞气机，徒渗利水湿则脾气益伤。必补气与理气相合，组成调理脾胃法，脾补不碍邪，利不伤正，而达脾运复健，湿化气畅之图。根据虚实之主次，寒热之偏盛，以及有无兼夹之邪，灵活变通，偏虚者以补为主，偏实者以理气，渗利为主，偏寒者配温中，偏热者伍清化，扶食者合消导，挟痰者佐涤痰等。

　　经过多年的探索，体会到晨泻谓之"肾泻"者，一定见有肾阳虚的证候，如有畏寒冷，腰酸疼，脚软冷疼，阳痿不育，夜尿频多，舌质淡滑或胖，脉沉迟微弱等，虽不必悉具，但总有一些相应症状，然后运用温涩方法，才能见效。现在有些晨泻患者，阳虚的症状并不显著，而脾虚湿盛病情突出明显，如肢体困重，倦怠嗜卧，不耐劳作，动则气短，慢性泻，或轻或重，或作或止，反复不愈，一般腹痛不显著，或腹痛微鸣则泻，或者成为晨泻，每在清晨即肠鸣如雷，意欲如厕，泻后平安如常。舌苔薄白，脉见弦象或濡软，其病机为阳气下陷，中虚湿盛。

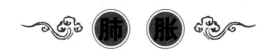

肺　胀

肺胀由多种慢性肺系疾病后期转归而成，以喘咳上气、胸闷胀满、心慌等为主症，病久可见面唇发绀、身肿，甚或昏迷、抽搐以至喘脱等危重证候。久病正虚，痰浊、水饮、血瘀互结于肺，气道壅塞，肺气胀满，不能敛降，发为肺胀。病位首先在肺，继则病及脾肾，后期影响心。病理性质多属标实本虚，虚实互为因果。治疗应祛邪扶正，标本兼顾。感邪时偏于邪实，急者祛邪治标为主，平时偏于正虚，缓者以扶正治本为主，常用祛邪宣肺、降气化痰、活血化瘀、补益肺气、健脾化痰、温阳行水、补肾纳气诸法灵活施治。本病由久病咳喘引起，预后较差。

一、病因病机

肺胀为久病肺虚，痰浊潴留，壅阻肺气，气之出纳失常，气还肺间，肺气胀满，每因六淫外邪乘袭，诱使本病发作或加剧。

（一）病因

1. 久病肺虚

内伤久咳、久喘、久哮、支饮、肺痨，迁延失治，痰浊潴留，壅阻肺气，气之出纳失常，日久气阴耗伤，成为发病基础。

2. 感受外邪

肺虚久病，卫外不固，六淫外邪（生物、气候、刺激性理化因子等）反复乘袭，诱使本病发作，病情呈进行性加重。

3. 痰夹血瘀

病久肺虚，内有郁结之痰，反复感邪，肺气郁闭，血行无力，痰瘀互结于肺，滞留于心，肺气失于敛降。

（二）病机

久病肺虚，痰浊潴留，壅阻肺气，气之出纳失常，气还肺间，肺气胀满。

1. 病位

病变首先在肺，继则影响脾、肾，后期病及于心。

2. 病理性质

病理性质多属标实本虚，虚实夹杂。但有偏实、偏虚的不同，且多以标实为急。感邪则偏于邪实，平时偏于本虚。早期由肺而及脾、肾，多属气虚、气阴两虚；晚期以肺、肾、心为主，气虚及阳或阴阳两虚，纯属阴虚者罕见。正虚与邪实每多互为因果，故虚实诸候常夹杂出现，每致愈发愈频，甚则持续不已。

3. 病理因素

痰浊、水饮、瘀血互为影响，相兼为病。

4. 病机转化

痰浊、水饮、瘀血三者可相互转化。痰浊久蕴，若痰从寒化则成饮；饮溢肌表则为水；痰浊久留，肺气郁滞，则心脉不畅而为瘀；瘀阻血脉，又可导致水饮内生，即"血不利则为水"。早期以痰浊为主，渐而痰瘀互见，终致痰、瘀、水错杂为患。

二、临床表现

肺胀的主要临床表现包括胸部膨满、胀闷如塞、喘咳上气、痰多、烦躁等，以喘、咳、痰、胀为特征。还可见患者心悸，面唇发绀，脘腹胀满，肢体浮肿，甚则喘脱，也可并发眩晕、鼓胀、癥积、神昏、谵语、惊厥、出血等症状。

三、辅助检查

（一）X线检查

X线检查可见胸廓扩张，肋间隙增宽，肋骨平行，活动减弱，横膈降低且变平，两肺野透亮度增加，肺血管纹理增粗、紊乱，右下肺动脉干扩张，右心室增大。

（二）心电图检查

心电图检查表现为右心室肥大的改变，电轴右偏，顺钟向转位，出现肺型P波等。

（三）血气分析检查

血气分析检查可见低氧血症或合并高碳酸血症。

（四）血常规检查

红细胞计数和血红蛋白水平升高，全血黏度和血浆黏度可增加，白细胞计数增高，中性粒细胞比例增加。后期可有肝功能、肾功能的改变，血清电解质紊乱。

四、辨证论治

（一）痰浊壅肺

1.症状

胸膺满闷，咳嗽痰多，色白黏腻或呈泡沫，短气喘息，稍劳即著，怕风汗多，脘痞纳少，倦怠乏力，舌黯，苔薄腻或浊腻，脉滑。

2.病机分析

痰浊内蕴，肺失宣降，肺虚脾弱。

3.治法

化痰降气，健脾益肺。

4.方药

三子养亲汤合苏子降气汤加减。前方降气快膈，祛痰消食，后方降气平喘，祛痰止咳。苏子、前胡、白芥子化痰降逆平喘；半夏、厚朴、陈皮燥湿化痰，行气降逆；白术、茯苓、甘草运脾和中。

痰多胸满，气喘难平者，加葶苈子、莱菔子；痰壅气喘减轻，倦怠乏力，纳差，便溏者，加党参、黄芪、砂仁、木香等；怕风易汗者，加玉屏风散。

（二）痰热郁肺

1.症状

咳逆喘息气粗，痰黄或白，黏稠难咳，胸满烦躁，目胀睛突，或发热汗出，或微恶寒，溲黄便干，口渴欲饮，舌质暗红，苔黄或黄腻，脉滑数。

2.病机分析

痰热壅肺，清肃失司，肺气上逆。

3.治法

清肺泄热，降逆平喘。

4. 方药

越婢加半夏汤或桑白皮汤加减。前方宣肺泄热，后方清肺化痰。麻黄宣肺平喘，黄芩、石膏、桑白皮清泄肺中郁热，杏仁、半夏、苏子化痰降气平喘。

痰热内盛，痰胶黏不易咳出者，加鱼腥草、金荞麦、瓜蒌皮、贝母、海蛤粉；痰热壅结，便秘腹满者，加大黄、玄明粉；痰鸣喘息，不能平卧者，加射干、葶苈子；痰热伤津，口干舌燥者，加天花粉、知母、麦冬；痰热阻气，兼夹瘀血者，加桃仁、赤芍、丹参、地龙。

（三）肺脾气虚

1. 症状

咳嗽或喘息、气短，动则加重；神疲、乏力或自汗，动则加重；恶风，易感冒；纳呆或食少；胃脘胀满或腹胀或便溏；舌体胖大或有齿痕，舌苔薄白或腻，脉沉细或沉缓或细弱。

2. 病机分析

肺病及脾，子盗母气，脾失健运，导致肺脾气虚。

3. 治法

补肺健脾，降气化痰。

4. 方药

六君子汤合玉屏风散加减。常用黄芪、防风、白术、陈皮、法半夏、党参、茯苓、炙甘草等。

（四）肺肾亏虚

1. 症状

呼吸浅短难续，咳声低怯，胸满短气，甚则张口抬肩，倚息不能平卧，咳嗽，痰如白沫，咳吐不利，心慌，形寒汗出，面色晦暗，舌淡或暗紫，苔白润，脉沉细无力。

2. 病机分析

肺肾两虚，气失摄纳。

3. 治法

补肺纳肾，降气平喘。

4. 方药

平喘固本汤合补肺汤加减。前方补肺纳肾，降气化痰，后方补肺益气。党参、黄芪、炙甘草补肺，冬虫夏草、熟地黄、胡桃肉、脐带益肾，五味子收敛肺气，灵磁石、沉香纳气归原，紫菀、款冬、苏子、半夏、橘红化痰降气。

肺虚有寒，怕冷，舌质淡者，加肉桂、干姜、细辛；阴伤，低热，舌红苔少者，加麦冬、玉竹、知母、生地黄；气虚瘀阻，面唇发绀明显者，加当归、丹参、苏木；出现面色苍白、冷汗淋漓、四肢厥冷、血压下降、脉微欲绝等喘脱危象者，急加参附汤送服蛤蚧粉或黑锡丹补气纳肾，回阳固脱，病情稳定后可常服皱肺丸。

五、中医外治法

（一）针刺疗法

取双侧太渊、双侧尺泽、关元、气海、足三里穴，或取大椎、双侧肺俞、定喘、膈俞、膏肓穴，针刺后再行隔姜灸。虚证用补法，热证用泻法，14 天为 1 个疗程。

（二）艾灸疗法

选穴命门、肾俞、气海、关元、神阙等穴，施以悬灸，以节气前后施灸效果更佳。

（三）穴位敷贴疗法

三伏和三九的前 3 日，取大椎、双侧肺俞、双侧风门、双侧脾俞、双侧肾俞、命门、太冲、丰隆、定喘、天突、足三里、腰阳关、膻中、关元、气海、志室、天突等穴。白芥子、细辛、甘遂、延胡索，按 4 ∶ 4 ∶ 1 ∶ 1 的比例共研细末，用生姜汁和蜂蜜调成糊状，敷贴于穴位上。

（四）穴位热敷疗法

取白芥子、苏子、延胡索，炒热包好热敷于背部肺俞、心俞、肾俞穴，每次敷 15 ～ 20 分钟。

病案选录

病案一

患者：潘某，女，56 岁。

初诊：2023 年 3 月 21 日。

主诉：反复咳嗽、咳痰、气促 6 年余。

病史：咳嗽，咳白色泡沫痰，打喷嚏，气短，行动后喘息、胸部膨满、乏累不适，背心冷，恶寒无汗，无口干口苦，纳差，眠可，二便正常，舌淡，苔白腻，脉滑。患者既往患有慢性阻塞性肺疾病。

中医诊断：痰浊壅肺。

西医诊断：慢性阻塞性肺气肿。

治法：温肺散寒，降逆涤痰。此因患者感受风邪，风易犯肺，从口鼻、皮毛入侵，导致肺气宣降不利，上逆而为咳，升降失常则为喘。风寒束表，卫阳被遏，营阴郁滞，毛窍闭塞引起。肺气郁滞，脾失健运，津液不化，痰浊愈益潴留，困于中焦则纳差，舌淡，苔薄白腻，脉滑均为痰浊壅肺之象。

方药：小青龙汤加减。蜜麻黄10 g，桔梗12 g，炒苦杏仁12 g，姜厚朴12 g，鱼腥草30 g，细辛6 g，防风9 g，炙甘草6 g，五味子6 g，干姜9 g，射干12 g，法半夏12 g，黄芪18 g，麸炒白术10 g，白芍10 g，桂枝10 g。7剂，每天1剂，开水冲服300 mL，分早、中、晚饭后温服。嘱其饮食上要清淡可口，易消化，禁止食用辛辣刺激、煎炸等食物，忌食生冷食物。

二诊：2023年3月31日，咳嗽，咳白色泡沫痰、气短较前缓解，行动后喘息、胸部膨满、乏累不适明显好转，无汗，双下眼睑浮肿，无口干苦，纳一般，眠可，二便正常，舌淡，苔薄白腻，脉滑。患者对其主症治疗效果还比较满意，但复诊时出现双下眼睑浮肿，此为脾虚不能运化水液所致。

方药：主拟前方合二陈汤加减以温肺化饮，理气健脾。蜜麻黄10 g，桔梗15 g，炒苦杏仁12 g，法半夏12 g，陈皮12 g，细辛9 g，五味子6 g，干姜9 g，射干12 g，茯苓10 g，黄芪15 g，麸炒白术10 g，防风9 g，桂枝10 g，白芍10 g，炙甘草6 g。7剂，每天1剂，开水冲服300 mL，分早、中、晚饭后温服。

按语：患者初诊时主症为咳嗽、咳白色泡沫痰，背心冷，恶寒无汗，此为内有水气而表不解。水气不除，肺气郁滞，营卫不通，虽发表何由得汗？故选用小青龙汤加减，方中麻黄、桂枝解其表，必以细辛、干姜等辛燥之品，散其胸中之水，使之随汗而出，即《黄帝内经》之开鬼门也。二诊患者咳嗽、咳痰、气喘等虽有好转，但出现双下眼睑浮肿，五轮学说提出"上下眼睑属脾，称肉轮"，此因体内水饮，饮溢肌肤，故在前方的基础上合用二陈汤以健脾渗湿，温化痰饮。

病案二

患者：杨某，男，66岁。

初诊：2023年2月12日。

主诉：反复喘息、气促12年，伴咳嗽、咳痰7年。

病史：喘急气逆，动则加剧，鼻煽，胸部膨满，胸闷心悸，伴有咳嗽咳痰，痰多色白，有泡沫，晨起尤甚，倦怠乏力，舌润而胖，苔白腻，有齿痕，脉细滑，眠差纳可，便溏，小便可。

中医诊断：痰浊壅肺。

西医诊断：慢性支气管炎。

治法：健脾益肺，降气平喘。肺胀的病机是为本虚标实，以痰浊阻肺为标，以肺脾气虚为本。脾为生痰之源，肺为贮痰之器，肺虚脾弱而痰浊内生，痰阻气机，肺失宣降，故咳嗽，痰多色白。肺虚失于敛降，气还肺间故胸部膨满，脾不升清故见便溏。舌质胖，苔白腻，脉细滑为脾肺气虚，痰浊内阻之象。

方药：苏子降气汤合葶苈大枣泻肺汤加减。紫苏子15 g，半夏15 g，当归10 g，前胡12 g，厚朴12 g，肉桂6 g，炙甘草5 g，生姜9 g，大枣15 g，葶苈子10 g，杏仁12 g，旋覆花10 g，山药10 g，白果10 g。7剂，每天1剂，水煎服300 mL，分早、中、晚饭后温服。嘱其饮食上不宜食用肥甘厚味，生冷及甜食。

二诊：2023年2月19日患者诉咳嗽咳喘好转，胸闷胸满减轻，咳痰量仍多，为白色泡沫痰，倦怠乏力，纳差便溏，舌胖苔白腻，脉细滑。患者咳喘上气之症明显缓解，但痰浊阻滞症状仍重。

方药：除去葶苈大枣泻肺汤，加强化痰祛湿之功，方用苏子降气汤合二陈汤加减以降气平喘，化痰止咳。紫苏子15 g，半夏15 g，当归10 g，前胡12 g，厚朴12 g，肉桂6 g，炙甘草5 g，生姜9 g，大枣15 g，天南星12 g，陈皮15 g，白芥子10 g，旋覆花10 g。7剂，每天1剂，水煎服300 mL，分早、中、晚饭后温。

三诊：2023年3月5日患者诉偶有咳喘，胸满不甚，痰少色白，微恶风寒，倦怠乏力，食少便溏，舌淡胖，脉弱。患者主要症状已基本好转，恶风乏力，食少便溏乃脾肺气虚之证，患者为老年男性，肾气本衰。

方药：肺汤合六君子汤加强健脾益肺之功，扶正祛邪以巩固疗效。人参 18 g，白术 15 g，茯苓 15 g，炙甘草 9 g，黄芪 25 g，五味子 12 g，紫菀 12 g，桑白皮 15 g，熟地黄 9 g，紫苏子 12 g，生姜 9 g，大枣 9 g，陈皮 12 g，半夏 12 g。

按语：患者初诊时以咳喘上气，胸满痰多为主症。《诸病源候论》曾云：肺虚为微寒所伤，则咳嗽。嗽则气还于肺间，则肺胀；肺胀则气逆。而肺本虚，气为不足，复为邪所乘，壅痞不能宣畅，故咳逆短气也。此为脾肺气虚而致痰浊阻肺，故以紫苏子为君，温而不燥，善降上逆之肺气，消壅滞之痰涎；半夏燥湿化痰，厚朴降逆平喘，前胡降气祛痰，当归既能止咳逆上气，又能养血补虚以助肉桂温补下元；生姜/大枣调和脾胃，甘草调和诸药。加用葶苈子/白果/杏仁以增强泻肺平喘之功，佐以旋覆花降气化痰，山药健脾益气，整方以降气平喘为主，健脾化痰为辅。

二诊时患者咳喘减轻，故除去葶苈大枣泻肺汤，但痰量未减，张元素曰："湿在脾经，谓之湿痰。湿在肺经，谓之气痰。宜随证而治之。咳而无痰者，以辛甘润其肺。咳而嗽者，治痰为先，故以南星、半夏胜其痰，而嗽自愈；枳壳、陈皮利其气，而痰自下。"故加用半夏、天南星、白芥子降气化痰，陈皮理气健脾。三诊时患者几近痊愈，但素体本虚，易受外邪而引动宿饮导致复发。故此阶段以固护脾气肺气为主，昔贤云："脾为生痰之源，肺为贮痰之器。夫痰乃湿气而生，湿由脾弱而起。盖脾为太阴湿土，得温则健，一被寒湿所侵，遂困顿矣，脾既困顿，焉能掌运用之权衡，则水谷之精微，悉变为痰。痰气上袭于肺，肺与大肠相为表里，其大肠固者，肺经自病，而为痰嗽；其不固者，则肺病移于大肠，而成痰泻矣。"治病必求于本，以人参甘温，能大补脾胃之气；白术健脾燥湿，与人参相须为用；茯苓健脾利湿，与白术加强健脾之功；陈皮/半夏理气化痰；重用黄芪大补肺气；五味子收敛肺气；熟地黄滋肾填精，紫菀/桑白皮消痰止咳平喘，又可防止滋腻碍胃；生姜/大枣固护脾胃，两方相合，肺脾同补，此为妙用。

病案三

患者：侯某，男，65 岁。

初诊：2023 年 3 月 28 日。

主诉：反复咳嗽、咳痰、气喘 1 余年。

病史：咳嗽气喘 1 余年，痰白黏稠偶带黑色，胸闷，动则累，口干不苦，大便偶溏，小便黄，纳可，眠差，不易入睡，舌淡红苔黄腻，脉弦滑有力。

中医诊断：痰热郁肺。

西医诊断：慢性支气管炎。

治法：止咳平喘，降气化痰。此因饮食不节，过食生冷、肥甘或因嗜酒伤中，脾失健运，水谷不归正化，聚湿生痰，痰郁化热，壅滞于肺，肺中痰热阻塞则咳嗽气喘、胸闷短气，热灼痰邪，则其黏稠，热伤津液则口干，热夹湿邪下注则大便溏、小便黄，痰热实邪阻阴阳相交，则阳不入阴而眠差难以入睡，苔黄腻，脉弦滑有力亦为痰热之象。

方药：平喘汤加减。蜜麻黄 10 g，桔梗 12 g，蜜紫菀 15 g，炒苦杏仁 12 g，麸炒枳壳 15 g，芦根 30 g，法半夏 12 g，陈皮 12 g，射干 12 g，姜厚朴 12 g，炒紫苏子 12 g，炒白扁豆 12 g，甘草 6 g。7 剂，每天 1 剂，水煎服 300 mL，分早、中、晚饭后温服。嘱其饮食清淡，情志调畅，禁止食用辛辣刺激、油炸甜腻类食物，忌食滋腻温补食物，如鸡肉、牛羊等。

二诊：2023 年 3 月 8 日，咳嗽气喘好转，痰白量较前减少，多动则累，胸闷较前好转，无口干苦，大便时溏，小便频量少，小便痛，舌淡红苔白腻，脉弦滑。患者服用中药 1 周后主症好转，治疗效果较为满意，现症为湿热下注，下焦湿热导致小便频且痛，为进一步治疗其咳喘之症。

方药：予平喘汤加减以降气平喘，止咳化痰，且加用车前草、鱼腥草以利下焦湿热、清热利尿通淋。麻黄 10 g，桔梗 12 g，蜜紫菀 15 g，炒苦杏仁 12 g，麸炒枳壳 15 g，车前草 30 g，法半夏 12 g，陈皮 12 g，姜厚朴 12 g，炒紫苏子 12 g，炒白扁豆 12 g，鱼腥草 30 g，甘草 6 g。7 剂，每天 1 剂，水煎服 300 mL，分早、中、晚饭后温服。

按语：《素问》云"诸气膹郁，皆属于肺""诸痿喘呕，皆属于上""诸逆冲上，皆属于火"。因本病是火热痰饮为本，风寒水气为标。由于痰饮与火热内伏于中上二焦，再经外感风寒水湿，使热邪火气不得外散，火性炎上，转挟痰饮上冲而致。治宜升散、降逆、泄热并用。本方以麻黄、桔梗之辛温宣散，升提开发以散寒宣肺；再加杏仁、枳壳、法半夏、厚朴、紫菀射干、紫苏子之降逆，敛肺，化痰，下气；加芦根、白扁豆以清化痰热，淡渗利湿；合甘草之甘温补益脾胃，润肺和中。本方升中有降，散中有收，温中有清，泻中有补，故能收到止咳定喘，降气化痰，散寒清热，利湿行水，敛肺安胃之功，故用之其效颇著。

病案四

患者：朱某，男，59 岁。

初诊：2023 年 3 月 5 日。

主诉：反复咳嗽、咳痰、气促 7 余年。

病史：咳嗽，喘息气粗，胸闷，呼出为快，咳黄黏痰，情绪急躁，左侧胸部牵扯性隐痛，口干口苦，纳可，眠差，大便干燥，小便偏黄，舌边尖红，苔黄腻，脉滑数。既往患有肺结节、慢性阻塞性肺疾病。

中医诊断：痰热郁肺。

西医诊断：慢性阻塞性肺气肿。

治法：清肺化痰，降逆平喘。肺胀病位在肺，肺为水之上源，具有通调水道功能。若肺气受损，则水液多积于肺脏不能通达全身，久则成痰成饮。肺主皮毛，若肺气不足，卫表防御外邪功能减弱，外邪易侵袭肺脏，从而引动体内伏痰，直至发病。若邪气久稽于肺脏，易化燥化热，与痰饮互结为痰热。痰饮夹热，壅积于肺脏，阻遏肺的正常宣发肃降，出现胸闷、喘促。肺为娇脏，若受痰热邪气阻扰，则出现咳嗽、咳黄黏痰。肺又与大肠互为表里，痰热郁肺则出现溲黄、大便干结。肺津不布，则烦躁口渴。舌边尖红，苔黄腻，脉滑数均为痰热郁肺之象。

方药：方拟桑白皮汤加减。桑白皮 15 g，法半夏 12 g，紫苏子 15 g，杏仁 12 g，土贝母 12 g，黄芩 15 g，黄连 12 g，栀子 8 g，鱼腥草 30 g，猫爪草 15 g，知母 12 g，麦冬 10 g，醋莪术 12 g，甘草 6 g，百合 15 g。7 剂，每天 1 剂，开水冲服 300 mL，分早、中、晚饭后温服。嘱其禁止食用辛辣刺激、煎炸等食物，保持心情舒畅，积极调整心态，多到户外散步。

二诊：2023 年 3 月 12 日，咳嗽好转，咳少量黄痰，左胸牵扯疼痛缓解，舌淡红，苔薄黄腻，脉滑。患者主症缓解，痰热本减，但未彻除，故治法同前。

方药：效不更方，桑白皮 15 g，法半夏 12 g，紫苏子 15 g，杏仁 12 g，土贝母 12 g，黄芩 15 g，黄连 12 g，栀子 8 g，鱼腥草 30 g，猫爪草 15 g，知母 12 g，麦冬 10 g，醋莪术 12 g，甘草 6 g，百合 15 g，射干 10 g，葶苈子 10 g。7 剂，每天 1 剂，开水冲服 300 mL，分早、中、晚饭后温服。

三诊：2023年4月2日，停药后近1月后，咳嗽，少量黏痰，左胸阵发性隐痛，时有胸口紧闷，情绪烦躁，口干，纳可，眠差，盗汗，午后手脚心发热，舌红少津，舌下脉络粗大，脉细数。此乃肺阴受损，虚火内生，灼液成痰，胶固难出，故咳少量黏痰。阴液不足，上不能滋润咽喉则口燥咽干；虚热内炽，则午后手脚心发热；热扰营阴则盗汗；舌红少津，脉象细数，皆为阴虚内热之象。治以滋养肺阴，止咳祛痰。

方药：百合固金汤加减。生地黄25 g，熟地黄25 g，当归12 g，麦冬15 g，百合30 g，浙贝母15 g，白芍20 g，桔梗12 g，甘草8 g，玄参20 g，丹参20 g，北沙参20 g。7剂，每天1剂，开水冲服300 mL，分早、中、晚饭后温服。嘱患者忌食辛辣、香燥之品。

按语：本病多属积渐而成，病程缠绵，经常反复发作，难以根治。在本次病程过程中，初诊时为痰热郁肺，选用桑白皮汤以清肺化痰。方中桑白皮宣肺化痰，利气平喘，为君药；辅以黄芩、黄连、栀子清肺泻热；贝母、苏子、杏仁、半夏降气消痰，止咳平喘。口干又加以知母、麦冬以滋津液；患者既往肺结节病史，故又加猫爪草、鱼腥草以解毒散结。复诊时患者症状明显改善但因停止服用药物后出现证型的变化，由痰热郁肺证转变为肺阴亏虚证，其实质为病机的变化。在疾病诊疗的过程中，要注意同病异治的原则，因患者所处疾病的阶段不同因此治疗也有差异。这也是中医学理论体系最主要的特点之一，即"辨证论治"，临证者当审辨之。

病案五

患者：周某，男，57岁。

初诊：2023年2月28日。

主诉：反复胸闷、气短、咳痰8余年，自汗、乏力2年。

病史：现胸闷气短，痰多色黄清稀，喉中哮鸣，不能平卧，自汗，神倦乏力，胃脘隐痛，胃中灼热，反酸欲呕，无口干苦，大便稀溏，小便可，纳差不欲食，眠可，舌淡胖，苔薄白，脉滑力弱。患者既往患有慢性支气管炎、慢性胃炎多年。

中医诊断：肺脾气虚。

西医诊断：慢性支气管炎。

治法：补肺健脾，降气平喘。脾为生气之源，肺为主气之枢。久咳肺虚，肺失宣降，气不布津，水聚湿生，脾气受困，故脾因之失健；或饮食不节，损伤脾气，湿浊内生，脾不散精，肺亦因之虚损。久咳不止，肺气受损，故咳嗽气短胸闷而喘；气虚水津不布，聚湿生痰，则痰多，郁久则稍化热而色黄。脾运失健，则纳差，胃脘隐痛，湿盛化热则湿热导致胃脘烧灼感；湿浊下注，故大便稀溏。声低懒言，疲倦乏力，气短为气虚之象。舌淡胖，苔薄白，脉滑力弱，均为肺脾气虚之证。

方药：玉屏风散合六君子汤加减。白术 10 g，防风 12 g，黄芪 15 g，党参 12 g，杏仁 12 g，法半夏 12 g，陈皮 12 g，桔梗 12 g，甘草 6 g，蜜紫菀 30 g，香附 8 g，麻黄 6 g，茯苓 12 g。7 剂，每天 1 剂，水煎服 300 mL，分早、中、晚饭后温服。嘱其饮食清淡，情志调畅，禁止食用辛辣刺激、油炸甜腻类食物，忌食清热寒凉类食物，如水果、鸭肉等。

二诊：2023 年 3 月 7 日，既往慢性支气管炎、慢性胃炎病史。胸闷气短好转，痰减少，色黄清稀，喉中哮鸣好转，可稍平卧，仍自汗，胃脘隐痛及烧灼感好转，仍反酸欲呕，二便可，纳眠一般，舌淡胖，苔薄白，脉滑力弱。患者主症胸闷好转明显，自汗仍存在，目前仍表现为肺脾气虚，痰饮停肺。

方药：玉屏风散加六君子汤加减以补肺健脾，温化痰饮。白术 10 g，防风 12 g，黄芪 15 g，党参 12 g，杏仁 12 g，法半夏 12 g，陈皮 12 g，桔梗 12 g，甘草 6 g，香附 8 g，麻黄 6 g，茯苓 12 g，桂枝 10 g，白芥子 10 g。7 剂，每天 1 剂，水煎服 300 mL，分早、中、晚饭后温服。

按语：隋·巢元方《诸病源候论·咳逆短气候》认为肺胀的发病机理是由于"肺虚为微寒所伤则咳嗽，嗽则气还于肺间则肺胀，肺胀则气逆，而肺本虚，气为不足，复为邪所乘，壅否不能宣畅，故咳逆短气也。"表虚失固，营阴不能内守，津液外泄，则常自汗；肺气受损则虚弱，舌淡苔薄白，脉弱皆为气虚之象。故方中黄芪甘温，内补脾肺之气，外可固表止汗；白术健脾益气，助黄芪以加强益气固表之功；防风走表而散风邪，合黄芪、白术以益气祛邪。方中党参、白术、茯苓、甘草健脾益气，治疗脾气虚证，陈皮、半夏燥湿化痰，且茯苓、白术健脾利湿，更加麻黄、桔梗、杏仁宣降肺气，香附以行药物之滋腻，桂枝与白芥子共同温化胸中痰饮。《金匮要略》云："夫短气有微饮，当从小便去之"，故方中实则含有茯苓桂枝白术甘草汤以健脾渗湿，温化痰饮。此有关治病求本，临证者当审辨之。

病案六

患者：邓某，男，63岁。

初诊：2023年3月4日。

主诉：反复咳嗽、咳痰、喘累8年，加重伴乏力5年。

病史：咽痒咳嗽，气短，声低气怯，活动后喘累，胸部不适，咳黄黏痰，头昏，恶风怕冷，纳眠差，面白，口干，大便不成形，量少次多，小便调，舌质淡，苔薄白，脉细。既往患有慢性阻塞性肺气肿。

中医诊断：肺脾气虚。

西医诊断：慢性阻塞性肺气肿。

治法：补肺健脾，降气化痰。患者既往慢性阻塞性肺气肿，久病耗伤肺气，"肺者，气之本"，若肺气虚不仅会影响宗气的生成，还会影响一身之气的生成不足，故出现气短，声底等症。肺病及脾，子盗母气，脾失健运，导致肺脾气虚。"卫者，水谷之悍气也"，若脾胃受损，则卫气不固，温养功能减弱，易受风寒湿等邪气侵袭而出现恶风怕冷；卫气行于体内，人便入睡，若卫气循行异常则会导致眠差；肺为水之上源，若肺失宣降，水道不利，津液疏布失司，则聚水生痰，久则化热，故咳黄黏痰；痰阻于胸脘，津不上承故口干；脾主运化，胃主受纳，胃气虚弱则纳差食少；脾运不健，湿浊内生，则大便稀溏；舌淡，苔白，脉缓为肺脾气虚之象。

方药：六君子汤合玉屏风散加减。人参3 g，白术30 g，茯苓20 g，炙甘草6 g，姜厚朴15 g，法半夏15 g，陈皮12 g，炒苦杏仁12 g，黄芪30 g，防风12 g，紫苏叶6 g，麸炒枳壳15 g，蜜桑白皮15 g，桔梗15 g，芦根20 g，黄芩15 g，鱼腥草30 g，酸枣仁12 g，百合15 g，茯神20 g。5剂，每天1剂，开水冲服500 mL，分早、中、晚饭后温服。嘱患者勿食生冷、辛辣刺激性食物及肥甘厚味。

二诊：2023年3月11日，咳嗽咳痰、气短、喘累好转，头重昏蒙，欲呕，有原发性高血压病史1年，未规律服用降压药，监测血压22.7/16.0 kPa（170/120 mmHg），舌淡，苔薄腻，脉滑。患者初诊时未曾告知原发性高血压病史，但前症均有所缓解，目前表现为风痰上扰，治当化痰熄风，健脾祛湿。

方药：半夏白术天麻汤加减（此乃权宜之计）。法半夏15 g，白术30 g，天麻 9 g，茯苓 20 g，橘红 9 g，大枣 5 g，生姜 4 g，桔梗 15 g，炒苦杏仁 12 g，蜜紫菀 12 g，姜厚朴 15 g，炙甘草 6 g，陈皮 12 g，酸枣仁 12 g，百合 15 g，薏苡仁 30 g，钩藤 12 g，夜交藤 15 g。3 剂，每天 1 剂，开水冲服 500 mL，分早、中、晚饭后温服。

三诊：2023 年 3 月 15 日，患者诉已无头昏欲呕，轻微咳嗽，少痰，活动后喘累较前缓解，纳眠可，大便略已成型，小便调，舌质淡，苔薄白，脉缓。风痰上扰、卫气不固之象已无，但肺脾气虚之症状并未痊愈，治以益气健脾，渗湿，化痰。

方药：参苓白术散化裁。人参 3 g，白术 30 g，茯苓 20 g，炙甘草 6 g，姜厚朴 15 g，法半夏 15 g，陈皮 12 g，炒苦杏仁 12 g，大枣 6 g，山药 15 g，桔梗 12 g，薏苡仁 20 g，莲子 10 g，白扁豆 12 g，砂仁 6 g。5 剂，每天 1 剂，开水冲服 500 mL，分早、中、晚饭后温服。

按语：针对患者病证中标本主次的不同，要采取"急则治其标，缓则治其本，标本兼治"的法则。从疾病来讲，初诊主症为旧病、原发病为本，复诊患者头晕欲呕则为继发症状，为标。且初复诊时，导致患者不同症状的主要病理性产物为"痰"。《丹溪心法》曾强调"无痰则不作眩"更加证实了这一想法。总之，病证之变化有轻重缓急、先后主次的不同，临证者当审辨之。

病案七

患者：胡某，男，59 岁。

初诊：2023 年 3 月 29 日。

主诉：反复咳嗽、喘息、气短 9 年。

病史：患者咽痒咳嗽，咳声低沉，乏力懒言，咳大量白色泡沫痰，喘息气促，胸部紧闷，眼眵多，多汗，纳眠差，无口干口苦，大便溏，小便正常，舌淡有齿痕，苔白，脉缓。既往慢性咽炎病史。

中医诊断：肺脾气虚。

西医诊断：慢性支气管炎。

治法：补肺健脾，降气化痰。患者久病导致肺气虚弱，肺病及脾，子盗母气，脾失健运，导致肺脾气虚。脾为生痰之源，肺为贮痰之器。脾主运化水液，为制水之脏，脾失健运，水湿内生，凝聚成痰，痰湿内蕴凝结为痰块，上贮于肺，肺气不利，则咳喘不止；久病气虚，阴阳失调，腠理不固，营卫失和，故多汗；脾主运化，胃主受纳，胃气虚弱则纳差食少；脾运不健，湿浊内生，则大便稀溏；舌淡有齿痕，苔白，脉缓为脾气亏虚之象。

方药：六君子汤合玉屏风散加减。党参 30 g，桔梗 15 g，白术 30 g，蜜紫菀 12 g，姜厚朴 15 g，法半夏 15 g，陈皮 12 g，茯苓 20 g，黄芪 30 g，蜜百部 15 g，紫苏叶 6 g，麸炒枳壳 15 g，蜜枇杷叶 15 g，炙甘草 6 g，防风 12 g，茯神 20 g，酸枣仁 12 g，百合 15 g。5 剂，每天 1 剂，开水冲服 500 mL，分早、中、晚饭后温服。嘱患者勿食生冷、肥甘厚味。

二诊：2021 年 4 月 22 日，咳嗽、咳痰、喘累均有所好转，胸部紧闷感较前减轻，少汗，纳一般，眠一般，无口干口苦，大便溏，小便正常，舌淡有齿痕，苔白，脉缓。患者纳差改善，但大便稀溏，考虑痰湿困脾。

方药：前方加杏仁、薏苡仁以加强温化除湿之功。党参 30 g，桔梗 15 g，炒苦杏仁 12 g，蜜紫菀 12 g，姜厚朴 15 g，法半夏 15 g，陈皮 12 g，茯苓 20 g，黄芪 30 g，蜜百部 15 g，紫苏叶 6 g，麸炒枳壳 15 g，蜜枇杷叶 15 g，炙甘草 6 g，防风 12 g，白术 30 g，酸枣仁 12 g，百合 15 g，茯神 20 g，薏苡仁 30 g。5 剂，每天 1 剂，开水冲服 500 mL，分早、中、晚饭后温服。

按语：肺为生气之枢，脾为生气之源。此证由肺病及脾，导致脾气受损，使其受纳与运化无力。《灵枢》谓："人受气于谷，谷入于胃，以传于肺，五脏六腑皆以受气"。由此看来，脾气亏虚，又会母病及子，使肺气更加亏损，故选择六君子汤合玉屏风散加减，其中白术、茯苓、甘草从容和缓，补中宫土气，达于上下四旁，加以陈皮，行滞进食，再加半夏，增加除痰宽胀之功，黄芪又可大补肺脾之气，外可固表止汗，白术益气健脾，培土生金，助黄芪以实卫，《本草纲目》言："黄芪得防风而功愈大"，故再佐以辛润之防风以固表不留邪。

病案八

患者：张某，女，79 岁。

初诊：2021 年 4 月 13 日。

主诉：反复咳嗽、咳痰、胸闷 15 年，加重伴双下肢水肿 7 年。

病史：呼吸浅短，深吸为快，咳嗽，咳少量白色泡沫痰，心慌，胸部紧闷，疲倦乏力，纳可，眠一般，耳鸣，下肢水肿，膝盖酸软无力，夜尿频，大便正常，舌淡，苔白润，脉沉细无力。患者既往患有慢性支气管炎、冠心病。

中医诊断：肺肾亏虚。

西医诊断：慢性肺源性心脏病。

治法：补肺纳肾，降气平喘。患者患病多年，年老体虚，肺肾具不足，肺为气之主，肾为气之根，肺伤及肾，肾气衰惫，摄纳无权，则呼吸浅短，深吸为快。肾主耳，肾气亏虚则诱发耳鸣。肾主水，肾阳衰微，则气不化水，水邪泛溢则下肢水肿、夜尿频，水凌心肺则又心慌、喘咳。肾在体合骨，肾气亏虚，难以推动、调控肾精充养骨骼，故出现膝盖酸软无力。舌淡，苔白润，脉沉细无力均为肺肾亏虚之象。

方药：平喘固本汤合补肺汤加减。党参 15 g，黄芪 15 g，磁石 15 g（先煎），法半夏 12 g，蜜款冬花 15 g，蜜紫菀 15 g，陈皮 15 g，紫苏子 15 g，熟地黄 15 g，沉香 3 g，炙甘草 6 g，沙参 15 g，菟丝子 15 g，肉桂 3 g，人参 3 g，五味子 6 g，桑白皮 9 g，茯苓 15 g。7 剂，每天 1 剂，水煎 400 mL，分早、中、晚饭后温服。嘱患者清淡、低盐饮食。

二诊：2021 年 4 月 22 日，呼吸浅短明显好转，咳嗽，少痰，心慌、胸部紧闷感减轻，惊恐，纳可，眠差，耳鸣发作次数降低，下肢轻度水肿，膝盖酸软，夜尿频，大便正常，舌淡，苔白润，脉沉细。患者前症均有所减轻，但初诊后因家事出现情志惊恐，眠差，前症肾气稍有恢复，现又惊恐，过度惊恐伤其肾气，嘱患者不要过度忧虑惊恐。

方药：守方加龙骨、牡蛎、酸枣仁以安其神。党参 15 g，黄芪 15 g，磁石 15 g（先煎），法半夏 12 g，蜜款冬花 15 g，蜜紫菀 15 g，陈皮 15 g，紫苏子 15 g，熟地黄 15 g，沉香 3 g，炙甘草 6 g，沙参 15 g，菟丝子 15 g，肉桂 3 g，人参 3 g，五味子 6 g，桑白皮 9 g，龙骨 15g（先煎），牡蛎 15g（先煎），酸枣仁 15 g，合欢皮 30 g。7 剂，每天 1 剂，水煎 400 mL，分早、中、晚饭后温服。

三诊：2021 年 5 月 8 日，患者服上方 7 剂后感觉好转，又自行照原方继服 7 剂。现呼吸较为正常，胸部紧闷感消失，睡眠较前改善，舌淡，苔白润，脉沉。效不更法，并加强补肾纳气之力，配合养心安神之品，调节情志。嘱患者树立信心，正确对待病情。

方药：效不更方，继服 7 剂。7 剂，每天 1 剂，水煎 400 mL，分早、中、晚饭后温服。

按语：此证初以补肺纳肾，降气平喘之法缓解其症状，二诊乃惊恐之邪作祟。《医学衷中参西录》曰："主惊恚怒气者，因惊则由于胆，怒则由于肝"，故加以镇静安神之品，略有小效，其中牡蛎咸寒属水，以水滋木，则肝胆自得其养。且其性善收敛有保合之力，则胆得其助而惊恐自除。除此之外，龙骨、牡蛎同用又为治痰之神品，巩固前效，祛除顽痰。但内伤七情，仅靠药物难以痊愈，需患者与家属及时疏导沟通，有利于病情的好转。

病案九

患者：张某，男，55 岁。

初诊：2023 年 2 月 13 日。

主诉：反复咳嗽、喘促、咳痰 7 余年。

病史：现咳嗽喘息，胸闷呼吸不畅，动则喘甚，不能平卧，咳痰量多，色白如泡沫，心悸，汗出，肢冷，面色偏晦暗，咽喉不利，纳眠差，大便溏，小便清，无口干苦，舌质淡苔白润，脉沉。既往吸烟史，慢性阻塞性肺气肿病史。

中医诊断：肺肾亏虚。

西医诊断：慢性阻塞性肺气肿。

治法：补肺益肾，纳气平喘。肺虚不主气，肾虚不纳气，故咳嗽喘息，胸闷呼吸不畅，不能平卧。动则气耗，气虚更甚，故动则喘甚。肾虚水泛，故咳痰白色如沫。肺病及心，心气虚，故见心悸。肺气虚，卫外不固，故易汗出。肾阳虚弱则肢冷、小便清长。气虚不能助心行血脉，故面色晦暗，纳眠差、大便溏、舌淡、苔白润、脉沉均为气虚之象。

方药：方拟平喘固本汤加减。党参 20 g，黄芪 15 g，五味子 7 g，冬虫夏草 8 g，紫苏子 15 g，款冬花 12 g，法半夏 12 g，陈皮 10 g，沉香 6 g，红花 2 g，丹参 6 g，炮附子 4 g，肉桂 4 g。7 剂，每天 1 剂，水煎服 300 mL，分早、中、晚饭后温服。嘱其饮食清淡，注意休息，情志调畅，禁止食用辛辣刺激、油炸甜腻类食物，忌食生冷食物。

二诊：2023 年 2 月 21 日，既往吸烟史，慢性阻塞性肺气肿病史。现咳嗽喘息，胸闷呼吸不畅好转，多动则喘甚，不能平卧，咳痰量少，色白如泡沫，心悸，汗出减少，面色偏晦暗，咽喉可，纳眠差，大便偏干，小便清长，无口干苦，舌质淡苔白润，脉沉。患者主症逐渐好转，但前症未愈，仍需继续治疗，其辨证正确，患者自觉疗效明显。

方药：平喘固本汤加减以补肺益肾，纳气平喘。党参 20 g，黄芪 12 g，五味子 7 g，冬虫夏草 8 g，紫苏子 15 g，款冬花 12 g，法半夏 12 g，陈皮 10 g，沉香 6 g，红花 2 g，丹参 6 g，炮附子 2 g，肉桂 2 g。7 剂，每天 1 剂，水煎服 300 mL，分早、中、晚饭后温服。嘱其饮食清淡，注意休息，情志调畅，禁止食用辛辣刺激、油炸甜腻类食物，忌食生冷食物。

三诊：2023 年 2 月 28 日，既往吸烟史，慢性阻塞性肺气肿病史。现咳嗽喘息，胸闷呼吸不畅明显好转，可适当活动而不喘累，可正常平卧，咳痰量少，色白如泡沫，无心悸，无汗出，面色偏晦暗，咽喉可，纳眠一般，大便可，小便清长，无口干苦，舌质淡苔白润，脉沉。患者主症进一步好转，患者对疗效较为满意，但前症未愈，仍需继续治疗，其辨证正确。

方药：拟前方平喘固本汤加减以补肺益肾，纳气平喘。党参 20 g，黄芪 12 g，五味子 7 g，冬虫夏草 8 g，紫苏子 15 g，款冬花 12 g，法半夏 12 g，陈皮 10 g，沉香 6 g，红花 2 g，丹参 6 g，炮附子 2 g，肉桂 2 g，当归 10 g，酒苁蓉 8 g，锁阳 8 g。

按语：肺胀病位在肺，与脾肾心密切相关。《黄帝内经》曰："邪之所凑，其气必虚。肺胀主要以肺、脾、肾亏虚为主"。《难经·四十九难》曰："形寒饮冷则伤肺"。患者初诊辨证为肺肾亏虚，多因平素喜食生冷，又吸烟伤肺，久而形成肺肾亏虚。《类证治裁·喘证》曰："肺为气之主，肾为气之根"。肺不主气，肾不纳气则喘；肾阳不足致肾主水功能失职，又可影响肺主治节。《医贯·痰论》曰："痰之本水也。原于肾"，故曰肾为生痰之本。肺脾肾三脏与痰湿的生成密切相关。《血证论》曰："血病不离乎水"，水聚为痰，气血不畅，瘀血内生。则患者出现面色晦暗甚或舌质紫暗等，痰瘀既是疾病过程中的病理产物，同时也是致病因素。痰瘀互为因果，胶结难祛，贯穿肺胀病始终。

肺胀患者多为中老年人，年高阳气不足，久病多虚多瘀，肺胀是本虚标实之病，"虚"常责之以肺肾阳虚，"标"为痰瘀深伏痹阻肺络。故方用平喘固本汤，方中党参、黄芪补益肺气，沉香、冬虫夏草、五味子补肾纳气，且金水相生，紫苏子、半夏、款冬花、陈皮降气化痰，更加少量红花和丹参以行其肺肾亏虚所致之瘀滞，改善其面色，加炮附子、肉桂以温肾助阳，改善其小便清长和肢冷之症。复诊时阳气来复，患者出现大便干结，或为补肺益肾之药温补所致，故减少黄芪、炮附子、肉桂的用量，其余继续予以前方。再次复诊时患者大部分主症已好转，为活血补血则加用当归，但再次述小便清长，故加酒苁蓉、锁阳以补益肾阳，针对其小便。

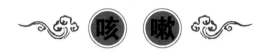

咳　嗽

咳嗽是肺系疾病中的一个主要病证，有外感、内伤之分。外感咳嗽为六淫外邪犯肺，有风寒、风热、风燥等的不同；内伤咳嗽为脏腑功能失调，累及于肺或肺脏自病所致，有痰湿、痰热、肝火、肺虚等的区别。其共同病机为肺失宣降，肺气上逆，发为咳嗽。病位在肺，涉及肝、脾、肾等脏腑。辨证重在辨清外感、内伤，外感新病多属邪实，治当祛邪宣肺，肺气宣通，其咳自止，忌用收涩敛邪之品；内伤久咳多属邪实正虚，治当祛邪止咳、扶正补虚，分清虚实主次处理，禁用宣散伤正之剂。咳嗽的治疗，除直接治肺外，还应注意治脾、治肝、治肾等整体疗法，不能单纯见咳止咳。正确的调护，如预防感冒、戒烟等对巩固疗效、预防复发等有重要意义。

一、病因病机

（一）病因

1. 外邪袭肺

六淫之邪，侵袭肺系。常以风为先导，根据四时主气的不同，所兼邪气不同，或夹寒，或夹热，或夹燥，表现为风寒、风热、风燥相合为病。其中"六气皆令人咳，风寒为主"，《河间六书·咳嗽论》："寒、暑、湿、燥、风、火六气，皆令人咳。"另外，起居不慎，寒温失宜，过度疲劳，卫外功能减退、失调，易感外邪。

2. 内邪干肺

脏腑功能失调，病及于肺，引起咳嗽。

（1）他脏病及肺：①嗜好烟酒，熏灼肺胃；过食辛辣肥甘炙煿，酿生痰热；饮食不节，过度劳倦，损伤脾胃，脾失健运，痰湿内生，上渍于肺，此即"脾为生痰之源，肺为贮痰之器"之意。②情志过激，郁怒伤肝，肝失条达，气郁化火，循经上犯于肺而致咳嗽。③先天禀赋不足，或房劳过度，使肾阴下亏，虚火上灼于肺，或损伤肾阳，致肾阳虚衰，不能蒸腾气化水液，水饮内停，上犯于肺；或心的功能失常，心血瘀阻，心病及肺。

上述原因均能致脏腑功能失调，累及于肺。肺失宣肃，气逆于上而作咳嗽，正是"五脏六腑皆令人咳，非独肺也"之理。但必须指出，无论何脏腑有病，最终必须影响到肺的宣肃功能，咳嗽才能发生，正如《医学三字经》所言："咳嗽不止于肺，而亦不离乎肺也"。

（2）肺脏自病：①肺脏的多种疾病迁延不愈，损伤肺气，灼伤肺阴，肺失宣降，肺气上逆而咳嗽。②长期吸烟，损伤肺气，灼伤肺阴，肺气上逆致咳嗽。

（二）病机

邪犯于肺，肺气上逆。

1. 病位

咳嗽病变主脏在肺，涉及肝、脾，久则及肾。

2. 病理性质

外感咳嗽属于邪实，有风寒袭肺、风热犯肺、风燥伤肺之分，且可发生演变转化，如风寒化热、风热灼津化燥、肺热蒸液成痰等。内伤咳嗽，属邪实与正虚并见，病理因素主要为"痰"与"火"，痰有寒热之别，火有虚实之分，痰火可互为因果。虚实之间有先后主次的不同，他脏及肺者，多因实致虚，如肝火犯肺，气火炼液为痰，灼伤肺津；痰湿犯肺者，久延则肺脾气虚，气不化津，痰浊更易滋生，甚则病及于肾，不能主气、纳气。肺脏自病者，多因虚致实，如肺阴不足，阴虚火炎，灼津为痰；肺气亏虚，气不化津，津聚成痰。

3. 病理因素

外感病理因素为风、寒、暑、湿、燥、火（风寒为多），如外邪不能及时外达，风寒化热、风热化燥、肺热蒸液成痰。内伤因素为痰与火，痰分寒痰、热痰，火分实火、虚火，痰与火可互为因果，相互转化，痰浊郁而化热、化火，火邪炼液为痰。

4. 病机转化

外感咳嗽与内伤咳嗽可相互为病，外感咳嗽如迁延失治，邪伤肺气，更易反复感邪，而致咳嗽屡作，肺气益伤，逐渐转为内伤咳嗽；内伤咳嗽，肺脏有病，卫外不强，易受外邪引发或加重，特别在气候转冷，气温骤降时尤为明显。因此，咳嗽虽有外感、内伤之分，但两者常互为因果。

二、临床表现

本病以咳嗽或伴咽痒、咳痰为主要临床表现。外感咳嗽起病急，病程短，可伴有寒热等表证，属新病；内伤咳嗽病程较长，常反复发作，往往咳喘并见，为久病。

三、辅助检查

（1）两肺听诊可闻及呼吸音增粗或伴有干湿啰音。

（2）急性期查白细胞计数和中性粒细胞比例可增高。

（3）肺部 X 线检查可见肺纹理正常或增多增粗。

四、辨证论治

（一）风热犯肺

1. 症状

咳嗽频剧，气粗或咳声嘶哑，喉燥咽痛，咳痰不爽，痰黏稠或稠黄，咳时汗出；常伴鼻流黄涕，口渴，头痛，肢楚，恶风，身热等表证；舌苔薄黄，脉浮数。

2. 病机分析

风热犯肺，肺失清肃。

3. 治法

疏风清热，宣肺化痰。

4. 方药

桑菊饮加减。本方为辛凉轻剂，疏风清热，宣肺止咳。

咳嗽甚者，加瓜蒌壳、枇杷叶、浙贝母清宣肺气、化痰止咳；表热甚者，加金银花、荆芥、防风疏风清热；咽喉疼痛，声音嘶哑，加射干、山豆根、板蓝根清热利咽；痰黄稠，肺热甚者，加黄芩、知母、石膏清肺泄热；若风热伤络，见鼻衄或痰中带血丝者，加白茅根、生地黄凉血止血；热伤肺津，咽燥口干者，加沙参、麦冬清热生津；夏令暑湿加六一散、鲜荷叶清解暑热。

（二）外感风热

1. 症状

咳嗽频剧，气粗或咳声嘶哑，喉燥咽痛，咳痰不爽，痰黏稠或稠厚，咳时汗出，常伴鼻流黄涕，口渴，头痛，肢楚，恶风，身热等表证；舌苔薄黄，脉浮数或浮滑。

2. 病机分析

风热之邪犯表，肺气失及所致。

3. 治法

疏风清热，宣肺化痰。

4. 方药

桑菊饮加减。桑叶、菊花、薄荷疏风清热；桔梗、杏仁、甘草宣降肺气，止咳化痰；连翘、芦根清热生津。

咳嗽甚者，加前胡、枇杷叶、浙贝母清宣肺气，化痰止咳；表热甚者，加银花、荆芥、防风疏风清热；咽喉疼痛，声音嘎哑，加射干、山豆根清热利咽；痰黄稠，肺热甚者，加黄芩、知母、石膏清肺泄热；咽燥口干者，可加沙参、麦冬清热生津；夏令暑湿加六一散、鲜荷叶清解暑热。

（三）风寒袭肺

1. 症状

咳嗽声重，气急，咽痒，咳痰稀薄色白，常伴有鼻塞，流清涕，恶寒，发热，无汗等表证，舌苔薄白，脉浮或浮紧。

2. 病机分析

风寒袭肺，肺气失宣。

3. 治法

疏风散寒，宣肺止咳。

4. 方药

三拗汤合止嗽散加减。两方均能宣肺化痰止咳，但前方以宣肺散寒为主，用于风寒闭肺；后方以疏风润肺为主，用于咳嗽迁延不愈或愈而复发者。

咳嗽较甚者，加矮地茶、金沸草祛痰止咳；咽痒甚者，加牛蒡子、蝉蜕祛风止痒；鼻塞声重加辛夷花、苍耳子宣通鼻窍；夹痰湿，咳而痰黏、胸闷、苔腻者，加半夏、茯苓、厚朴燥湿化痰；表证较甚者，加防风、苏叶疏风解表；表寒未解，里有郁热，热为寒遏，出现咳嗽音哑、气急似喘、痰黏稠、口渴心烦，或有身热者，加生石膏、桑白皮、黄芩解表清里。

（四）风燥伤肺

1. 症状

喉痒，干咳，连声作呛，咽喉干痛，唇鼻干燥，无痰或痰少而黏，不易咳出，或痰中带血丝，口干；初起或伴鼻塞，头痛，微寒，身热等表证；舌干红少津，舌苔薄白或薄黄，脉浮数或小数。

2. 病机分析

风燥伤肺，肺失清润。

3. 治法

疏风清肺，润燥止咳。

4. 方药

桑杏汤加减，本方清宣凉润。

表证较重者，加薄荷、连翘、荆芥疏风解表；津伤较甚者，加麦冬、玉竹滋养肺阴；肺热重者，酌加生石膏、知母、黄芩清肺泄热，亦可用清燥救肺汤；痰中带血丝者，加生地黄、白茅根、藕节清热凉血止血；咽痛明显者，加玄参、马勃、胖大海。

（五）外感凉燥

1. 症状

咳嗽，痰少或无痰，喉痒，咽干唇燥，头痛，恶寒，发热，无汗，苔薄白而干，脉浮紧。

2. 病机分析

凉燥袭表犯肺。

3. 治法

疏风散寒，止咳化痰

4. 方药

杏苏散加减。常用杏仁、紫苏叶、橘皮、半夏、生姜、枳壳、桔梗、前胡、茯苓、甘草、大枣等。

酌加紫菀、款冬、百部等以温润止咳；恶寒甚，无汗者，可加荆芥、防风以散寒解表。

（六）肺脾痰湿

1. 症状

咳嗽反复发作,咳声重浊,痰多,因痰而嗽,痰出咳平,痰粘腻或稠厚成块,色白或带灰色,每于早晨或食后则咳甚痰多,进甘甜油腻食物加重,胸闷,脘痞,呕噁,食少,体倦,大便时溏,舌苔白腻,脉象濡滑。

2. 病机分析

脾湿生痰,上责于肺,壅遏肺气。

3. 治法

健脾燥湿,化痰止咳。

4. 方药

二陈汤、三子养亲汤加减治疗。前方用半夏、茯苓燥湿化痰,陈皮、甘草理气和中,亦可加苍术、厚朴,加强燥湿化痰作用,适用于咳而痰多稠厚,胸闷,脘痞,苔腻之证;后方用苏子、白芥子、莱菔子降气化痰止咳,适用于痰浊壅肺,咳逆痰涌,胸满气急,苔浊腻之证。

寒痰较重,痰粘白如沫,怕冷者,加干姜、细辛、温肺化痰;久病脾虚,神倦者,酌加党参、白术、炙甘草益气健脾。症情平稳后可服六君子丸以资调理。

（七）肺气虚

1. 症状

咳声低弱无力,气短不足以息,咳痰清稀色白,量较多,神疲懒言,食少,面色白,畏风自汗,常因感冒引起咳嗽加重,病多久延不愈,舌苔淡白,脉细弱。

2. 病机分析

肺气不足,气失所主。

3. 治法

补益肺气。

4. 方药

玉屏风散加减。黄芪甘温,内可大补脾肺之元气,外可固表止汗;白术健脾益气,助黄芪加强益气固表之力;防风走表而散风御邪。

表虚外感,恶风、自汗者,加桂枝、白芍;自汗不止者,加牡蛎、浮小麦、五味子。

五、中医外治法

（一）针灸疗法

主穴选肺俞、合谷。痰多配丰隆；咽痒而咳刺天突；胸膺憋闷刺内关、膻中；久咳体弱者，温灸肺俞、肾俞、脾俞。外感咳嗽宜浅刺，用泻法；内伤咳嗽用平补平泻法，并可配合灸法。

（二）刮痧疗法

背部刮痧或循手少阴肺经刮痧，适用于外感咳嗽。

（三）耳针疗法

选神门、肺、气管、交感等穴，用中等刺，留针 10～20 分钟，每天 1 次，或用压籽法，适用于任何咳嗽。

（四）穴位敷贴疗法

取大椎、天突、定喘、膻中、风门、肺俞等穴，以麝香跌打风湿膏敷贴。每天 1 次，每次贴敷约 6 小时，适用于发作日久的虚寒性咳嗽。

（五）拔罐疗法

取大椎、肺俞、风门、膏肓等穴，行拔罐治疗，适用于外感咳嗽。

（六）蒸气吸入疗法

取生薏苡仁、连翘、蝉蜕、防风、厚朴、桔梗、乌梅、白果、诃子、僵蚕、甘草。煎煮后吸入蒸汽，每天 3 次，7 天为 1 个疗程，适用于慢性咽炎咳嗽。

病案选录

病案一

患者：呙某，男，28 岁。

初诊：2022 年 1 月 3 日。

主诉：咳嗽 2 天。

病史：咳嗽 2 天，有痰不易咳出，痰黄，咽干，流黄浊涕，头痛，目胀痛干涩，颈项部犟，烦躁，口干苦，汗多，胸闷，眠差不易入睡，小便黄，大便干，舌质红，苔薄黄，脉浮数。

中医诊断：风热犯肺。

西医诊断：上呼吸道感染。

治法：疏风清热，宣肺止咳。风热袭肺，肺失清肃则咳嗽。热邪煎灼津液，故痰色黄、难咳出。肺气失宣，鼻窍津液为风热所熏，故鼻塞不通，流黄浊涕。肺卫受邪，风热上扰头目，则烦躁，津液被耗则目胀痛干涩、口干咽干、小便黄、大便干。舌质红，苔薄黄，脉浮数皆为风热之证象。

方药：方拟桑菊饮加减。桑叶15 g，菊花15 g，桔梗18 g，芦根30 g，苦杏仁12法半夏12 g，薄荷6 g，葛根30 g，陈皮12 g，茯苓15 g，麸炒枳壳15 g，炒僵蚕10 g，蜜紫菀15 g，炒牛蒡子12 g，冬凌草10 g，甘草片6 g，蜜百部18 g。3剂，每天1剂，开水冲服300 mL，分早、中、晚饭后温服。嘱其饮食上不宜食用肥甘厚味、辛辣刺激食物。

二诊：2023年1月7日，咳嗽较前好转，咳痰、痰黄、流黄浊涕、头痛、目胀痛干涩均较前好转，现仍觉口苦咽干，偶感烦躁，眠差不易入睡，二便调，舌质红，苔薄黄，脉数，患者病情较前好转。

方药：桑菊饮合小柴胡汤加减。桑叶15 g，菊花12 g，杏仁12 g，天花粉12 g，桔梗15 g，连翘12 g，芦根30 g，玉竹12 g，薄荷10 g，柴胡20 g，黄芩12 g，清半夏8 g，生姜3 g，甘草6 g。3剂，每天1剂，开水冲服300 mL，分早、中、晚饭后温服。

按语：吴塘称桑菊饮为"辛凉轻剂"，其原条文有"太阴风温，但咳，身不甚热，微渴者，辛凉轻剂桑菊饮主之""感燥而咳者，桑菊饮主之"。关于本方用桑叶、菊花，吴塘有独到的见解，他认为桑叶既可"走肺络而宣肺气"，又"善平肝风"，能清肝以防木火刑金；菊花"芳香味甘，能补金水二脏"，菊花辛甘苦微寒，归肝、肺经，其辛寒能疏散风热，甘苦微寒能清肝制木。因此，桑叶、菊花并用，具有清肝以防肝胆郁火犯肺的重要作用，这正是桑菊饮组方特点之所在。薄荷疏散风热，杏仁宣肺降气止咳，桔梗、甘草利咽，连翘清热解毒，芦根清热生津。本方加减：二、三日不解，气粗似喘，燥在气分者，加石膏、知母；舌绛暮热，甚燥，邪入营分，加玄参二钱、犀角（今用水牛角代替）一钱；在血分者，去薄荷、苇根，加麦冬、细生地、玉竹、牡丹皮各二钱；肺热甚加黄芩；渴者加天花粉。

病案二

患者：阳某，男，42岁。

初诊：2023年1月18日。

主诉：咳嗽伴咽痒4天。

病史：咳嗽4天，咽痛咽痒则咳嗽，咳声剧烈，咳黄色黏痰，咳时汗出，身热，鼻塞流黄涕，头痛，面部痤疮，大便稀，舌淡红苔薄黄，脉浮数。

中医诊断：外感风热。

西医诊断：上呼吸道感染。

治法：疏风清热，宣肺止咳。因素体火盛，或感觉风热外邪，首先犯肺，肺失清肃，热炼津液成痰，故见咳嗽，咳痰黄稠；风热之邪侵袭肌表，卫阳受遏，邪正相争，故身热恶风；风主疏泄，风热犯表，皮毛腠理开泄，故出汗；风热上扰，熏蒸咽喉，故头痛咽痛；舌苔薄黄，脉浮数，为风热侵于肺卫之象。

方药：方用银翘散加减。金银花12 g，连翘15 g，荆芥9 g，炒牛蒡子12 g，薄荷9 g，桔梗18 g，芦根15 g，蜜枇杷叶15 g，甘草9 g。3剂，每天1剂，开水冲服300 mL，分早、中、晚饭后温服。嘱其不宜食用肥甘厚味、辛辣刺激。

二诊：2023年1月22日，患者诉咳嗽减轻，鼻塞流涕及头痛好转，前方有效，现患者咳嗽无痰，咽喉不利，咽痒，面部痤疮，手脚心热，舌淡红，苔薄腻，脉细浮。

方药：止嗽散加减。麻黄10 g，苦杏仁12 g，桔梗18 g，前胡15 g，芦根15 g，法半夏12 g，陈皮12 g，茯苓12 g，蜜百部15 g，蜜紫菀15 g，蜜款冬花12 g，地骨皮15 g，炒僵蚕12 g，蜜枇杷叶15 g，甘草片9 g。2剂，每天1剂，开水冲服300 mL，分早、中、晚饭后温服。嘱其不宜食用肥甘厚味、辛辣刺激。

按语：初诊方用银翘散加减，《温病条辨》曰"本方谨遵《黄帝内经》'风淫于内，治以辛凉，佐以苦甘；热淫于内，治以咸寒，佐以甘苦'之剂。又宗喻嘉言芳香逐秽之说，用东垣清心凉膈散，辛凉苦甘，病初起，且去入里之黄芩，勿犯中焦；加银花辛凉，芥穗芳香，散热解毒，牛蒡子辛平润肺，解热散结，除风利咽，皆手太阴药也。此方之妙，预护其虚，纯然清肃上焦，不犯中下，无开门揖盗之弊，有轻以去实之能，用之得法，自然奏效。"现代运用本方广泛用于急性发热性疾病的初起阶段，如感冒、流行性感冒、急性扁桃体炎、上呼吸道感染、肺炎、麻疹、等辨证属温病初起，邪郁肺卫者。皮肤病如风疹、荨麻疹、疮痈疖肿，亦多用之。

二诊时用止嗽散加减，本方以多咳咽痒、微有发热恶风、舌苔薄白为辨证要点。对于外感咳嗽较久，表邪未尽，咽痒而咳痰不畅者，疗效显著，故名之曰"止嗽散"。现代常用于治疗外感咳嗽、肺炎、支气管炎、百日咳等病症。

病案三

患者：李某，男，9岁。

初诊：2023年2月13日。

主诉：咳嗽、咳痰伴流涕3天。

病史：咳嗽3天，咽痒，咳白色清稀样痰，流清涕，怕冷，背冷，口干不苦，纳呆，眠可，二便调，舌淡红苔薄白，脉浮紧。既往咽炎病史。

中医诊断：风寒袭肺。

西医诊断：上呼吸道感染。

治法：疏风散寒，宣肺止咳。风寒袭肺，肺气不宣，故咳嗽，咽痒，鼻塞流清涕；寒邪郁肺，气不布津，凝聚为痰，故痰清稀色白；风寒外束，卫阳被遏，故见怕冷、背冷；舌淡红，苔薄白，脉浮紧为风寒在表之象。

方药：方拟三拗汤合止嗽散加减。蜜麻黄8 g，苦杏仁10 g，桔梗12 g，前胡10 g，法半夏10 g，陈皮10 g，茯苓10 g，蜜百部12 g，蜜紫菀12 g，蜜款冬花10 g，蜜枇杷叶12 g，炒僵蚕9 g，冬凌草10 g，蝉蜕6 g，甘草片6 g。3剂，每天1剂，开水冲服300 mL，分早、中、晚饭后温服。嘱其饮食上要不宜食用生冷、油腻、刺激性食物。

二诊：2023年2月17日，既往咽炎病史，咳嗽缓解，咽痒、流清涕、怕冷、背冷、均较前好转，现仍觉咳痰，夜间口干苦，纳呆，眠可，二便调，舌淡红苔薄白，脉浮紧。患者病情缓解，继续在前方基础上加减治疗，以宣肺散寒，化痰止咳。

方药：蜜麻黄10 g，苦杏仁12 g，桔梗18 g，前胡12 g，桂枝10 g，法半夏12 g，陈皮12 g，茯苓15 g，蜜紫菀15 g，蜜百部12 g，五味子6 g，生姜 9 g, 广藿香 10 g, 冬凌草 10 g, 焦麦芽 30 g, 白芷 20 g, 炙甘草 6 g。3 剂, 每天 1 剂, 开水冲服 300 mL, 分早、中、晚饭后温服。

按语: 肺为五脏之华盖, 其位最高, 外合皮毛, 肺为娇脏, 不耐寒热。气候寒冷, 衣物单薄, 或贪凉饮冷而寒邪犯肺, 肺为寒束则失于清肃, 寒邪着于皮毛则卫表不和, 故见咳嗽, 咳痰清稀, 恶寒发热等症。《黄帝内经》最早出现咳嗽这一病名, 汉代《华氏中藏经》中记载: "有寒则善咳, 寒不去, 咳不止"。明代张介宾亦指出: "六气皆令人咳, 风寒为主。" 对于咳嗽之风寒袭肺证, 选择三拗汤合止嗽散加减治疗, 三拗汤出自《太平惠民和剂局方》, 以宣肺散寒为主, 止嗽散出自《医学心悟》, 以润肺止咳为主, 全方共奏祛风解表, 宣肺止咳, 使伏于肺内的邪气从表而外解, 肺气得以宣发, 咳嗽自然得止。

病案四

患者: 杨某, 男, 69 岁。

初诊: 2023 年 1 月 8 日。

主诉: 咳嗽、咳痰 4 天。

病史: 咳嗽稀白痰, 受凉后咳嗽加重, 感胸部闷塞, 微恶风寒, 鼻塞流清涕, 乏力, 饮食及睡眠尚可, 二便正常, 舌淡红, 苔白, 脉浮。

中医诊断: 风寒袭肺。

西医诊断: 上呼吸道感染。

治法: 散寒解表, 理气化痰。风寒束表, 卫阳不能温煦肌表故患者恶寒; 肺气闭郁, 毛窍闭塞, 则无汗、鼻塞流涕; 脾肺气虚, 内有痰饮, 因外感而引动, 故咳嗽痰白; 痰饮阻滞气机, 故胸膈满闷; 正气不足, 故倦怠无力。

方药: 方用参苏饮加减。桔梗 15 g, 前胡 12 g, 蜜紫菀 15 g, 甘草 9 g, 芦根 15 g, 姜半夏 12 g, 陈皮 12 g, 木香 6 g, 人参 6 g, 生姜 9 g, 葛根 15 g, 麸炒枳壳 12 g。5 剂, 每天 1 剂, 开水冲服 300 mL, 分早、中、晚饭后温服。嘱其避风寒, 忌食生冷。

二诊: 2023 年 1 月 15 日, 患者诉恶寒, 胸闷及咳痰流涕好转, 主症明显缓解, 前方有效, 现患者仍偶有咳嗽, 无痰, 咽喉不利, 先患者经用解表方药, 邪未尽去。

方药：止嗽散加减，宣利肺气，疏风止咳。陈皮15 g，苦杏仁12 g，桔梗15 g，紫苏梗12 g，前胡12 g，荆芥12 g，蜜百部15 g，蜜紫菀15 g，蜜枇杷叶15 g，白芷10 g，甘草片6 g，麸炒枳壳15 g。5剂，每天1剂，开水冲服300 mL，分早、中、晚饭后温服。嘱其避风寒，忌食生冷。

按语：初诊方选参苏饮，此扶正达邪，辛芳疏透，利湿化痰之复方也。为虚体感邪，痰湿内蕴者立法也。盖脾主运化，所以腐水谷，化精微，受气取汁者也。若其人向体中虚，痰湿内盛，加以气虚卫疏，易薄风邪，而成为内外合邪，脾肺同病之势。方用人参、茯苓、甘草，扶正达邪，益气运脾，以杜生痰之源；葛根、前胡、桔梗，轻扬疏达，祛邪而不伤正；二陈利湿浊，化痰涎，使邪无依附之所；更以桔梗、枳壳，一升一降，复脾胃升降之用耳。二诊选止嗽散加减，本方所治之咳嗽，为余邪未尽而肺失宣降，治之之法，理当化痰宣肺止咳，并佐以疏散之品，以祛邪外出。本方药仅七味，量亦轻微，具有温而不燥，润而不腻，散寒不助热，解表不伤正的特点，正所谓"既无攻击过当之虞，大有启门驱贼之势"，堪称温润平和之剂。因本方具有较好的宣肺止咳之功，故随证加减可用于多种咳嗽。

病案五

患者：李某，女，57岁。

初诊：2023年2月2日。

主诉：咳嗽、咳痰伴胸闷4天。

病史：咳嗽4天，咳黏痰，难以咳出，鼻干，咽干，眼花，眼干涩，多眵，胸闷，心累，口干不苦，舌淡红苔薄黄，脉浮数。

中医诊断：风燥伤肺。

西医诊断：上呼吸道感染。

治法：疏风清肺，润燥止咳。燥邪犯肺，肺失清润，肺气上逆，故咳嗽。燥伤肺津，故眼干涩，多眵，鼻干，咽干。燥热灼津为痰，咳黏痰，难以咳出。舌淡红苔薄黄，脉浮数为燥热之象。

方药：方拟桑杏汤加减。桑叶15 g，炒苦杏仁12 g，浙贝母12 g，南沙参12 g，桔梗15 g，前胡12 g，蜜紫菀15 g，麸炒枳壳12 g，芦根15 g，枸杞子12 g，菊花12 g，密蒙花12 g，炒僵蚕10 g，甘草6 g。

3 剂，每天 1 剂，开水冲服 300 mL，分早、中、晚饭后温服。嘱其饮食上不宜食用肥甘厚味、辛辣刺激食物。

二诊：2023 年 2 月 7 日，咳嗽较前好转，但仍偶有咳嗽、咳黏痰，眼干涩、鼻干、多眵均有好转，现仍觉口干不苦，舌淡红，苔薄黄，脉细数，故予以沙参麦冬汤加减以养阴清热，润肺止咳。

方药：南沙参 15 g，北沙参 15 g，玉竹 12 g，麦冬 12 g，桑叶 10 g，天花粉 15 g，白扁豆 12 g，地骨皮 10 g，紫菀 12 g，焦山楂 10 g，焦六神曲 10 g，生甘草 6 g。3 剂，每天 1 剂，开水冲服 300 mL，分早、中、晚饭后温服。

按语：燥为秋令之气，时邪多由皮毛、口鼻进犯人体，进而犯肺，易发外感燥咳。另外，风、寒、湿诸邪均可侵犯人体，伤津化燥，故冷热刺激、季节交接时燥咳反复发作不愈。尤其在初秋因夏之余热尚存，多温燥，深秋因冬之寒气将近，多凉燥。燥咳发病还与个人有关，平素喜食辛辣，习惯熬夜之人，易伤体内阴液，或阴虚体质或久病伤阴，急性热病耗阴，肺胃津亏，内有伏燥，一遇干燥气候，内外合邪，易使肺失宣降，引发燥咳。外感、内伤之间也可相互转化，外感日久，或从寒化，或从热化，可转为内伤。因此，津液不足，肺失宣降是燥咳的主要病因病机。根据《黄帝内经》"燥者濡之"的原则，治疗以甘润为主，温燥则清，凉燥则温，内燥则养阴润肺。

病案六

患者：杨某，男，50 岁。

初诊：2022 年 12 月 27 日。

主诉：咳嗽 2 天。

病史：头痛无汗，周身疼痛，咳嗽痰稀，颈痊，双目酸胀，口干，口淡，纳眠可，大便干结，小便正常，舌淡红，苔白，脉浮紧。

中医诊断：外感凉燥。

西医诊断：上呼吸道感染。

治法：轻宣凉燥，理肺化痰。此因外感凉燥，燥邪伤肺所致，凉燥外束肌表，卫阳被遏，腠理闭塞则无汗，燥邪上犯清窍，则发头痛；燥气内应于肺，肺气失宣，肃降失司，则生咳嗽，痰稀；"燥胜则干"，津气内伤，则口干不渴；邪在卫表故苔白脉浮紧。

方药：方用杏苏散加减。桑叶15 g，燀苦杏仁12 g，桔梗15 g，枳壳12 g，前胡12 g，荆芥12 g，法半夏12 g，陈皮12 g，茯苓15 g，防风12 g，蜜紫菀15 g，紫苏叶12 g，葛根30 g，芦根30 g，甘草片6 g。3剂，每天1剂，开水冲服300 mL，分早、中、晚饭后温服。

二诊：2023年1月13日，咳嗽少好转，咳黄白黏痰，咽干不利，颈挛，双目酸胀，口干，口淡，纳眠可，大便干结，小便正常，舌淡红，苔薄黄腻，脉浮。患者仍有咳嗽，咳痰稀痰变为黄白黏痰，详细询问其病史后得知患者未忌食辛燥之品，现主证有凉燥化热趋势。

方药：在前方基础上合清气化痰丸加减，以清热化痰，润肺止咳。桑叶15 g，燀苦杏仁12 g，桔梗15 g，前胡12 g，制半夏12 g，陈皮12 g，茯苓15 g，胆南星15 g，葛根30 g，芦根30 g，姜厚朴12 g，紫苏叶6 g，酒黄芩15 g，甘草片6 g。3剂，每天1剂，开水冲服300 mL，分早、中、晚饭后温服。嘱其饮食宜清淡，忌食香燥辛辣之品。

按语：《重订通俗伤寒论·秋燥伤寒》曰"秋深初凉，西风肃杀，感之者多病风燥，此属燥凉，较严冬风寒为轻。"燥邪为患有两大特点，一是燥邪干涩，易伤津液；二是燥易伤肺。由于肺为娇脏，喜润恶燥，主气属卫又外合皮毛，与大肠相表里，开窍于鼻，以咽喉为通道，故燥邪袭人之时，可以出现口干、大便干等症状。凉燥则常有头痛无汗，口不渴，鼻塞，咳嗽有痰而少。复诊时患者出现黄白黏痰一症状，表明燥邪有化热趋势，故用清气化痰丸易法半夏为制半夏，配伍酒黄芩，避半夏性温助热之弊，独取化痰降逆之功。本方为治热痰证之主方。临证当以咳吐黄痰，咳之不爽，苔黄腻，脉滑数为使用要点。肺热较盛见呼吸气粗者，加石膏、知母、桑白皮；痰多气急者，可加鱼腥草、桑白皮等以清泄肺热；津伤肺燥见咽喉干燥，痰黏难咳者，可加天花粉、沙参；热伤津液见大便干燥，大便秘结者，重用瓜蒌仁，加玄明粉或大黄。

病案七

患者：宋某，女，47岁。

初诊：2023年1月4日。

主诉：咳嗽、咳痰伴胸闷6天。

病史：咳嗽6天，痰多色白多泡沫，易咳出，胸闷，胃痛，腹胀，纳呆，眠差入睡困难，小便可，大便稀溏，舌淡红苔白腻，边有齿痕，脉弦滑。

中医诊断：肺脾痰湿。

西医诊断：上呼吸道感染。

治法：燥湿化痰，理气止咳。患者外感风寒，肺气宣发、肃降失司发为咳嗽。肺为水之上源，主通调水道，因肺气失宣，导致体内痰湿水饮积聚，故咳致痰多，色白多泡沫，易咳出；痰湿中阻，痰阻经络，气机失畅，则表现为胸闷不舒；痰湿内盛，阻困脾阳，故腹部胀满，纳食减少，大便稀溏；舌淡红，苔白腻，边有齿痕，脉弦滑亦为肺脾痰湿之证。

方药：方拟二陈汤加减。法半夏12 g，陈皮12 g，茯苓18 g，生姜9 g，桔梗10 g，苦杏仁12 g，前胡12 g，蜜麻黄10 g，桂枝10 g，苍术12 g，细辛6 g，五味子6 g，蜜紫菀15 g，冬凌草10 g，焦麦芽30 g，白芷20 g，炙甘草6 g。3剂，每天1剂，开水冲服300 mL，分早、中、晚饭后温服。嘱其饮食上不宜食用生冷、肥甘厚味、甜食。

二诊：2023年1月8日，咳嗽、痰多、胸闷、怕冷、大便稀溏、口干均有好转，舌淡红苔白，脉弦滑。患者自觉病情好转，但仍偶发咳嗽，故予以温润平和的止嗽散，使之攻而不过，又可启门驱邪。

方药：蜜紫菀12 g，百部10 g，白前10 g，桔梗15 g，荆芥6 g，陈皮8 g，法半夏12 g，茯苓15 g，枳壳10 g，苦杏仁12 g，前胡12 g，五味子8 g，炙甘草6 g。3剂，每天1剂，开水冲服300 mL，分早、中、晚饭后温服。

按语：《医宗必读·痰饮》记载"脾为生痰之源，肺为贮痰之器。"中医认为，痰是一种病理产物，由湿聚而成。清稀者为饮，浊者为痰。痰随气升降无处不到，临床症状极为复杂。在肺则咳，在胃则呕，在头则眩，在心则悸，在背则冷，在胁则胀，变化多端，数不胜数，因而中医有"百病皆因痰作祟"之说。二陈汤最早记载于宋代《太平惠民和剂局方》中，深究其根源，应追溯到《黄帝内经》中的半夏秫米汤，加之以陈皮、茯苓。其被广泛用于治疗痰饮引起的多种病症，如咳嗽、胸膈胀满、恶心呕吐、头眩心悸等，可根据病症情况，在此方基础上辨证加味。方中用半夏燥湿化痰、降逆止呕和胃；橘红理气燥湿、化痰和胃；茯苓渗湿健脾化痰；生姜降逆止呕化饮，并助半夏、橘红化痰和胃，且能制半夏之毒性；而炙甘草补中益气、润肺止咳，调和诸药；乌梅味酸，收敛肺气，和甘草酸甘化阴，以防半夏、橘红、茯苓辛燥渗利之性耗伤气阴。

病案八

患者：钟某，女，50岁。

初诊：2022年12月25日。

主诉：咳嗽、咳痰1周。

病史：咳嗽痰多，咳痰不爽，颈巅不适，双上肢麻木，左侧明显，纳可，入睡困难，大便不成形，每天1～2次，小便正常，舌质淡红，苔白腻，脉滑。既往子宫肌瘤，原发性高血压病史。

中医诊断：肺脾痰湿。

西医诊断：上呼吸道感染。

治法：健脾燥湿，化痰止咳。此因脾胃虚损，脾为生痰之源，喜燥恶湿且主肌肉四肢，脾虚则易生痰湿，痰湿蕴肺故患者咳嗽咳痰，痰滞经络则见患者双上肢麻木、颈巅不适，湿盛则见大便不成形，舌质淡红，苔白腻，脉滑，皆为肺脾痰湿之证。

方药：理痰汤加减。生芡实12 g，清半夏10 g，柏子仁15 g，茯苓15 g，白芍15 g，陈皮12 g，麸炒枳实15 g，桑叶15 g，燀苦杏仁12 g，桔梗15 g，麸炒枳壳15 g，干鱼腥草30 g，前胡12 g，蜜枇杷叶15 g，浙贝母15 g，甘草片6 g。7剂，每天1剂，开水冲服300 mL，分早、中、晚饭后温服。嘱其不宜食用肥甘厚味、辛辣刺激食物、甜食。

二诊：2023年1月8日，咳嗽，少量白痰，疲乏少气，颈巅不适、双上肢麻木、入睡困难好转，仍有大便不成形，每天1～2次，舌质淡红，苔白腻，脉细。患者咳痰量较前减少，颈巅及睡眠好转，前方有效，现患者感疲乏少气。

方药：在前方基础上加入健脾益气之品，以补气健脾，利湿化痰。生芡实12 g，清半夏10 g，柏子仁15 g，茯苓15 g，白芍15 g，陈皮12 g，葛根30 g，芦根18 g，桔梗15 g，麸炒枳壳15 g，前胡12 g，白术10 g，人参9 g，蜜炙瓜蒌皮15 g，砂仁15 g，甘草片6 g。7剂，每天1剂，开水冲服300 mL，分早、中、晚饭后温服。

按语：《医学衷中参西录》曰"理痰汤治痰涎郁塞胸膈，满闷短气；

或渍于肺中为喘促咳逆；停于心下为惊悸不寐；滞于胃口为胀满哕呃；溢于经络为肢体麻木或偏枯；留于关节，着于筋骨为俯仰不利、牵引作疼。"复诊时患者仍有大便不成形，加入性温之白术，鼓舞脾阳，人参补脾益肺，又内蕴参苓白术散之意，甘温补脾，既可健脾，又能渗湿而止泻，利小便以实大便，加砂仁之辛温芳香醒脾，佐四君更能促中运化，使上下气机畅通。桔梗为手太阴肺经引经药，配入本方，如舟楫载药上行，达于上焦以润肺，以培土生金。各药配伍，补其虚，除其湿，行其滞，调其气，两和脾胃，则诸症自解。临床主要用于治疗慢性腹泻、慢性支气管炎、功能性消化不良、肾病综合征、慢性鼻窦炎等消化系统、呼吸系统疾病，以及各科诸症辨证属脾虚夹湿证者。

病案九

患者：刘某，男，66岁。

初诊：2022年12月28日。

主诉：咳嗽、咳痰3天。

病史：受凉后咳嗽3天，咳白痰，量多，头痛，后心畏寒，咽喉不利，口干口苦，纳呆，睡眠尚可，大便频多，小便正常，舌淡红，苔白腻，脉弦滑。

中医诊断：肺脾痰湿。

西医诊断：上呼吸道感染。

治法：健脾化痰，宣肺止咳。此为肺脾气虚为本，脾虚则易生痰生湿，痰随气上，交结于咽喉故患者感咽喉不利，脾不健运则大便频，纳呆，肺气虚则卫表不固，易感寒邪，故患者受凉后头痛，后心畏寒，咳白痰量多，苔白腻，脉弦滑，皆是痰湿内蕴之证象。

方药：方用藿香正气散加减。广藿香9 g，白芷18 g，白术10 g，陈皮10 g，炒白扁豆15 g，姜厚朴12 g，生姜6 g，大枣6 g，紫苏叶15 g，川芎15 g，炒麦芽30 g，焦山楂20 g，炙甘草、桔梗各15 g，法半夏12 g，蜜枇杷叶15 g。7剂，每天1剂，开水冲服300 mL，分早、中、晚饭后温服。嘱其饮食上忌食生冷寒凉及辛辣刺激之品。

二诊：2023年1月9日，患者诉纳呆好转，大便次数正常，便质稀溏，仍咳白痰，量多，后心畏寒，咽喉不利，患者胃肠症状明显改善，目前以咳嗽痰多及咽喉不利为主。

方药：苓甘五味姜辛汤合半夏厚朴汤加减以温肺化饮，降逆化痰。蜜麻黄10 g，苦杏仁12 g，桔梗15 g，前胡12 g，法半夏12 g，陈皮12 g，茯苓15 g，姜厚朴12 g，紫苏叶6 g，冬凌草20 g，细辛6 g，五味子6 g，干姜9 g，甘草片6 g。3剂，每天1剂，开水冲服300 mL，分早、中、晚饭后温服。

三诊：2023年1月13日，患者诉咳痰好转，咽喉不利较前好转，仍有后心畏寒，且平素易于感冒，纳眠可，大便溏，小便正常，舌淡，苔薄腻，脉虚浮。

方药：小青龙汤合玉屏风散加减，以温散痰饮，补肺固表。蜜麻黄10 g，苦杏仁10 g，桔梗18 g，姜半夏12 g，陈皮10 g，桂枝15 g，细辛6 g，五味子6 g，生姜9 g，黄芪18 g，麸炒白术10 g，防风9 g，白芍15 g，甘草6 g。7剂，每天1剂，开水冲服300 mL，分早、中、晚饭后温服。

按语：初诊时方用藿香正气散加减，本方以外感风寒，内伤湿滞，其中患者受凉后头痛为外受风寒；大便频多、舌苔白腻为内伤湿阻，皆为本方主症。现代常用于治疗胃肠型感冒，急性肠胃炎、胃及十二指肠溃疡、妊娠恶阻、慢性结肠炎等。如见食滞，胸闷腹胀，可去甘草、大枣之腻滞，加六曲、鸡内金以消导积滞；如见恶寒无汗，表邪偏重者，可加荆芥、防风；如湿邪较重而见苔厚垢腻，可用苍术代白术。

二诊时患者以咳嗽痰多及咽喉不利为主症，以苓甘五味姜辛汤合半夏厚朴汤加减，苓甘五味姜辛汤证多因脾阳不足，寒从中生，聚湿成饮，寒饮犯肺所致，此即"形寒寒饮则伤肺"（《灵枢·邪气脏腑病形》）之义。寒饮停肺，宣降违和，故咳嗽痰多、清稀色白，综观全方，具有温散并行、开合相济、肺脾同治、标本兼顾的配伍特点，堪称温化寒饮之良剂。患者咽喉不利为痰气互结于咽喉，依据"高者仰之""结者散之"的原理，宜用行气开郁，降逆化痰之法，使气行则郁开，痰化而结散。方中半夏苦辛温燥，化痰散结，和胃降逆。厚朴行气开郁，下气除满，助半夏宜宣通郁气，宽胸畅中；茯苓渗湿健脾，健脾运湿去，痰无由生，以增强半夏化痰之力，苏叶芳香行气，舒肝理脾，协厚朴开郁散结，其质轻入肺，宣肺上行以达病所。本方辛苦温药并用，辛散气滞，宣通郁结；苦能燥湿降逆；温能通气滞，温化痰饮。诸药配伍，辛开苦降，化痰降逆，则痰气郁结之症自可解除。

三诊时，患者诸证皆有明显缓解，诉后心畏寒，平素易感冒，故用小青龙汤合玉屏风散加减，凡咳嗽、痰白清稀有泡沫，口不渴，舌淡、苔白滑者，不论有无恶寒发热，有汗无汗，均可使用小青龙汤加减治疗。目前对于本方的临床研究十分广泛，本方原本为医圣张仲景治疗外寒内饮的著名方剂，现临床上除用于治疗咳喘外，还可用于治疗感冒、遗尿、泄泻等。玉屏风散中黄芪甘温，白术健脾益气，两药相合，使气旺表实，则汗不外泄，外邪亦难内侵。防风走表而散风御邪，对于表虚自汗或体虚易于感冒者，用之有益气固表，扶正祛邪之功。方名玉屏风者，言其功效似御风屏障，而又珍贵如玉之意。

病案十

患者：王某，男，57 岁。

初诊：2023 年 2 月 1 日。

主诉：咳嗽、咳痰 5 天。

病史：咳嗽 5 天，咳白色泡沫痰，晨起明显，背心怕冷，易出汗，冬季易感冒，疲乏少力，纳食少，二便调，舌质淡，苔薄白，脉细。

中医诊断：肺气虚。

西医诊断：上呼吸道感染。

治法：益气、固表、止汗。素体肺虚为发病之本，肺气虚弱，卫外御邪能力减弱，风寒之邪每每乘虚而入，则易外感；肺气不足，输布水液功能减弱，水液停聚肺系，聚而成痰，随肺气上逆，所以痰多清稀；肺气虚，腠理不固，故自汗怕冷；肺气虚则疲乏少力；舌淡苔白，脉细为气虚之证。

方药：方拟玉屏风散加减。黄芪 18 g，麸炒白术 10 g，桔梗 15 g，防风 9 g，蜜紫菀 15 g，麸炒枳壳 15 g，甘草 6 g，法半夏 12 g，陈皮 12 g，细辛 6 g，杏仁 10 g，苏子 10 g，五味子 6 g，生姜 9 g。7 剂，每天 1 剂，开水冲服 300 mL，分早、中、晚饭后温服。嘱其饮食上不宜食用肥甘厚味、寒凉、辛辣刺激食物。

二诊：2023 年 2 月 10 日，咳嗽缓解，咳白色泡沫痰、背心怕冷较前好转，现仍觉易出汗，疲乏少力，纳食少，二便调，舌质淡，苔薄白，脉细。患者自觉疗效较好，继续予以玉屏风散加减治疗，以益气、固表、止汗。

方药：黄芪18 g，麸炒白术10 g，桔梗12 g，防风9 g，陈皮12 g，白术30 g，百部10 g，白前10 g，麸炒枳壳15 g，甘草6 g，法半夏12 g，苏子10 g，五味子6 g，生姜9 g，黄连3 g，大枣6 g。7剂，每天1剂，开水冲服300 mL，分早、中、晚饭后温服。

按语：玉屏风散出自元代朱丹溪《丹溪心法》，为中医扶正固本的经典方剂，倍受历代医家所青睐。"玉屏组合少而精，芪术防风鼎足行"，玉屏风散药味组成少而精，只有黄芪、白术、防风三味药组成。方中黄芪甘温，内可大补脾肺之元气，外可固表止汗，为君药；白术健脾益气，助黄芪加强益气固表之力，为臣药；佐以防风走表而散风御邪。黄芪得防风，固表而不致留邪；防风得黄芪，祛邪而不伤正。三者配伍，以达补中有散，散中有补之意，共收益气固表、扶正止汗、祛邪御风之功效。本方为治表虚自汗、气虚易感风邪的常用方剂，本方加辛夷花、苍耳子、白芷，可治疗慢性鼻炎、过敏性鼻炎。若表虚外感，恶风，自汗，加桂枝、白芍；自汗不止，加牡蛎、浮小麦、五味子。本方证的自汗，与伤风自汗不同，伤风为邪实，本方证为表虚，故补散各异，临床辨证时应加注意。

病案十一

患者：肖某，女，51岁。

初诊：2023年2月1日。

主诉：咳嗽3天。

病史：每感风寒易致咳嗽，咳嗽3天，咳痰不利，恶风，倦怠懒言，纳一般，眠可，二便调，舌淡苔薄白，脉细无力。

中医诊断：肺气虚。

西医诊断：上呼吸道感染。

治法：益气补肺，解表散寒。患者平素体弱，肺气亏损，肃降失司，则咳嗽、咳痰不利；肺气虚卫外不固，腠理不密，故恶风，易感冒；倦怠懒言、舌淡，苔薄白、脉细无力，均为气虚之象。

方药：方拟补中益气汤加减。黄芪18 g，党参10 g，当归9 g，白术9 g，陈皮9 g，升麻6 g，醋北柴胡6 g，甘草6 g，防风9 g，薄荷6 g，紫苏8 g，桔梗12 g，杏仁10 g，炒枳壳12 g，丹参15 g。3剂，每天1剂，开水冲服300 mL，分早、中、晚饭后温服。嘱其饮食上要不宜食用肥甘厚味、辛辣刺激、生冷食物。

二诊：2023年1月4日，咳嗽好转，咳痰、恶风、倦怠懒言较前缓解，咽喉不利，纳一般，眠可，二便调，舌淡，苔薄白，脉细无力，患者自觉疗效较好。

方药：在原方基础上加减。黄芪18 g，党参15 g，炒白术15 g，当归10 g，柴胡10 g，升麻5 g，陈皮5 g，姜半夏8 g，麦冬15 g，五味子10 g，山药15 g，牛蒡子10 g，射干10 g，炮姜5 g，炙甘草5 g。7剂，每天1剂，开水冲服300 mL，分早、中、晚饭后温服。

按语：补中益气汤出自李东垣《内外伤辨惑论·卷中》，原为治劳倦发热而设。原方组成：黄芪、炙甘草各五分，人参、升麻、柴胡、橘皮、当归身、白术各三分，为粗末，水二盏，煎至一盏，都作一服，早饭后温服。其立方本旨"夫脾胃虚者，因饮食劳倦，心火亢甚，而乘其土位，其次肺气受邪，须用黄芪最多，人参、甘草次之。脾胃一虚，肺气先绝，故用黄芪以益皮毛而闭腠理，不令自汗，损其元气。"后世补中益气汤应用极广，但多用于虚劳、气虚劳倦等症，较少用于咳嗽的治疗。但实际无论外感内伤咳嗽，均有肺气、元气之虚。如肺不虚，则皮毛固密，卫外坚强，外邪焉能侵犯？而补助肺气、元气，以补中益气汤见效最速。盖补中益气汤方，非但有黄芪、人参、白术、炙甘草补气，且有柴胡、升麻升阳，气虚则气陷，非升阳，肺气不能速生；土虚则木郁，柴胡于土中疏木，有利于脾气之升，全方配伍精当。

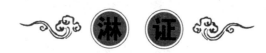

淋证

中医学认为，肾主水，司水液的代谢；膀胱为州都之官，贮藏和排泄尿液。一脏一腑互为表里，二者功能正常则开合有度，水液排泄正常。淋证是以小便频数短涩、淋沥刺痛、小腹拘急引痛为主症的疾病，可分为热淋、血淋、石淋、气淋、膏淋、劳淋6种。临床中分类，最多见的是热淋，其次为石淋等，因此下列内容主要介绍热淋与石淋。

一、热淋

热淋常见于西医学前列腺炎，前列腺炎是由于前列腺组织受到病原微生物感染或某些非感染性因素慢性刺激而引起的炎性反应，好发年龄为25～35岁，老年患者还往往伴发前列腺增生。根据其病程长短，大致可分为急性与慢性发病；根据其病理特点，又可分为细菌感染与非细菌感染2种。前列腺炎的治疗，西医学倾向于针对患者临床症状特点，采取保守治疗和综合治疗，治疗药物多采用如抗生素、α受体阻滞剂、抗炎镇痛药等，也有配合前列腺按摩等局部理疗措施，但不同患者的治疗效果仍有较大差异，临床上也缺乏统一的治疗方案。中医药在前列腺炎，特别是慢性前列腺炎的治疗与病后调理上具备优势。

（一）病因病机

1. 病因

《素问·玉机真脏论》中"少腹冤热而痛，出白"是关于本病最早的记载。《素问·痿论》载："思想无穷，所愿不得，意淫于外，入房太甚，宗筋弛纵，发为筋痿，及为白淫"，首次提出精神因素与"白淫"的发生密切相关，拓宽了对该病病因认识的范畴。

2. 病机

《医宗必读》云："心动于欲，肾伤于色，或强忍房事，或多服淫秽方，败精流溢，乃为白浊。"《医学心悟·赤白浊》谓"浊之因有二种：一由肾虚败精流注；一由湿热渗入膀胱。"《景岳全书·淋浊》中"有浊在精者，必由相火妄动，淫欲逆精，以致精离其位，不能闭藏，则源流相继，流溢而下，热移膀胱，则溺窍涩痛，精浊并至，此皆白浊之固热也。"故前列腺炎病位在下焦膀胱及精室，病因病机复杂，常相兼为病。阳教授认为，现代人由于嗜食烟酒辛辣刺激，导致脾失健运，日久酿生湿热，流注下焦；同时由于频繁手淫、忍精不泄等，致精瘀精阻，阻于经络，致气滞血凝，病情迁延，耗伤正气，造成肾虚引起精关固守失职，精微物质下泄，淤积精道，不通则痛，临床出现小便疼痛。因此认为前列腺炎的病机主要为肾气亏虚、湿热下注、瘀血内阻，其中肾气亏虚为本，湿热下注、瘀血内阻为标。而慢性前列腺炎多由急性前列腺炎治疗不当或轻型前列腺炎未予重视演变而来。阳教授认为，所谓治疗不当，包括不合理应用抗生素产生的细菌耐药，失治、误治、未坚持彻底治疗等因素。

（二）临床表现

前列腺炎的临床表现以盆骶周围疼痛、排尿异常（尿频、尿急、尿痛、尿道灼热、排尿困难、夜尿增多）和性功能障碍（遗精、早泄、性欲减退或阳痿）为主。

（三）辅助检查

1. 直肠指检

直肠指检对前列腺炎的诊断非常重要，且有助于鉴别会阴、直肠、神经病变或前列腺其他疾病，同时通过前列腺按摩获得前列腺液。对于急性前列腺炎时，体检可发现耻骨上压痛、不适感，有尿潴留者可触及耻骨上膨隆的膀胱，直肠指检可发现前列腺肿大、触痛、局部温度升高、外形不规则等，如出现前列腺脓肿时，可出现波动感，但要记住切忌对患者进行前列腺按摩。而慢性前列腺炎，直肠指检可了解前列腺大小、质地、有无结节、有无压痛及其范围与程度，盆底肌肉的紧张度、盆壁有无压痛，按摩前列腺获得前列腺液。直肠指检前，建议留取尿液进行常规分析或选择进行尿液细菌培养。

2.B 超检查

B 超检查作为一种常用的慢性前列腺炎的辅助检查，能间接提供前列腺的组织结构改变情况，并且操作简单、经济。当有前列腺炎时，前列腺体积正常或轻度增大，形态尚对称。包膜增厚但无中断，内部回声多呈分布不均匀的低回声。当出现脓肿时，脓肿区呈边缘不齐的厚壁的无回声区或低回声区，无回声区内可有分隔。

3. 尿动力学检查

（1）尿流率检查可以大致了解患者排尿状况，有助于前列腺炎与排尿障碍相关疾病进行鉴别。

（2）尿动力学检查可以发现膀胱尿道功能障碍。

4.CT 和 MRI 检查

CT 和 MRI 检查对鉴别精囊、射精管等盆腔器官病变有潜在应用价值。

（四）辨证论治

《景岳全书·淋浊》中提出治淋 5 法：热者宜清，涩者宜利，下陷者宜升提，虚者宜补，阳气不固者宜温补命门。同时指出，"白浊证，有浊在溺者，其色白如泔浆，凡肥甘酒醴，辛热炙煿之物，用之过当，皆能致浊，此湿热之由内生者也。又有炎热湿蒸，主客时令之气，侵及脏腑，亦能致浊，此湿热之由外入者也……淋之初病，则无不由乎热剧，无容辨矣。但有久服寒凉而不愈者，又有淋久不止，及痛涩皆去，而膏液不已，淋如白浊者，此惟中气下陷，及命门不固之证也。"《临证指南医案·淋浊》载："治淋之法，有通有塞，要当分别。有瘀血积塞住溺管者，宜先通。无瘀积而虚滑者，宜峻补。"阳教授认为治疗前列腺炎应当遵循淋证的治则治法，强调补肾扶正从肾入手，涉及调脾与肝，兼顾清热利湿、活血化瘀。临床上常分气滞血瘀证、肾虚湿热证、肾虚肝郁证、肝肾亏虚证、脾肾亏虚证来分型论治，治疗过程中注意证型变化，随证治之。

1. 气滞血瘀

（1）症状：下腹坠胀，牵及会阴，睾丸胀，尿痛，尿后滴沥不净，舌质暗，苔白薄，脉涩。

（2）病机分析：情志失调，肝失疏泄，气滞血瘀，脉络阻瘀，造成膀胱气化不利。

（3）治法：活血化瘀，行气止痛。

（4）方药：少腹逐瘀汤加减。本方包括赤芍、川芎、当归、干姜、肉桂、小茴香、延胡索、蒲黄、没药、五灵脂、香附。

2. 肾虚湿热

（1）症状：夜尿频繁，阴囊潮湿，口干口苦，大便黏腻，性功能减退，畏寒，盗汗，舌淡红，苔薄黄腻，脉细尺脉弱。

（2）病机分析：膀胱湿热为标，肾虚为本，湿热内生下注，房事过度，则伤肾。脉细尺脉弱，为肾虚之象，肾虚固摄失司。

（3）治法：清热化湿，补肾。

（4）方药：四妙散合五子衍中丸加减。本方包括盐菟丝子、覆盆子、盐沙苑子、黄柏、盐车前子、牛膝、麸炒薏苡仁、麸炒苍术、制巴戟天、芦根。

3. 肾虚肝郁

（1）症状：小便淋漓不尽，伴泡沫尿，尿等待，性功能减退，手心出汗，睡眠差，喜温，大便黏滞，舌质淡红苔薄白，脉细弦。

（2）病机分析：肝主疏泄，肾主藏精，肝失疏泄或疏泄太过致小便不畅，性功能减退等。

（3）治法：温补肾气，疏肝解郁。

（4）方药：二仙汤合桂枝龙牡汤、四逆散加减。本方包括车前子、白芍、北柴胡、合欢花、醋香附、刺五加、制巴戟天、金樱子、蜈蚣、牛膝、盐菟丝子、韭菜子、桂枝、煅牡蛎、煅龙骨、炙淫羊藿、锁阳。

4. 肝肾亏虚

（1）症状：尿频、尿等待、尿分叉，性功能减退，怕冷且腰部酸胀，舌质淡，苔薄白，脉细。

（2）病机分析：肝肾亏虚，精血不足，形体官窍失养，而无明显阴阳失调之象。

（3）治法：补益肝肾。

（4）方药：济生肾气丸加减。重用附子温肾助阳而消阴翳为君药；官桂温肾补火，助膀胱气化，泽泻、车前子利水渗湿，合官桂、附子温阳利水，标本兼治，共为臣药；茯苓、山药益气健脾，补土制水，熟地黄滋肾填精，可奏"阴中求阳"之功，又制桂附之温燥，牛膝益肝肾而滑利下行，牡丹皮寒凉清泄，俱为佐药。共奏温肾助阳，利水消肿之效。

5. 脾肾亏虚

（1）症状：尿频清长，夜尿增多，或有轻微涩痛，面色无华，少气懒言，四肢欠温，腰痛绵绵，小腹坠胀，或腹胀纳呆，便溏肢肿，舌淡苔薄腻，脉沉细无力，指淡。

（2）病机分析：先天禀赋不足，脾肾亏虚；或淋证反复发作，损伤脾肾。

（3）治法：温补脾肾，利湿通淋。

（4）方药：肾气丸、右丸加减。常用制附子、肉桂、鹿角胶（烊化）、炒杜仲、菟丝子、山药、枸杞子、山萸肉、当归、茯苓、泽泻、白术等。其中，肉桂最好用官桂（冲服），其温阳作用好而辛燥之弊少。

（5）加减：夜尿增多者，加桑螵蛸、益智仁；下焦湿热未清者，加萹蓄、瞿麦、蒲公英等；偏于脾虚者，加党参、黄芪。

（五）中医外治法

1. 体针

（1）选穴：阴谷、太溪、肾俞、气海、膀胱俞。

（2）方法：泻法。每天 1 次，10 天为 1 个疗程。

2. 皮肤针

（1）选穴：三阴交、曲泉、关元、曲骨、归来、水道、腹股沟部、第 3～4 腰椎夹脊。

（2）方法：用皮肤针叩刺相应部位，至皮肤红润为度，每天 1 次，10 天为 1 个疗程。

3. 耳针

（1）选穴：膀胱、肾、交感、肾上腺、肛门、艇角。

（2）方法：每次选 2～4 穴，毫针强刺激。每天 1 次，10 天为 1 个疗程。

4. 电针

（1）选穴：肾俞、三阴交。

（2）方法：针刺得气后予高频脉冲电流刺激 5～10 分钟，每天 1 次，7 天为 1 个疗程。

5. 艾灸疗法

（1）选穴：关元、气海、会阴。

（2）方法：用灸照仪施灸。患者取仰卧位，将灸照仪之灸头对准穴区，距离皮肤 3～4 cm，以患者感觉温热而不灼烫为度，接通电源，输出频率每分钟为60次。每次治疗20分钟，10次为1个疗程，间隔3～5天再做下一个疗程。

病案选录

病案一

患者：王某，男，40岁。

初诊：2021年6月5日。

病史：下腹坠胀1余年，牵及会阴、睾丸胀，尿痛，尿后滴沥不净，纳眠可，大便调，舌质暗，苔白薄，尖有瘀斑，边有瘀点，脉涩。泌尿系统彩超提示前列腺横径大，内部回声不均匀；前列腺液检查白细胞40/HP，无卵磷脂小体。既往有慢性前列腺炎病史。

中医诊断：气滞血瘀。

西医诊断：慢性前列腺炎。

治法：活血化瘀，行气止痛。

方药：少腹逐瘀汤加减。赤芍15 g，川芎10 g，当归15 g，干姜10 g，肉桂10 g（后下），小茴香10 g，延胡索15 g，蒲黄10 g（包煎），没药5 g（包煎），五灵脂10 g（包煎），香附10 g。5剂，水煎服，每天1剂。

二诊：5剂后，患者痛减尿利。

方药：原方增黄芪30 g的益气鼓舞血行，去没药臭口之品，再予10剂，后随访得知病愈。

按语：本案患者表现为下腹坠胀、牵及会阴、睾丸胀，尿痛，尿后滴沥不净，均符合淋证诊断，舌质暗，苔白薄，尖有瘀斑，边有瘀点，脉涩均为气滞血瘀之象。治宜活血化瘀，行气止痛，故治用少腹逐瘀汤，方中赤芍、川芎、当归养血和血，干姜、肉桂、小茴香温化瘀血，延胡索、蒲黄活血通络止痛，没药、五灵脂祛瘀生新，香附行气通络，诸药合用，共奏活血化瘀、行气通络止痛之效，方证对应，故收良效。

病案二

患者：范某，男，41岁。

初诊：2022年11月27日。

主诉：小便淋漓不尽 1 年有余。

病史：小便淋漓不尽 1 年有余，曾在外院诊断为慢性前列腺炎，曾服用抗生素治疗，效果不明显，伴夜尿频，2～3 次／晚，阴囊潮湿，口干口苦，大便黏腻，性功能减退，早泄，腰酸痛，怕冷，盗汗，头鸣，纳可，眠一般，舌淡红苔薄黄腻，脉细尺脉弱。患者平素过食辛辣厚味，房事过度。既往有慢性前列腺炎病史。

中医诊断：肾虚湿热。

西医诊断：慢性前列腺炎。

治法：清热化湿，补肾。

方药：四妙散合五子衍中丸加减。盐菟丝子 15 g，覆盆子 15 g，盐沙苑子 15 g，黄柏 12 g，盐车前子 18 g，牛膝 18 g，麸炒薏苡仁 15 g，麸炒苍术 12 g，制巴戟天 15 g，芦根 15 g。7 剂，水煎服，每天 1 剂。嘱其注意休息，勿劳累，忌久坐。

二诊：1 周后复诊，患者诉头鸣消失，小便淋漓不尽、阴囊潮湿等诸症均好转，仍早泄。

方药：上方去盐沙苑子，加桂枝 9 g、白芍 12 g 调和营卫，再服用 14 剂。

三诊：小便淋漓不尽明显好转，阴囊潮湿消失，舌苔变白薄。

方药：二诊方去麸炒薏苡仁、芦根，加龙骨 20 g、牡蛎 20 g 滋阴潜阳，收敛固摄，再服 14 剂。

四诊：患者诉小便淋漓不尽消失，早泄消失，夜尿频减少为 0～1 次／晚，嘱其注意饮食清淡，勿久坐，戒酒。

方药：口服五子衍中丸巩固治疗。

按语：隋代《诸病源候论·淋病诸候》对淋证的病机做了详细的论述，并将本病的病位及发病机理做了高度明确的概括。"诸淋者，由肾虚而膀胱热故也。"故本病以膀胱湿热为标，肾虚为本。本案患者平素过食辛辣厚味，湿热内生下注，房事过度，则伤肾。脉细尺脉弱，为肾虚之象，肾虚固摄失司，故症见夜尿频、早泄；肾阳虚，腰部失养，温煦不能，故腰酸痛、怕冷；阴囊潮湿，口干口苦，大便黏腻，苔薄黄腻，均为湿热下注之象。小便淋漓，为肾虚、湿热二者综合作用结果。故治疗以四妙散加减清热化湿，五子衍宗丸加减补肾固摄。方中以善消结石的盐菟丝子、覆盆子、盐沙苑子、制巴戟天补肾温阳，麸炒苍术、黄柏、麸炒薏苡仁、芦根清热泻火燥湿，盐车前子、牛膝补肾又利水，且牛膝能引火下行。全方配伍恰当，清热化湿、补肾并用，攻补兼施，共奏良效。

病案三

患者：王某，男，40岁。

初诊：2022年5月15日。

主诉：小便淋漓不尽3余年。

病史：小便淋漓不尽3余年，曾就医诊断为慢性前列腺炎，服用中西药治疗，效果不明显，伴泡沫尿，尿等待，常因情志不舒、房事过劳、饮酒而加重，伴性功能减退，早泄，手心汗出，易紧张，眠差，纳可，怕冷，大便黏滞，舌质淡红苔薄白，脉细弦。

中医诊断：肾虚肝郁。

西医诊断：慢性前列腺炎。

治法：温补肾气，疏肝解郁。

方药：二仙汤合桂枝龙牡汤、四逆散加减。车前子24 g，白芍18 g，北柴胡10 g，合欢花15 g，醋香附15 g，刺五加15 g，制巴戟天15 g，金樱子30 g，蜈蚣1 g，牛膝24 g，盐菟丝子18 g，韭菜子10 g，桂枝6 g，煅牡蛎30 g，煅龙骨30 g，炙淫羊藿15 g，锁阳15 g。7剂，水煎服，每天1剂。

二诊：1周后复诊，患者诉小便淋漓不尽好转，性功能减退好转，易紧张，尿等待好转，早泄，手心汗出，眠差好转，怕冷，大便黏滞好转，舌质淡红苔薄白，脉细弦。

方药：盐车前子24 g，白芍16 g，北柴胡10 g，合欢花12 g，醋香附15 g，刺五加15 g，制巴戟天15 g，金樱子30 g，牛膝24 g，仙茅12 g，首乌藤30 g，桂枝8 g，炙淫羊藿12 g，炙甘草12 g。7剂，水煎服，每天1剂。

三诊：诸症缓解，但仍易紧张焦虑，舌质转红，苔薄白，脉细弦。

方药：盐车前子18 g，白芍18 g，北柴胡9 g，合欢皮25 g，醋香附15 g，制巴戟天12 g，桂枝9 g，炙淫羊藿12 g，麸炒枳实15 g，柏子仁15 g，麸炒薏苡仁15 g，百合30 g，知母15 g，甘草3 g。7剂，水煎服，每天1剂。再予上方调理月余，患者紧张焦虑明显缓解，诸证若失。

按语：肝主疏泄，肾主藏精。若肝失疏泄或疏泄太过，均会导致小便不畅、早泄、阳痿等。可见，对于前列腺炎引起性功能障碍者，除了补肾外，还需注意疏肝解郁、养肝阴。本案患者慢性前列腺炎病史3年有余，常因情志不舒、房事过劳、饮酒而病情加重，已出现性功能减退、早泄，且患者紧张焦虑、脉弦，均为肝肾功能失调表现，故治疗上以二仙汤温补肾阳，桂枝龙牡汤滋阴潜阳、收敛固摄，四逆散疏肝解郁，三方合用，共调肝肾之失调，蜈蚣疏肝通络。三诊后患者存在化热伤阴之象，故去温燥之仙茅、刺五加，加百合知母汤润燥泻火。

病案四

患者：赵某，男，28岁。

初诊：2022年10月13日。

主诉：尿频、尿等待、尿分叉半年。

病史：尿频、尿等待、尿分叉半年，曾去多家医院检查泌尿生殖系统，诊断为前列腺炎及阳痿，用过抗生素及壮阳药，效果不佳，伴阳痿、早泄、烦躁，怕冷，腰部酸胀，纳眠可，大便调，舌质淡，苔薄白，脉细。

中医诊断：肝肾亏虚。

西医诊断：慢性前列腺炎。

治法：补益肝肾。

方药：济生肾气丸加减。熟地黄15 g，酒萸肉15 g，山药15 g，泽泻12 g，牡丹皮12 g，麸炒薏苡仁12 g，牛膝18 g，盐车前子18 g，芦根15 g，金樱子30 g，炙淫羊藿12 g，制巴戟天12 g。7剂，水煎服，每天1剂。

二诊：1周后复诊，患者诉尿频、尿等待好转，怕冷好转，腰部酸胀好转，舌质淡红苔薄白，脉细，治疗有效。

方药：效不更方，前方续用14剂。后回访得知上症已均消失。

按语：本案患者表现为尿频、尿等待、尿分叉，均为淋证表现，患者性功能减退、阳痿早泄、怕冷、腰部酸胀均为肝肾亏虚表现，舌质淡，苔薄白，脉细均为肝肾亏虚表现。故治疗当以补益肝肾为治则，使用济生肾气丸加减补益肝肾，为防止化热伤阴，故去温燥补火之肉桂、附片，加药性稍平和之炙淫羊藿、制巴戟天补肾填精温阳。方中熟地黄、酒萸肉、山药补益肝肾填精，炙淫羊藿、制巴戟天温肾助阳，金樱子补肾固涩，牛膝补肝肾强腰膝，盐车前子、麸炒薏苡仁、芦根、泽泻祛湿化浊，牡丹皮泻火，又防温阳太过生火，全方补泻兼施。

病案五

患者：黎某，男，36 岁。

初诊：2022 年 9 月 6 日。

主诉：尿频、尿痛，淋漓不尽 2 余年。

病史：尿频、尿痛，淋漓不尽 2 余年，曾做直肠指诊及前列腺液检查，诊断为前列腺炎，曾口服过抗生素效果不佳，迁延至今，经常因房事过度和感受外邪加重，伴性功能减退，早泄，阴囊潮湿，大便不成形，口干，眠差，多梦，易醒，烦躁，舌淡红舌体胖大，苔薄黄，脉细。既往有痔疮病史。

中医诊断：脾肾亏虚。

西医诊断：慢性前列腺炎。

治法：温补脾肾。

方药：二仙汤合四君子汤加减。盐车前子 24 g，败酱草 30 g，炒王不留行 15 g，土茯苓 30 g，仙茅 12 g，黄柏 12 g，麸炒苍术 12 g，生薏苡仁 30 g，牛膝 18 g，炙淫羊藿 9 g，川木通 9 g，乌药 12 g，青皮 12 g，石韦 30 g，党参 15 g，炒白术 15 g。7 剂，水煎服，每天 1 剂。

二诊：1 周后复诊，患者诉性功能减退好转，早泄、尿频、尿痛、淋漓不尽好转，腰胀痛，大便不成形好转，口干好转，眠差好转，多梦，易醒，烦躁好转，舌淡红，舌体胖大，苔薄黄，脉细。

方药：肾气丸合四君子汤加减。盐车前子 24 g，土茯苓 40 g，牛膝 18 g，炙淫羊藿 9 g，仙茅 12 g，韭菜子 12 g，熟地黄 15 g，酒萸肉 15 g，山药 12 g，牡丹皮 12 g，泽泻 12 g，生薏苡仁 12 g，盐杜仲 18 g，党参 15 g，炒白术 15 g。7 剂，水煎服，每天 1 剂。

三诊：诸症缓解，性功能减退好转，早泄，性欲旺，尿频、尿痛好转，淋漓不尽好转，腰胀痛好转，大便成形，口干好转，眠差好转，多梦，易醒，烦躁好转，舌红，苔薄黄，脉细。

方药：知柏地黄丸加减。盐车前子18 g，牛膝18 g，熟地黄15 g，酒萸肉15 g，山药12 g，牡丹皮9 g，泽泻9 g，麸炒薏苡仁12 g，金樱子30 g，知母12 g，黄柏9 g，覆盆子12 g。7剂，水煎服，每天1剂。再予上方调理2月余，诸证若失。

按语：本案患者表现为尿频、尿痛，淋漓不尽，均符合淋证诊断，患者肾虚故表现为性功能减退、早泄，脾虚则大便不成形，脾肾亏虚，水湿内生，故阴囊潮湿，舌淡红舌体胖大、脉细皆为脾肾亏虚的表现，患者口干、眠差、多梦、易醒、烦躁、苔薄黄，均为化热之象。治宜温补脾肾，故首治使用二仙汤补肾，四君子汤加减健脾，患者水湿内生，故加用四妙散化湿清热。方中炙淫羊藿温补肾阳，牛膝补益肝肾强筋骨，盐车前子补肾化湿，败酱草、土茯苓、川木通、石韦清热化湿，麸炒苍术苦温燥湿、生薏苡仁淡渗健脾利湿，黄柏清热泻火，乌药温肾化气，青皮行气，党参、炒白术健脾化湿。二诊时，患者湿浊好转，去大队清热化湿药，代以肾气丸加减平补肾阴肾阳，但仍以二仙汤中仙茅、淫羊藿代替肉桂、附片，续予以四君子汤健脾。三诊时，患者舌质转红，有所化热，故调整处方为知柏地黄丸加减治疗。

二、石淋

《诸病源候论·石淋候》："石淋者，淋而出石也。肾主水，水结则化为石，故肾客砂石。肾虚为热所乘，热则成淋。其病之状，小便则茎里痛，尿不能卒出，痛引少腹，膀胱里急，沙石从小便道出，甚者塞痛合闷绝。"治宜清里积热，涤其砂石。石淋常见于西医学尿路结石。

（一）病因病机

1.病因

石淋多为房事过度、年迈体弱、过多食入肥甘厚腻之品或久病多瘀导致。

2.病机

若膀胱为湿热病邪所侵袭，或肾气亏虚，肝气郁结等致使气化功能失司，水道不利，尿液排泄不畅，水湿内停，日久化热，湿热蕴结，日久成石，而发石淋。《证治准绳》曰："膀胱为水脏，热甚则生湿，湿生则水液浑，凝结而为淋。心主血，气通小肠，热甚则搏于血脉，血得热则流行入胞中，过食膏粱厚味，脾受积食之气，积湿生热传入膀胱亦致为淋。湿热蕴结下焦，尿液受其煎熬,日积月累结为砂石,成为石淋"。《中藏经》曰:"虚伤真气,邪热渐深,又如水煮盐,火大水少盐渐成石"。

根据中医经典理论和临床实践,阳教授把本病的病因病机概括为以下3点:一是肾虚,此乃石淋发病的根本。由于房事过度或年迈体弱,命门火衰,肾阳衰微,虚寒入内,导致肾气虚,膀胱气化失调,水道不得通利,水结石聚而成。二是膀胱热结,如过多食入肥甘厚腻之品,使得体内之热聚集蕴积于下焦,煎熬尿液,尿中杂质结为砂石,或滞留于肾或滞留于膀胱,或滞留于尿道,形成石淋。三是久病多瘀,尿路结石病程绵长,结石羁留,阻遏络脉,导致气滞血瘀。因此,尿路结石的基本病机是肾虚为本,膀胱湿热为标,本虚标实,而气滞血瘀为其后期出现的病理变化。

(二)临床表现

1. 上尿路结石

上尿路结石包括肾和输尿管结石。典型的临床症状是突然发作的腰部或腰腹部绞痛和血尿,其程度与结石的部位、大小及移动情况等有关。绞痛发作时疼痛剧烈,患者可出现恶心、呕吐、冷汗、面色苍白等症状。疼痛为阵发性,并沿输尿管向下放射至下腹部、外阴和大腿内侧。检查时肾区有叩击痛,各输尿管点可有压痛。结石较大或固定不动时,可无疼痛,或仅为钝痛、胀痛,常伴有肾积水或感染。绞痛发作后出现血尿,多为镜下血尿,肉眼血尿较少,或有排石现象。有时活动后镜下血尿是上尿路结石唯一的临床表现。结石合并感染时,可有尿频、尿急、尿痛;伴发急性肾盂肾炎或肾积脓时,可有发热、畏寒、寒战等全身症状。双侧上尿路结石或孤肾伴输尿管结石引起完全梗阻时,可导致无尿。

2. 膀胱结石

膀胱结石的典型症状为排尿中断,并引起疼痛,放射至阴茎头和远端尿道,患儿常手握阴茎,蹲坐哭叫,经变换体位又可顺利排尿。多数患者平时有排尿不畅、尿频、尿急、尿痛和终末血尿。前列腺增生继发膀胱结石时,排尿困难加重。

3. 尿道结石

尿道结石主要表现为排尿困难、排尿费力,呈点滴状,或出现尿流中断及急性尿潴留。排尿时疼痛明显,可放射至阴茎头部,后尿道结石可伴有会阴和阴囊部疼痛。

（三）辅助检查

1.尿常规检查

该病通常会引起血尿，一些没有临床症状的结石常常表现为镜下血尿，尿常规检查很容易发现，而有明显绞痛或尿路刺激症状的结石则往往出现肉眼血尿。

2.血常规检查

单纯的结石患者血常规检查多无异常。如果结石引起急性绞痛、梗阻或尿路刺激征则血常规会表现为白细胞计数增高，为急性应激反应，不一定有感染发生。并发泌尿系统感染时，则白细胞计数明显升高。

3.B 超检查

B 超检查简便、经济、无创，是泌尿系统结石的常规检查方法，可以发现泥沙般大小的结石和 X 线检查阴性的结石。此外，超声检查还可以了解结石以上尿路的扩张程度，合并的其他病变，以及肾实质和集合系统情况。对膀胱结石，超声检查能够同时观察膀胱和前列腺，寻找结石形成的诱因和并发症。但由于肠道内容物影响，超声检查诊断输尿管中下段结石的敏感性较低。

4.X 线检查

X 线检查可以发现 90% 左右的结石，显示为高密度影，能够大致确定结石位置、形态、大小、数量和分布，并且初步提示结石化学性质，因此可作为结石检查的常规方法。在 X 线片上，不同成分结石的显影程度由浓到淡依次为草酸钙、磷酸钙和磷酸镁铵、胱氨酸、含尿酸盐结石。单纯性尿酸结石和黄嘌呤结石能够透过 X 线，胱氨酸结石密度低，在 X 线片上显影较淡。

5.静脉尿路造影检查

静脉尿路造影检查应在 X 线检查基础上进行，其价值在于了解尿路的解剖形态，确定结石位置，发现 X 线检查不能显示的 X 线阴性结石，鉴别平片上可疑的钙化灶。此外，还可以了解分侧肾脏功能，确定梗阻和积水程度。在一侧肾脏功能严重受损或者使用普通剂量造影剂肾脏不显影的情况下，采用加大剂量（双剂量或大剂量造影剂）或者延迟拍片方法往往可以达到肾脏显影目的。肾绞痛发作时，由于急性尿路梗阻往往导致尿路不显影或显影不良，对结石诊断带来困难。

6.CT 检查

CT 检查不受结石成分、肾功能和呼吸运动的影响，还能对图像进行二维及三维重建，因此能够检出其他常规影像学检查中容易遗漏的小结石。CT 检查诊断结石的敏感性比 X 线检查和静脉尿路造影检查高，尤其适用于急性肾绞痛的诊断，可以作为 X 线检查的重要补充。另外，可以通过 CT 值初步评估结石成分及脆性，为治疗方法提供参考。增强 CT 能够显示肾脏积水程度、肾实质厚度和造影剂排泄情况，从而反映肾功能情况。

7. 磁共振水成像检查

磁共振水成像检查对尿路结石的诊断效果极差，但磁共振水成像检查能了解上尿路梗阻情况，而且不需要造影剂即可获得与静脉尿路造影检查同样的效果，不受肾功能改变影响。因此对于不适合做静脉尿路造影检查的患者（例如造影剂过敏、严重肾功能损害、儿童和孕妇等）可考虑采用。

8. 放射性核素显影检查

放射性核素显影检查不能直接显示泌尿系统结石，但可以显示泌尿系统形态，提供肾脏血流灌注、肾功能及尿路梗阻情况等信息，因此对手术方案选择和疗效评价具有一定价值。

9. 逆行或经皮肾穿刺造影检查

逆行或经皮肾穿刺造影检查属于创伤性检查方法，不作为常规检查手段，仅在静脉尿路造影检查不显影或显影不良，或怀疑有 X 线阴性结石，需要进一步鉴别诊断时应用。

（四）辨证论治

根据病机，阳教授提出补肾、利尿通淋、理气活血三大治则，并分别治疗以三金排石汤利尿通淋，五子衍宗丸加减补肾，桃红四物汤、四逆散加减理气活血。临床时，阳教授去繁化简，将本病的证型简化为湿热瘀阻证、肾虚湿热证，治疗上分别运用三金排石汤合桃红四物汤、四逆散加减，三金排石汤合五子衍宗丸加减。阳教授在泌尿系统结石的临床治疗中发现，结石长时间的阻塞，可以造成气机的阻滞，甚则瘀血凝结，而气机阻滞、瘀血凝结又可造成结石不断增大，形成恶性循环。因此，阳教授认为结石久治不效者，要注意行气通络，促进结石移动排出。此外，阳教授认为，结石的治疗中，还可加入散结软坚之品，促进结石的溶解，防止结石长大。

1. 湿热瘀阻

（1）症状：腰部阵发性绞痛，牵拉小腹部，便溏，口干口苦，小便灼热短黄，尿频，舌质红，舌苔白腻，脉弦滑。

（2）病机分析：湿热之邪蕴结下焦，入肾，气血阻滞，津液亏耗受损。

（3）治法：清化湿热，利水通淋。

（4）方药：三金排石汤合桃红四物汤、四逆散加减。硝石（兑服）、甘草梢各 3 g，当归尾、车前子（包）、木通、赤芍、生蒲黄（包）、栀子仁各 10 g，冬葵子、茯苓各 12 g，滑石（包）、海金沙各 15 g。木通、冬葵子、茯苓、车前子、栀子、硝石、滑石为清热通淋、利水除湿之品，海金沙为排石要药，当归尾、赤芍、生蒲黄、甘草梢活血祛瘀止痛。

2. 肾虚湿热

（1）症状：腰胀痛，伴下肢乏力，心悸，胃胀，焦虑烦躁，口干口苦，睡眠差，大便不畅，小便无力，舌质淡红，舌苔白而干，脉细。

（2）病机分析：膀胱湿热为标，肾虚为本。肾主水，肾虚气化无力，水液代谢失常，湿浊内阻，日久化热。

（3）治法：清热化湿，温肾化气。

（4）方药：三金排石汤合五子衍宗丸加减。本方包括金钱草、盐车前子、蒲公英、乌药、麸炒白术、冬葵子、麸炒枳实、北柴胡、白芍、王不留行、川牛膝、炙甘草、滑石、鸡内金、海金沙、菟丝子、酒苁蓉、黄芪。

（五）中医外治法

1. 体针

（1）肾虚者。①取穴：肾俞、委中、夹脊、阿是穴、三阴交、命门、志室、太溪。②操作：肾俞、委中、夹脊、阿是穴、三阴交平补平泻以电针，连续波，较强刺激，命门、志室、太溪用补法。③留针时间：20 分钟。④疗程：7 ～ 10 天为 1 个疗程。

（2）血瘀者。①取穴：肾俞、委中、夹脊、阿是穴、三阴交、膈俞、次髎。②操作：肾俞、委中、夹脊、阿是穴、三阴交平补平泻以电针，连续波，较强刺激，膈俞、次髎用泻法。③留针时间、疗程同上。

（3）痛势较剧者。①取穴：肾俞、委中、夹脊、阿是穴、三阴交。②操作：肾俞、委中、夹脊、阿是穴、三阴交平补平泻以电针，连续波，较强刺激，委中用泻法以三棱针刺出血。③留针时间、疗程同上。

2. 艾灸疗法

（1）适应证：输尿管结石。

（2）取穴：关元、肾俞、三阴交、气海，可选配膀胱俞、中极。

（3）方法：每穴以艾条灸 5 分钟，每天 1 次。

（4）疗程：10 次为 1 个疗程。

3. 穴位注射

（1）当归注射液。①适应证：尿路结石为血瘀型。②方法：取仰卧位或坐位，足三里处皮肤常规消毒后，以 5 mL 注射器、6 号针头吸取当归注射液或复方丹参注射液 4 mL，垂直进针，得气后回抽无血即快速注射 2 毫升 / 穴。③疗程：隔天 1 次，10 次为 1 个疗程。

（2）黄芪注射液。①适应证：气虚型尿路结石。②方法：取俯卧位，双肾俞处皮肤常规消毒后，以 5 mL 注射器、6 号针头吸取黄芪注射液 4 mL，垂直进针，得气后回抽无血即快速注射 2 毫升 / 穴。③疗程：隔天 1 次，10 次为 1 个疗程。

4. 推拿疗法

（1）适应证：肾绞痛者。

（2）方法：先以医师双手拇指用力点按旋转按摩患者的双侧三阴交穴，使之酸困麻痛，1 分钟后腰腹部绞痛可稍缓解，再令患者取俯卧位或侧卧位，医师双手拇指分别按摩患者双侧肾俞穴，然后沿腰椎棘突向下、向外方向摩擦 30 次左右，疼痛可缓解，继以针刺双侧三阴交、复溜或委中穴，强刺激捻转并上下提插，得气后，瞬间或使疼痛缓解或消失。

病案选录

病案一

患者：王某，男，34 岁。

初诊：2022 年 8 月 16 日。

主诉：左下腹疼痛 1 天。

病史：左下腹疼痛 1 天，以胀痛绞痛为主，伴肉眼血尿、排尿涩痛，经服用止痛药山莨菪碱，目前疼痛稍好转，仍左下腹胀痛，伴头重，头昏，口干口苦，恶心欲吐，纳差，眠可，大便干结，小便黄、淋漓不畅，舌质暗红，苔黄腻，脉弦滑。既往有肾结石病史。泌尿系统彩超提示左侧输尿管结石（0.3 cm），伴左输尿管扩张、左肾积水。

中医诊断：湿热瘀阻。

西医诊断：左侧输尿管结石。

治法：清热化湿，通络止痛。

方药：三金排石汤合桃红四物汤、四逆散加减。桃仁 9 g，红花 6 g，醋莪术 15 g，北柴胡 9 g，赤芍 15 g，麸炒枳实 15 g，琥珀 3 g（兑服），白芷 18 g，王不留行 15 g，金钱草 30 g，盐车前子 15 g（包煎），大黄 6 g，川牛膝 15 g，炙甘草 6 g，乌药 12 g，滑石 10 g（包煎），鸡内金 18 g，海金沙 18 g（包煎），冬葵子 15 g。7 剂，水煎服，每天 1 剂。嘱其注意休息，多饮水，适当跳动，勿劳累。

二诊：1 周后复诊，患者诉 3 剂药后左下腹疼痛消失，恶心欲吐消失，7 剂后食欲好转，小便淋漓不畅好转，头痛消失，大便仍干结。

方药：上方去琥珀、白芷，加芒硝 10 g（分 3 次兑服），再服用 7 剂。

三诊：小便淋漓不畅消失、大便通畅，舌苔变白薄，脉缓，诸症缓解。

方药：二诊方去芒硝、大黄，加昆布 30 g 软坚散结，虎杖 30 g 通腑泄浊，再服 7 剂。

四诊：患者自诉小便时已看到结石排出，病愈，嘱其注意饮食清淡，勿憋尿。

按语：《金匮要略·消渴小便不利淋病脉证并治》言"淋之为病，小便如粟状，小腹弦急，痛引脐中。"本案患者以左下腹疼痛、小便淋漓不畅为主要临床表现，彩超证实为输尿管结石，故可诊断为"石淋"。患者头昏，口干口苦，大便干结，小便黄，舌质暗红，苔黄腻，脉弦滑，可辨证为湿热瘀阻证。故治疗以"三金排石汤"加减治疗，以清热化湿、利尿通淋。而久病多瘀，结石久留于肾，局部气机不畅，日久必兼有气滞血瘀证，故要想推动结石排出，需要辅以行气活血。《医学衷中参西录》谓："鸡内金，鸡之脾胃也，中有瓷、石、钢、铁皆能消化"。故组方以善消结石的金钱草、海金沙、鸡内金三药以金治石，消坚排石，辅以冬葵子、滑石、盐车前子利尿通淋排石，琥珀通淋止痛，白芷、赤芍缓急止痛，乌药、麸炒枳实、北柴胡行气，桃仁、红花、醋莪术片活血化瘀，王不留行、川牛膝活血利水，大黄通腑泄热。全方配伍恰当，清热化湿、利尿通淋排石、通络止痛并用，共奏良效。

病案二

患者：刘某，女，44岁。

初诊：2022年4月3日初诊。

主诉：腰痛2月余。

病史：腰痛2月余，以胀痛为主，无绞痛发生，右肾区叩痛阳性，伴下肢乏力，心悸，胃胀，焦虑烦躁，口干口苦，纳可，眠差，大便不畅，小便无力，舌淡红，苔白腻而干，脉细，尺脉按之无力。既往有右肾结石史。泌尿系统彩超提示右肾结石（0.4 cm）。

中医诊断：肾虚湿热。

西医诊断：右肾结石。

治法：清热化湿，温肾化气。

方药：三金排石汤合五子衍宗丸加减。金钱草30 g，盐车前子18 g（包煎），蒲公英20 g，乌药12 g，麸炒白术10 g，冬葵子15 g，麸炒枳实15 g，北柴胡10 g，白芍15 g，王不留行15 g，川牛膝15 g，炙甘草6 g，滑石10 g（包煎），鸡内金18 g，海金沙18 g（包煎），菟丝子20 g，酒苁蓉10 g，黄芪30 g。水煎服，7剂，每天1剂。嘱其注意休息，多饮水，适当跳动，勿劳累。

二诊：1周后复诊，患者诉腰部疼痛消失，胃胀、口干口苦好转，大便仍不成形，小便无力好转。

方药：上方去蒲公英，加桂枝10 g，山萸肉15 g，再服用14剂。

三诊：诸症缓解。

方药：前方去白芍，加昆布30 g软坚散结，再服14剂。

四诊：患者诉共服用31剂后小便时排出结石，嘱其注意饮食清淡，勿憋尿。

按语：隋代《诸病源候论·淋病诸候》对本病的病机做了详细的论述，并将本病的病位及发病机理做了高度明确的概括。"诸淋者，由肾虚而膀胱热故也。"故本病以膀胱湿热为标，肾虚为本。肾主水，肾虚气化无力，水液代谢失常，湿浊内阻，日久化热，成肾虚湿热之证。故但单纯祛湿清热效果不佳时，应注意补肾求本。患者口干口苦，眠差，大便不畅，焦虑烦躁，苔白腻而干，为湿热证之表现；下肢乏力，小便无力，舌淡红，脉细，尺脉按之无力，均为肾虚之象，四诊合参，可辨证为肾虚湿热证。故治疗以三金排石汤合五子衍宗丸加减治疗，以清热化湿通淋，补肾化气。故以善消结石的金钱草、海金沙、鸡内金三药以消坚排石，辅以冬葵子、滑石、盐车前子利尿通淋排石，蒲公英清热泻火，乌药温肾理气，麸炒枳实、北柴胡、白芍疏肝解郁，黄芪、麸炒白术益气，菟丝子、酒苁蓉温肾化气，王不留行、川牛膝活血利水。全方配伍恰当，清热化湿、利尿通淋排石、补肾益气并用，共奏良效。

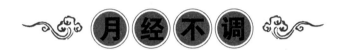

月经不调指月经周期、经期、经量、经质的异常，即月经先期、月经后期、月经先后无定期、月经过少等疾病的统称。

一、月经先期

（一）病因病机

1.病因

月经先期的发生原因往往因为年龄不同而有不同的特点。

（1）青春期：该时期女孩天癸刚至，肾气未充，刚刚开始每月一次的月经来潮，阴血得下，故肾阴略显不足。如果再不注意饮食，嗜食辛辣之品而生内热，学习紧张而肝郁化火，阳热炽盛，往往会迫血妄行而致月经先期。

（2）育龄期：该时期女性往往有经产之劳损，使冲任不固；加上家庭琐事、工作压力及房事过度，均会伤及肝肾之阴，致阴虚火旺；或由于上环或流产，湿瘀内蕴，郁而化热，迫血妄行而致月经先期。

（3）围绝经期：该时期女性多肾气渐衰，肾阴不足，肝肾阴虚，加之情绪困扰及饮食不节更耗阴血，故可出现阴虚阳亢之月经先期而至。

2.病机

（1）热：实热、虚热、郁热、痰火等皆可热扰冲任，迫血妄行，导致月经先期而至。正如医家所言，"经水不及期而来者，血热也"。根据月经量的多少，实热证往往"先期而来多者"，因为"火热而水有余也"；虚热证往往"先期而来少者"，因为"火热而水不足也"。临床中因热而出现的月经先期最多见，可见于各年龄阶段的女性。

（2）虚：主要是因气虚不能固摄血液而出现月经先期，这个虚主要是脾和肾的气虚。脾为后天之本，脾虚而中气下陷，门户不固而妄行，故而出现月经先期；房劳多产或久病伤肾，导致肾气虚弱，肾虚则冲任不固，不能制约经血，而致月经先期。

（3）瘀：主要由于瘀血阻络，血不归经而致先期。多见于经期、产后，余血未尽，感寒受凉，血为寒凝，或忧思气结，导致血行不畅，瘀血阻滞胞宫，新血不得归经而出现月经先期。

（二）临床表现

月经提前来潮，周期不足 21 天，且连续出现 2 个月经周期及以上，经期基本正常，可伴有月经过多或月经过少。

（三）辅助检查

1. 基础体温测定

基础体温测定呈双相型，但高温相少于 11 天，或排卵后体温上升缓慢，上升幅度 < 0.3 ℃。

2. B 超检查

B 超检查可以排除器质性病变引起的子宫出血，如子宫肌瘤、卵巢肿瘤、子宫内膜息肉、黏膜下肌瘤等。

3. 诊断性刮宫

月经来潮 12 小时内行诊断性刮宫，子宫内膜呈分泌反应不良。

（四）辨证论治

1. 血热

（1）症状：经来先期，量多或少，经色紫红，质稠有块，经前乳房、胸胁、少腹胀痛，舌红，苔黄，脉弦数。

（2）病机分析：肝郁化热，热扰冲任，迫血妄行，以经行提前。

（3）治法：疏肝解郁，清热调经。

（4）方药：丹栀逍遥散加减。牡丹皮、栀子、柴胡疏肝解郁，清热凉血；当归、白芍养血柔肝；白术、茯苓、炙甘草健脾补中，防肝病侮脾；薄荷助柴胡疏达肝气，疏散肝热。唯煨姜辛热，非血热所宜，可去而不用。诸药合用，使肝气畅达，肝热得清，热清血宁，则经水如期。

（5）加减：肝火犯胃，口干舌燥者，加知母、生地黄以养阴生津；胸胁、乳房胀痛严重者，加郁金、橘核以疏肝通络。

2. 气虚

（1）症状：气虚不能统摄血液，血溢脉外，冲任不固，以月经提前，质稀色淡，神疲乏力，气短懒言，小腹空坠，纳少便溏，舌淡。

（2）病机分析：脾气虚弱，统血无权，冲任不固，故月经提前而量多；气虚火衰，血失温煦，则经色淡，质清稀。

（3）治法：补脾益气，摄血调经。

（4）方药：补中益气汤加减。人参、黄芪益气为君；白术、甘草健脾补中为臣；当归补血，陈皮理气为佐；升麻、柴胡升阳为使。全方共奏补中益气、升阳举陷、摄血归经之效，使月经自调。

（5）加减：经血量多者，经期去当归之辛温行血，酌加煅龙骨、煅牡蛎、棕榈炭以固涩止血；心脾两虚，症见月经提前，心悸怔忡，失眠多梦，舌淡，苔白，脉细弱者，治宜补益心脾，固冲调经，方选归脾汤。

（五）中医外治法

1. 针灸疗法

（1）治法：清热益气调经。

（2）主经脉：任脉、足太阴经穴。

（3）主穴：关元、三阴交、血海。

（4）操作：毫针常规刺。实热与虚热只针不灸，气虚可加灸。若为实热，配行间；若为虚热，配太溪；若为气虚，配足三里、脾俞。

2. 耳穴疗法

可取内生殖器、内分泌、肝、脾、肾等穴进行毫针刺、埋针法、压丸等治疗。

3. 皮肤针疗法

选背腰骶部夹脊穴或背腧穴，下腹部任脉、肾经、脾胃经，下肢足三阴经，用梅花针叩刺至局部皮肤潮红，隔天 1 次。

病案选录

病案一

患者：李某，女，27 岁。

初诊：2022 年 3 月 30 日。

主诉：反复月经紊乱半年。

病史：月经提前，半年来，月事不经，一月二三至，色紫红，经量多，烦躁，口干，大便干结，小便灼热，带下量多色黄，舌淡红，苔薄黄，脉弦细数。

中医诊断：肝郁化热，热扰冲任。

西医诊断：月经失调。

治法：疏肝清热，凉血调经。

方药：当归15 g，川芎10 g，白芍15 g，白术30 g，茯苓10 g，泽泻15 g，盐车前子18 g，蒲公英30 g，丹参30 g，薏苡仁30 g，草红藤30 g。7剂，每天1剂，开水冲服300 mL，早晚饭后温服。

二诊：2022年4月8日，大便干结好转，又诉眠差多梦，舌淡红，苔薄黄，脉弦细。

方药：守前方加首乌藤30 g，继服7剂。服药后4月23日月经来潮，较上次月经时间提前2日，经量减少1/3，口干、小便灼热消失，带下量少。

按语：《景岳全书·妇人规·经脉类》曰"凡血热者，多有先期而至，然必察其阴气之虚实"。《血证论》指出血证"气盛火旺者十居八九""血病即火病，泻火即止血"等。此患者烦躁、口干、大便干结、小便灼热及舌脉之象皆属血热，投以清热之品。然患者经量增多半年有余，气随血耗，阴血亏损，故而此火乃阴血不足之虚火。烦主心，躁主肾，烦属阳，躁属阴。烦为阳而出于心，躁属阴而出于肾。白芍敛阴，补阴血之不足。脾者生血、统血，故用白术健脾益气助其生发统摄之气。《备急千金要方》曰："瘀结占据血室，而致血不归经"。故而加以当归、川芎、丹参活血化瘀。

病案二

患者：唐某，女，27岁。

初诊：2022年8月5日。

主诉：反复月经提前3月。

病史：月经先期3个月，末次月经2022年7月27日（较上次月经提前8天），量偏多，色淡红，经后感乳房胀痛，烦躁，神疲肢倦，乏力，纳少，便溏，舌淡红，苔薄腻，脉细弱。

中医诊断：气虚不摄，脾虚肝郁。

西医诊断：异常子宫出血。

治法：益气摄血，健脾疏肝。

方药：黄芪 30 g，太子参 12 g，当归 12 g，麸炒白术 10 g，陈皮 10 g，升麻 6 g，北柴胡 9 g，醋香附 15 g，益母草 15 g，丝瓜络 12 g，续断 18 g，酒女贞子 15 g，墨旱莲 15 g，青皮 12 g，炙甘草 6 g。14 剂，每天 1 剂，开水冲服 300 mL，早晚饭后温服。

二诊：2022 年 8 月 26 日，服药后感乏力、烦躁、便溏好转。因瘦身减肥之念想纳食未增，末次月经 2022 年 8 月 20 日，量较前有所减少，色转红，仍感乳胀，舌淡红，苔薄腻，脉细。

方药：效不更方，继服 14 剂。

半年后其母以脾胃病来诊，谈及其女，谓服药后月经周期一直正常，即将备孕。

按语：月经先期常与月经过多并见，严重者可发展为崩漏。《景岳全书·妇人规·经脉类》云："先期而至，虽曰有火，若虚而挟火，则所重在虚，当以养营安血为主。矧亦有无火而先期者，则或补中气，或固命门，皆不宜过用寒凉也。"脾者生血、统血，脾虚不能生血，先期量多，脾不统血使然。神疲肢软、乏力乃脾虚中气不足之象，纳少、便溏则是脾失运化之果。《类证治裁》曰："气虚血脱，宜温补摄之"。故投以补中益气汤升阳举陷，摄血归经。气虚推动无力故见郁滞，此患者乳胀、烦躁可做解释，故而予以柴胡、香附、丝瓜络、青皮之品疏肝行气解郁。血以和为贵，经以调为顺，故而加以益母草活血调经、祛瘀生新。血为阴类，阴随血伤，佐以二至丸调补肝肾，使血生阴复，气固血止。近年来多数医家从"肾"着手对本病进行研究。以补肾为主，辨证分为肾阴虚、肾阳虚、脾肾两虚、肾虚肝郁 4 型对本病进行治疗，疗效较好。采用疏肝调肝法，用坤宝Ⅲ号（柴胡、白芍、郁金、橘叶、黄芩、炒栀子、丝瓜络等）治疗黄体功能不足，研究结果提示，该方有显著改善基础体温，降低催乳素水平，调整雌二醇的作用趋势。可见阳教授治病遵古不泥，注重现代研究，其组方用药，不落俗套。

二、月经后期

（一）病因病机

1.病因

月经后期的病因与月经先期相似，亦有虚实之别。元代《丹溪心法·妇人》中提到血虚、血热、痰多均可导致月经后期的发生，而明代《医方考·妇人门》也提到月经后期多为寒、为郁、为气、为痰。于虚的方面，一是在于先天禀赋不足，二是后天脾胃虚弱；于实的方面，不外乎寒凝、气滞、痰壅、血瘀。

2.病机

（1）肾虚：先天禀赋不足，或多产、房劳损伤精血，肾气有损，肾虚精亏血少，冲任亏虚，血海不能按时满溢，遂致月经后期。

（2）血虚：化源不足或久病失血，营血亏虚，冲任不固，血海不能按时溢满而月经后期。

（3）血寒：经产后外感寒邪或过食生冷，寒湿内侵，或素体阳虚，虚寒内生而致月经后期。

（4）痰湿：素体肥胖，脂溢胞宫、胞脉，或脾失健运，水湿停聚凝而为痰，下注冲任，壅滞胞脉，气血运行缓慢，血海不能按时满溢，而致月经后期。

（5）肝郁：情志过极，肝气郁结，失于疏泄则月经后期。

（二）临床表现

月经周期推后 7 天以上，甚至 3～5 月一行，连续 2 个周期以上，或伴随兼症。

（三）辅助检查

1.妇科检查

一般无异常，或有卵巢体积增大。

2.基础体温

若为排卵性月经后期，基础体温可以表现出双相变化，但低温时间，也就是增生期较长，排卵后体温缓慢上升。这期间，增生期延长也与雌激素失调、排卵前分泌高峰后延和黄体生成素高峰后延都有很大关系。若为不排卵性月经后期，基础体温呈单相或相对平直或杂乱无章。

3. 激素水平

若为排卵性月经后期，则为排卵后延，主要是因为刺激卵泡发育的激素相对不足，卵泡期延长，排卵延后，因此月经周期后延，此种月经后期的周期一般较为规律。若为非排卵性月经后期，主要是因为月经周期中不能形成黄体生成素／卵泡刺激素高峰，导致卵泡无法排卵而月经周期后延，此种月经后期的周期一般较为紊乱。

4.B 超检查

排除器质性病变，观察是否为多囊卵巢综合征，观察是否妊娠。

（四）辨证论治

1. 血寒

（1）症状：经来后期，量少色淡红，质清稀，小腹隐痛，喜暖喜按；腰酸无力，小便清长，大便稀溏；舌淡，苔白，脉沉迟或细弱。

（2）病机分析：阳气不足，阴寒内盛，不能温养脏腑，气血化生不足，血行迟缓，冲任不充，血海满溢延迟，故月经推迟而至，量少；阳虚血失温煦，故经色淡红，质稀；阳虚不能温煦子宫，故小腹隐痛，喜暖喜按；阳虚肾气不足，外府失养，故腰酸无力；阳虚内寒，膀胱失于温煦，则小便清长，大便稀溏。舌淡，苔白，脉沉迟或细弱，为虚寒之证。

（3）治法：温阳散寒，养血调经。

（4）方药：温经汤加减。吴茱萸、桂枝温经散寒暖宫，通利血脉；当归、川芎、白芍、阿胶养血活血调经；牡丹皮祛瘀；麦冬、半夏、生姜润燥降逆和胃；人参、甘草补气和中。全方针对寒热虚实错杂，而以冲任虚寒、瘀血阻滞为主的病机，温、清、补、消并用，以温经散寒、养血祛瘀为主。古人誉本方为调经之祖方，临床常用。

（5）加减：经行小腹痛者，可酌加巴戟天、淫羊藿、小茴香温肾散寒。

2. 气滞

（1）症状：经来后期，量少，色暗红或有血块，小腹胀痛；精神抑郁，经前胸胁、乳房胀痛；舌质正常或红，苔薄白或微黄，脉弦或弦数。

（2）病机分析：情志内伤，气机郁结，血为气滞，冲任不畅，胞宫、血海不能按时满溢，故经行后期，经量减少，或有血块；肝郁气滞，经脉壅阻，故小腹、胸胁、乳房胀痛。脉弦为气滞之证；若肝郁化热，则舌红，苔微黄，脉弦数。

（3）治法：理气行滞，和血调经。

（4）方药：乌药汤加减。乌药理气行滞为君；香附疏肝理气，木香行脾胃滞气为臣；当归养血活血调经为佐；甘草调和诸药为使。全方共奏行气活血调经之效。

（5）加减：经量过少、有块者，加川芎、丹参、桃仁以活血调经；小腹胀痛甚者，加莪术、延胡索以理气行滞止痛；胸胁、乳房胀痛明显者，加柴胡、郁金、川楝子、王不留行以疏肝解郁，理气通络止痛。

3. 血虚

（1）症状：月经周期延后，量少，色淡红，质清稀，或小腹绵绵作痛，头晕眼花，心悸少寐，面色苍白或萎黄，爪甲不荣；舌质淡红，脉细弱。

（2）病机分析：营血亏虚，冲任不充，血海不能如期满溢，故月经周期延后；营血不足，血海虽满而所溢不多，故经量少；血虚赤色不足，精微不充，故经色淡红，经质清稀；血虚胞脉失养，故小腹绵绵作痛；血虚不能上荣头面，故头晕眼花，面色苍白或萎黄；血虚不能养心，故心悸少寐。舌淡，苔薄，脉细弱，为血虚之证。

（3）治法：补血填精，益气调经。

（4）方药：大补元煎加减。人参大补元气为君，气生则血长；山药、甘草补脾气，佐人参以滋生化之源；当归养血活血调经；熟地黄、枸杞子、山茱萸、杜仲滋肝肾，益精血，乃补血贵在滋水之意。诸药合用，大补元气，益精养血。

（5）加减：月经量少者，酌加丹参、鸡血藤养血活血，川牛膝引血下行；经行小腹隐痛者，酌加白芍、阿胶养血和血。

4. 肾虚

（1）症状：月经周期延后，量少，色暗淡，质清稀；腰膝酸软，小腹隐痛，喜按喜暖，大便溏，小便清长，头晕耳鸣，面色晦暗，或面部暗斑；舌淡，苔薄白，脉沉细。

（2）病机分析：肾虚精血亏少，冲任亏虚，血海不能按时满溢，故经行后期，量少；肾气虚，火不足，血失温煦，故色暗淡，质清稀；肾主骨生髓，脑为髓海，腰为肾之外府，肾虚则腰膝酸软，头晕耳鸣；肾主黑，肾虚则肾色上泛，故面色晦暗，面部暗斑。舌淡，苔薄白，脉沉细，均为肾虚之证。

（3）治法：温肾助阳，养血调经。

（4）方药：当归地黄饮加减。当归、熟地黄、山茱萸养血益精；山药、杜仲补肾气以固命门；怀牛膝强腰膝，通经血，使补中有行；甘草调和诸药。全方重在补益肾气，益精养血。

（5）加减：肾气不足，日久伤阳，症见腰膝酸冷者，酌加菟丝子、巴戟天、淫羊藿等以温肾阳，强腰膝；带下量多清稀者，酌加鹿角霜、金樱子温肾固涩止带。

（五）中医外治法

1. 针灸疗法

（1）治法：温经散寒，补血调经。

（2）主经脉：任脉，足阳明、足太阴经穴为主。

（3）主穴：气海、归来、三阴交。若血寒，则配关元、命门；若血虚，则配血海、足三里；若肾虚，则配肾俞、太溪；若气滞，则配太冲、肝俞。

（4）操作：毫针常规刺，血寒、血虚、肾虚可加灸。

2. 耳穴治疗

于内生殖器、皮质下、内分泌、脾、肝、肾穴位处行埋针法或压丸法。

病案选录

病案一

患者：李某，女，47岁。

初诊：2021年1月14日。

主诉：反复月经延后半年。

病史：反复月经延后半年有余，末次月经2020年11月23日，经量少，色黯，平素怕冷，半年前去自然景区游玩足涉山涧凉泉，此后反复小腹冷痛，纳呆，大便干结，舌质淡，苔薄白，脉细沉。当日尿人绒毛膜促性腺激素（HCG）阴性。

中医诊断：血寒经迟。

西医诊断：月经稀发。

治法：温养气血，散寒调经。

方药：生白术30 g，当归30 g，熟地黄20 g，川芎12 g，白芍15 g，酒苁蓉30 g，火麻仁20 g，麸炒枳实15 g，姜厚朴15 g，桃仁12 g，红花10 g，蒲公英30 g。5剂，每天1剂，开水冲服300 mL，早晚饭后温服。

二诊：2021 年 1 月 19 日。服药后月经于 2021 年 1 月 18 日来潮，经量较前增加，色暗红，轻微痛经，大便仍偏干，舌质淡，苔薄白稍腻，脉细沉。

方药：前方去桃仁、红花，熟地黄减至 15 g，川芎减至 10 g，增加益母草 15 g，继服 5 剂。

按语：该案患者外感寒邪，血为寒凝，冲任滞涩，血海不能按时满溢，故经期延后，量少；寒凝冲任，故经色黯；寒邪客于胞中，气血运行不畅，"不通则痛"，故小腹冷痛。然《景岳全书·妇人规·经脉类》有云："后期而至者，本属血虚。""凡阳气不足，血寒经迟者，色多不鲜，或色见沉黑，或涩滞而少。其脉或微，或细，或沉、迟、弦、涩。其脏气形气必恶寒喜暖。凡此者，皆无火之证。治宜温养血气，以大营煎、理阴煎之类加减主之"。故而虚实夹杂，治当攻补兼施。方中用生白术 30 g 乃阳教授临床用药经验。《本草纲目》又云："近世多用白术，治皮间风，止汗消痞，补胃和中，利腰脐间血，通水道，上而皮毛，中而心胃，下而腰脐，在气主气，在血主血，无汗则发，有汗则止，与黄芪同功。"阳教授临床喜用大剂量生白术投予阳虚便秘、中气不足之证，大剂量白术可健脾助运，化生气机。脾阳得健，阳郁得畅，瘀阻得通，值得借鉴。

病案二

患者：吴某，女，25 岁。

初诊：2021 年 3 月 10 日。

主诉：反复月经延后 1 年余。

病史：患者平素性格沉闷，寡于言笑，经期延后，量少有块，色暗，少腹胀痛。末次月经 2021 年 1 月 29 日，经期腰痛，经前乳房胀痛，白带量多、色黄，舌质淡、苔薄黄，脉弦细。血 β-HCG 阴性。

中医诊断：气滞血瘀，营阴亏损。

西医诊断：月经稀发。

治法：活血行滞，养阴调经。

方药：当归 20 g，川芎 10 g，白芍 15 g，熟地黄 15 g，麸炒白术 10 g，茯苓 15 g，木香 10 g，醋香附 15 g，益母草 15 g，川牛膝 15 g，泽兰 15 g，瞿麦 20 g，桃仁 10 g，红花 10 g。7 剂，每天 1 剂，开水冲

服 300 mL，早晚饭后温服。

患者后因工作调动离永，煎服中药不便，电话复诊予成药逍遥丸口服，上证减轻。

二诊：2021年6月20日。近3月余，月经如期而至，末次月经2021年6月9日，经量仍少，色红，痛经，经期烦躁，口苦，反酸，纳欠佳，舌淡、苔薄黄，脉弦细。

方药：前方去川牛膝、泽兰、瞿麦、桃仁、红花，加蒲公英15 g，海螵蛸15 g，北柴胡10 g，丝瓜络12 g，麸炒枳实15 g，玫瑰花6 g。继服7剂。

三诊：2021年6月27日。服药后口苦、反酸改善，另诉尿频、带下量多，色黄，舌淡、苔薄黄，脉弦细。

方药：守前方，加麸炒椿皮10 g，鸡冠花10 g，盐车前子15 g，继服7剂。

服药后月经于2021年7月8日来潮，量中，色红，诸证减轻。

按语：该案患者素禀沉郁，肝木难遂条达之性，气滞不能行血，经脉滞涩，久必成瘀，致经行后期，肝郁气滞，经脉壅阻，故少腹胀痛。瘀血内阻，延久不去，营阴暗耗，虚热内炽，故带下色黄。《金匮要略》谓："病者如热状，烦满、口干燥而渴，其脉反无热，此为阴伏，是瘀血也。"殆即指此。故治以化瘀通经为主，方用当归养血和血，香附、木香理气行血以止痛，桃仁、红花、泽兰、瞿麦、益母草、牛膝等，活血化瘀以通经。然阴血暗耗，通法同时不忘充养，故而投以四物汤。且汤、丸并投，缓急相济，病遂悉已。

病案三

患者：史某，女，25岁。

初诊：2021年3月15日。

主诉：反复月经延后2年。

病史：月经延后1周，末次月经2021年2月7日，月经量少，色淡红，经前烦躁，舌质淡，苔薄腻，脉细。尿HCG阴性。

中医诊断：阴血亏虚，肝脾失调。

西医诊断：月经稀发。

治法：益气养血，调补肝脾。

方药：当归20 g，熟地黄15 g，白芍15 g，川芎10 g，酒女贞子18 g，墨旱莲18 g，醋香附15 g，续断18 g，桑寄生18 g，益母草15 g，阿胶9 g，黄芪15 g，党参10 g，丹参20 g。7剂，每天1剂，开水冲服300 mL，早晚饭后温服。

二诊：2021年4月20日。服药后月经于2021年4月4日来潮，经量较前有所增加，色红，经前烦躁、痛经，舌质淡，苔薄白，脉细。

方药：守前方，去黄芪、党参、丹参，加麸炒白术10 g，茯苓10 g，泽泻15 g，乌药10 g，北柴胡10 g，玫瑰花6 g，继服7剂。

三诊：2021年5月21日。服药后月经于2021年5月2日来潮，经行5天。量较前增加，色红，经期自觉头面发热、厌油、食欲减退、腹满欲吐，经前乳房疼痛，睡眠欠佳，多梦，舌淡红，苔薄腻，脉细弦。

方药：前方去泽泻、玫瑰花，益母草、阿胶、黄芪，加蒲公英15 g，广藿香10 g，海螵蛸15 g，继服7剂。

服药半年后月经正常，余证减轻。

按语：经水者，阴血也，冲任主之，上为乳汁，下为月水。该案患者月经量少、后期，且伴烦躁、经前乳痛、厌油、纳差，血虚精亏、阴虚阳亢使然。唐容川云："女子主血，血从水化而为经……女子之经，血中有水，故经行前后俱有水浆为验。"古人辨证以经淡似水为气血俱亏，今仅水无血，以其色不能化赤，是血虚之甚者也。月经将行，气血即动，血虚则经脉不能充盈，气虚则无力推动，虚而致滞，故经行小腹疼痛。治宜补益精气血，以四物汤主方加减。四物汤方中以白芍养血，熟地黄添精，以静为养；血者阴类，其运在阳，故重用当归、川芎血中气药，以行为养，行血滞而具有温养流动之机。精血充足，血行通畅，自无疼痛之苦。后期患者厌油、食欲减退，故去一两味温性滋腻之品，酌加清热化浊药物，然不能以湿治，治湿必伤精耗血，有害无益。

病案四

患者：谭某，女，37岁。

初诊：2022年10月6日。

主诉：反复月经推后伴经量减少2年。

病史：月经后期，稀发量少，末次月经 2022 年 8 月 21 日，怕冷，腰胀痛，阴道干涩，白带量少，阴毛变白，烦躁，性欲减退，舌淡红，苔薄黄，脉细。既往检查提示卵巢早衰。

中医诊断：肾虚血枯。

西医诊断：月经稀发。

治法：温肾养阴，补血调经。

方药：当归 12 g，熟地黄 15 g，白芍 15 g，川芎 9 g，益母草 15 g，黄芪 15 g，醋香附 15 g，续断 18 g，盐菟丝子 15 g，炙淫羊藿 9 g，制巴戟天 12 g，酒女贞子 15 g，地肤子 20 g，菊花 12 g。7 剂，每天 1 剂，开水冲服 300 mL，早、中、晚饭后温服。

二诊：2022 年 10 月 18 日。服药后月经未复潮，仍腰痛，性欲减退，多梦，舌淡红，苔薄白，脉细。

方药：前方去地肤子、菊花，淫羊藿增至 12 g，加盐杜仲 18 g，首乌藤 30 g，月季花 6 g，继服 7 剂。

三诊：2022 年 11 月 3 日。服药后月经仍未复潮，怕冷改善，腰痛好转，带下增多，色白，夜寐多梦改善，双目干涩，视物模糊，舌淡红，苔薄白，脉细。

方药：前方去首乌藤、杜仲，加墨旱莲 15 g，制何首乌 30 g，木贼 10 g，谷精草 12 g，继服 7 剂。

四诊：2022 年 11 月 17 日。服药后双目干涩、视物模糊好转，月经于 2022 年 11 月 14 日来潮，量较以前有所增加，色红，经期小腹疼痛，舌淡红，苔薄白，脉细弦。

方药：前方去何首乌、木贼、谷精草，加桑叶 12 g，白芷 12 g，丝瓜络 9 g，乌药 9 g，继服 7 剂。

五诊：2023 年 2 月 24 日。近 3 个月一直服上方加减，月经来潮 2 次，经量较前增多，色红，经行 2～3 天，无腰腹疼痛。

方药：继服前方。

按语：该案患者月经后期、量少，伴阴道干涩，乃一派精血不足之象。而血枯经稀，犹如旱季河道干涸，一味疏浚并无益处。古人云：欲想通之，必先充之，冲任通盛，脉道满溢，则经候正常。血生于阳明，藏于厥阴，又经本于肾，故治疗上以充为主，肝脾肾三脏同调，方用四物汤养血调经。

然精为火宅，火衰则精与血皆衰，畏冷，性欲减退。张景岳曰："阳为发育之首"，同时指出"水为造化之原，火为万物之先"，所以养精血之中，必助以温润之药，含有冲和之气，寓有生发之机，始能畅达生理功能，故选淫羊藿、巴戟天等温润之品。巴戟天强阳益精，温而不燥，体质柔润，被誉为肾家阳药之驯良者。阴阳双补、阴中求阳，待阴生阳长，生理功能强盛，则月经按时来潮。

三、月经先后无定期

（一）病因病机

1.病因

本病的发病原因主要是肝肾功能失常，冲任失调，血海蓄溢无常。

2.病机

（1）肝郁：肝藏血，司血海，主疏泄。肝气条达，疏泄正常，血海按时满盈，则月经周期正常。若情志抑郁，或忿怒伤肝，则致肝气逆乱，疏泄失司，冲任失调，血海蓄溢失常；若疏泄太过，则月经先期而至，若疏泄不及，则月经后期而来。

（2）肾虚：肾为先天之本，主封藏，若素体肾气不足或多产房劳，大病久病，损伤肾气，肾气不充，开阖不利，冲任失调，血海蓄溢失常，遂致月经先后无定期。

（二）临床表现

月经不按周期来潮，提前或延后7天以上，经期正常，可伴有月经量少或月经量多，并连续出现3个周期以上。

（三）辅助检查

1.B超检查

B超检查可以反映子宫、卵巢及盆腔情况。

2.细胞学检查

细胞学检查可以检查卵巢功能及排除恶性病变。

3.活体组织检查

通过活体组织检查可以确定病变的性质，多用于肿瘤的诊断。

4.内分泌测定

内分泌测定可以测定垂体促性腺激素、催乳素，卵巢、甲状腺及肾上腺皮质分泌的激素。

5.X 线检查

子宫碘油造影可了解子宫内腔情况，有无黏膜下肌瘤或息肉，蝶鞍正侧位断层可了解有无垂体肿瘤。

6. 宫腔镜或腹腔镜检查

宫腔镜或腹腔镜检查可以观察子宫腔及盆腔器官的病变。

7.MRI 检查

通过 MRI 检查可以排除垂体腺瘤。

（四）辨证论治

1. 肝郁气滞

（1）症状：月经周期不定，经量或多或少，色紫红有块，经行不畅，胸胁、乳房以及小腹胀痛，脘闷不舒，时叹息，苔薄白或薄黄，脉弦。

（2）病机分析：肝郁气结，气机逆乱，冲任失司，血海蓄溢失常，故月经或先或后，经血或多或少；肝气郁滞，气机不畅，经脉不利，故经行不畅，色暗有块；肝郁气滞，经脉涩滞，故胸胁、乳房、少腹胀痛；气机不利，故精神郁闷，时欲太息；肝强侮脾，脾气不舒，失于健运，故嗳气食少；苔薄白或薄黄，脉弦，为肝郁之证。

（3）治法：疏肝解郁，和血调经。

（4）方药：逍遥散加减。柴胡疏肝解郁，薄荷助柴胡疏肝；当归、白芍养血柔肝；白术、茯苓、甘草健脾和中；炮姜温胃行气。全方重在疏肝理脾，肝气得舒，脾气健运，则经自调。

（5）加减：经来腹痛者，加香附、延胡索理气止痛；夹有血块者，加鸡血藤、益母草活血化瘀；肝郁日久化热者，加牡丹皮、栀子清热凉血；脘闷纳呆者，加枳壳、陈皮理气健脾；兼肾虚者，加桑寄生、女贞子、续断补肾。

2. 肾虚肝郁

（1）症状：经行或先或后，量少，色淡暗，质稀，头晕耳鸣，腰酸腿软，小便频数，舌淡，苔薄，脉沉细。

（2）病机分析：肾气虚弱，封藏失职，开阖不利，冲任失调，血海蓄溢失常，故经行先后无定期；肾为水火之脏，藏精主髓，肾气虚弱，水火两亏，精血虚少，则髓海不足，故经少，色淡暗，头晕耳鸣；腰为肾之外府，肾虚失养，则腰酸腿软；肾虚则气化失司，故小便频数。舌淡，苔薄，脉沉细，为肾虚之证。

(3) 治法: 补肾益气, 养血调经。

(4) 方药: 固阴煎加减。常用人参、熟地黄、山药、山茱萸、远志、炙甘草、五味子、菟丝子。

(5) 加减: 腰骶酸痛者, 酌加杜仲、巴戟天; 带下量多者, 加鹿角霜、沙苑子、金樱子; 肝郁肾虚者, 症见月经先后无定期, 经量或多或少, 平时腰膝酸软, 经前乳房胀痛, 心烦易怒, 舌暗红, 苔白, 脉弦细, 治宜补肾疏肝, 方用定经汤。

(五) 中医外治法

1. 针灸疗法

(1) 治法: 疏肝益肾, 调理冲任。

(2) 主经脉: 任脉、足太阴经穴。

(3) 处方: 关元、三阴交。肝郁, 则配肝俞、太冲; 肾虚, 则配肾俞、太溪。

(4) 操作: 毫针常规刺, 肾虚可灸。

2. 耳穴

于内生殖器、皮质下、内分泌、肝、脾、肾穴位处行毫针刺法或埋针法或压丸法。

病案选录

病案一

患者: 夏某, 女, 23 岁。

初诊: 2022 年 11 月 6 日。

主诉: 月经先后无定期半年。

病史: 月经先后无定期半年, 量偏少, 色黯红, 经行腹痛甚, 经前乳胀、焦虑。初潮 14 岁, 未婚育。末次月经 2022 年 9 月 24 日。平素带下量多, 色淡黄, 无异味, 小便稍黄。舌红, 苔薄黄, 脉弦细。

中医诊断: 肝郁气滞, 气血不调。

西医诊断: 月经失调。

治法: 疏肝行气, 活血调经。

方药: 醋北柴胡 9 g, 当归 18 g, 白芍 15 g, 炒白术 15 g, 醋香附 15 g，益母草 15 g，蒲黄 10 g，醋五灵脂 10 g，桃仁 9 g，红花 6 g，泽兰 15 g，川芎 15 g，瞿麦 20 g，7 剂，每天 1 剂，开水冲服 300 mL，早晚饭后温服。

二诊：2022 年 11 月 15 日，药后乳胀缓解，带下量减，经水未复，小腹胀不舒，大便转稀，舌红，苔薄黄，脉弦细。

方药：守前方，增益母草量至 30 g，加乌药 12 g，7 剂。

三诊：2022 年 11 月 30 日，服药后月经于 11 月 24 日复潮，经血色红，少块，经行腹痛较以往明显改善。舌红，苔薄黄，脉细。

方药：前方去蒲黄、五灵脂，加太子参 15 g，熟地黄 15 g。

服上方 20 余剂，患者月经恢复正常，经行腹痛好转，偶饮冷或受凉后轻微痛经。

按语：月经不定期，病因不一，但以肝郁的因素占多数，忽早忽迟，参差不一，盖肝郁能影响气血，气为血帅，气行则血行，气郁则血滞。治疗用柴胡、香附以疏肝理气，归、芎、芍调经养血，使郁滞之经水得以通畅，消除量少且腹痛之象，白术健脾，益母草、失笑散、桃仁、红花、泽兰活血祛瘀调经，更添瞿麦利尿通淋、活血通经。服药后经水复至，痛经得缓疼。患者肝血虚亏，久病及肾，肾水不足，不能涵木，肝木郁而偏亢，以当归调经养血，白芍、熟地黄以补肾阴，太子参健脾益气以充气血之源，标本并治。

病案二

患者：代某，女，35 岁。

初诊：2022 年 10 月 2 日。

主诉：月经紊乱伴经行腹痛 1 年。

病史：月经先后不定，量少，色黯淡，经行腹痛，末次月经 2022 年 10 月 1 日。口干苦，眠浅、易醒，腰膝酸软，舌淡红，苔薄白稍腻，脉弦细。

中医诊断：肾虚肝郁。

西医诊断：月经失调，继发性痛经。

治法：补肾疏肝调经。

方药：党参 9 g，黄芪 18 g，麸炒白术 10 g，陈皮 10 g，北柴胡 9 g，当归 12 g，益母草 15 g，熟地黄 15 g，醋香附 15 g，续断 18 g，盐杜仲 18 g，盐菟丝子 15 g，月季花 6 g，炙甘草 6 g，7 剂，每天 1 剂，开水冲服 300 mL，早、中、晚饭后温服。

二诊：2022 年 10 月 10 日，痛经好转，又诉食欲欠佳。

方药：守前方加炒麦芽 30 g，继服 10 余剂。电话随访，经水已调。

按语：月经先后不定，责之于肝、脾、肾。肝主疏泄，肝郁气滞能阻碍肾阳活动，影响肾藏精的功能，而肾阳不足又加重肝郁，使疾病缠绵难愈。《傅青主女科·调经》云："夫经水出诸肾，而肝为肾之子，肝郁则肾亦郁矣；肾郁而气必不宣，前后之或断或续，正肾之或通或闭耳；或曰肝气郁而肾气不应，未必至于如此。殊不知子母关切，子病而母必有顾复之情，肝郁而肾不无缱绻之谊。肝气之或开或闭，即肾气之或去或留，相因而致，又何疑焉。治法宜舒肝之郁，即开肾之郁也，肝肾之郁既开，而经水自有一定之期矣。"肝病可克脾土，使脾生化气血、统血摄血功能失常。治疗重在调整月经周期，针对病情采用调肝、补肾、健脾等法以达到调理肝、脾、肾、气血、冲任，使周期恢复正常。

四、月经过少

（一）病因病机

1.病因

本病发病有实有虚，虚者精亏血少，冲任气血不足，经血乏源；实者寒凝痰瘀阻滞，冲任气血不畅。

2.病机

（1）肾虚：禀赋不足，或房劳过度，或产多乳众，肾气受损，精血不充，冲任血海亏虚，经血化源不足，以致经行量少。

（2）血虚：素体血虚，或久病伤血、营血亏虚，或饮食劳倦、思虑过度伤脾，脾虚化源不足，冲任血海不充，遂致月经量少。

（3）血瘀：感受邪气，邪与血结成瘀；或素多忧郁，气滞血瘀，瘀阻冲任，血行不畅，致经行量少。

（4）痰湿：素多痰湿，或脾虚湿聚成痰，冲任受阻，血不畅行而经行量少。

（二）临床表现

经量明显减少，甚或点滴即净，或月经期少于 2 天，月经周期正常，也可伴月经周期异常，如月经先期、月经后期、月经先后无定期，常与月经后期并见。

（三）辅助检查

（1）妇科内分泌激素测定对高催乳素血症、高雄激素血症、卵巢功能衰退等疾病的诊断有参考意义。

（2）超声检查可以了解子宫大小、内膜厚度、形态有无异常，重点排除宫腔粘连、宫颈粘连、子宫内膜结核等器质性病变。

（3）宫腔镜对子宫内膜结核、子宫内膜炎或宫腔粘连等有诊断意义。

（四）辨证论治

1. 血瘀

（1）症状：经行涩少，色紫暗，有血块；小腹胀痛，血块排出后胀痛减轻；舌紫暗，或有瘀斑、瘀点，脉沉弦或沉涩。

（2）病机分析：瘀血内停，冲任阻滞，故经行涩少，色紫暗，有血块，小腹胀痛；血块排出则瘀滞稍通，故胀痛减轻。舌紫暗，或有瘀斑、瘀点，脉涩，为瘀血内停之证。

（3）治法：活血化瘀调经。

（4）方药：桃红四物汤加减。桃仁、红花、川芎活血祛瘀；当归养血调经，活血止痛；白芍养血柔肝；熟地黄补血滋阴。全方有活血化瘀、养血调经之效。

（5）加减：小腹胀痛者，加路路通、红藤、忍冬藤活血通络；小腹冷痛者，加肉桂、小茴香以温经止痛；神疲乏力者，加党参、白术、黄芪健脾益气。

2. 血虚

（1）症状：经来血量渐少，或点滴即净，色淡，质稀；或伴小腹隐痛，头晕眼花，心悸怔忡，面色萎黄；舌淡红，脉细。

（2）病机分析：气虚血少，冲任血海不盈，故月经量少，甚或点滴即净；血虚赤色不足，精微不充，故色淡，质稀；血虚胞宫失养，则小腹隐痛；血虚不能上荣，则面色萎黄；血虚不能养心，则心悸怔忡。舌淡，脉细，亦属血虚之证。

（3）治法：养血益气调经。

（4）方药：滋血汤加减。四物汤补营养血；人参、山药、黄芪、茯苓益气健脾，以资气血生化之源，使气生血长。气充血足则经血调。

（5）加减：面色苍白者，重用黄芪，加鸡血藤以益气生血；经来点滴即止者，属经血亏少，乃闭经之先兆，宜加枸杞子、山茱萸、丹参、香附，以滋养肝肾，填精益血，活血调经。

3. 肾虚

（1）症状：经量素少或渐少，色暗淡，质稀，腰膝酸软，头晕耳鸣，足跟痛，或小腹冷，或夜尿多，舌淡，脉沉弱或沉迟。

（2）病机分析：肾气亏虚，精血不足，冲任血海亏虚以致经量素少或渐少，且经色暗淡，质稀；肾虚腰膝失养，则腰膝酸软，足跟痛；精亏血少脑髓不充，故头晕耳鸣；胞系于肾，肾阳不足，胞失温煦，故小腹冷；肾虚膀胱之气不固，气化失常，故夜尿多。舌淡，脉沉弱或沉迟，亦系肾气不足之证。

（3）治法：补肾益精，养血调经。

（4）方药：归肾丸加减。菟丝子、杜仲补益肾气；熟地黄、山茱萸、枸杞子滋肾养肝；山药、茯苓健脾和中；当归补血调经。全方肾阴阳双补，兼顾肝脾，重在益精养血。

（5）加减：小腹凉，夜尿多，手足不温者，加益智仁、巴戟天、淫羊藿温补肾阳；五心烦热，颧红者，加女贞子、白芍、龟甲等滋补阴血。

（五）中医外治法

1. 体针

（1）主穴：①肝俞、肾俞、脾俞、次髎、天枢、子宫。②魂门、章门、胃俞、血海、中脘、关元、水道。

（2）配穴：血虚者加足三里、意舍，肾虚者加命门、三阴交，瘀滞胞宫加期门、膈俞，痰湿阻滞加丰隆、阴陵泉，功能失调性子宫出血病加气海、意舍，多囊卵巢综合征加丰隆，卵巢早衰加上髎，人流手术后宫腔粘连加中极，大失血后加地机，头晕眼花者加足三里、完骨，腰脊酸软者加命门，经血色黯、有血块者加膈俞，带多黏稠者加中极、白环俞。

2. 耳穴埋藏

取肾、子宫、内分泌区，以油菜籽、磁石，耳针埋穴，每天自按3次，每次3分钟。

病案选录

病案一

患者：韩某，女，28岁。

初诊：2023年11月5日。

主诉：月经量少伴经行腹痛半年。

病史：月经量少，色暗红，有血块，经行腹痛甚，经前乳房胀痛，末次月经2022年11月4日，烦躁，舌淡红，苔薄白，脉细弦。

中医诊断：血瘀气滞，正值经期。

西医诊断：月经失调，继发性痛经。

治法：活血行气，化瘀通经，攻补兼施。

方药：当归12 g，白芍15 g，川芎9 g，醋香附15 g，益母草15 g，木香10 g，乌药12 g，枳壳12 g，川牛膝10 g，桃仁10 g，红花6 g，玫瑰花6 g，月季花6 g，7剂，每天1剂，开水冲服300 mL，早晚饭后温服。

二诊：2022年11月23日。服药后经量增加，痛经减轻，舌淡红，苔薄白，脉细弦。

方药：守原方，加丝瓜络12 g，继服7剂。

按语：该案患者经量少而不畅，夹紫黑血块，腹痛甚，诸系血瘀气滞，冲任不畅之证。《黄帝内经》云："血实宜决之。"方用香附、川芎、枳壳、乌药、玫瑰花等理气疏肝，使气行血行；当归、桃仁、红花、木香、月季花等活血化瘀，通经止痛；佐以益母草调经；牛膝引血下行，以通地道。古人谓：实证易治，虚证难疗，信也。《神农本草经》记载："芍药，味苦平，主邪气腹痛，除血痹，破坚积寒热，疝瘕，止痛，利小便，益气。"白芍养阴敛肝，柔肝止痛。诸药共用，活血调经，互制其偏。

病案二

患者：杨某，女，33岁。

初诊：2022年8月3日。

主诉：人流术后月经量少半年。

病史：人流术后月经量少半年，周期正常，行经1天，色淡，末次月经 2022 年 7 月 22 日，喜熬夜，眼干涩，舌淡红，苔薄白，脉细弱。

中医诊断：气血亏虚，肝肾不足。

西医诊断：月经失调，宫腔粘连。

治法：益气养血，补益肝肾。

方药：当归 20 g，熟地黄 15 g，川芎 10 g，白芍 15 g，黄芪 30 g，党参 12 g，续断 18 g，桑寄生 18 g，菟丝子 15 g，醋香附 15 g，益母草 15 g，制何首乌 12 g，枸杞子 15 g，菊花 12 g，炙甘草 3 g，7 剂，每天 1 剂，开水冲服 300 mL，早晚饭后温服。嘱规律作息。

二诊：2022 年 8 月 11 日。服药后眼干涩有所改善，诉眠差多梦、早醒，舌淡红，苔薄白，脉细弦。

方药：守原方，加炒酸枣仁 20 g，知母 15 g，葛根 30 g，丝瓜络 12 g，继服 7 剂。月经于 2022 年 8 月 21 日来潮，经量明显增加，经行 2 天，诸证减轻。守方服药巩固疗效。

按语：月经过少早在晋代王叔和《脉经·平妊娠胎动血分水分吐下腹痛证》中有"经水少"的记载，认为其病机为"亡其津液"。金代《素问病机气宜保命集·妇人胎产论》以"四物四两加熟地黄、当归各一两"，治疗"妇人经水少血色和者"。《证治准绳·女科·调经门》指出："经水涩少，为虚为涩，虚则补之，涩则濡之"。该案患者喜熬夜，易伤精血，日久则血虚精亏，加之人流术直接损伤肾精肾气，影响气血生化，任脉血海空虚；胞宫为金刃损伤，瘀血内阻经脉，致新血生化受阻，血海不充而致月经过少。故阳教授以补肾为主，平调阴阳，还应理气活血，熟地黄、枸杞子滋补肾阴，菟丝子温补肾阳，桑寄生、续断补肝肾、强筋骨，当归、白芍益血生精，黄芪配当归益气养血，党参健脾补血，川芎、鸡血藤、益母草活血化瘀，香附疏肝调畅气机，加菊花清肝明目。复诊为经前期，故增加活血通经之品，并加安神药改善患者睡眠。

病案三

患者：聂某，女，42 岁。

初诊：2022 年 9 月 15 日。

主诉：月经量少 1 年余。

病史：月经量少 1 年有余，末次月经 2022 年 8 月 27 日，色黯淡，头晕耳鸣，经期烦躁。经后腰膝酸软，气坠、疲乏，阴道干涩，白带色黄，胃脘隐痛，纳食欠佳，夜寐差，舌淡红，苔薄腻，脉细。

中医诊断：肾精不足，气血亏虚，肝肾不调。

西医诊断：卵巢储备功能低下。

治法：滋血养精，调补肝肾，标本兼治。

方药：黄芪30 g，当归12 g，麸炒白术10 g，陈皮10 g，升麻6 g，北柴胡9 g，醋香附15 g，益母草15 g，酒女贞子15 g，墨旱莲15 g，盐杜仲18 g，续断18 g，烫骨碎补15 g，蒲公英15 g，乌药12 g，鸡血藤30 g，葛根30 g，首乌藤30 g，芦根15 g，7剂，每天1剂，开水冲服300 mL，早、中、晚饭后温服。

二诊：2022年9月28日。服药后诸证有所减轻，舌淡红，苔薄腻，脉细。效不更方，继服7剂。

按语：医家傅青主认为"经水出诸肾"。肾为先天之本，主藏精，精血同源，精血互化，肾精是精血的主要来源，且肾气充盛是天癸至的先决条件，天癸主月经的来潮与枯竭。若肾精不盈则经水乏源，肾气不充则天癸易竭，初则经迟血少，久则经闭血枯，故《医学正传·妇人科》："月经全借肾水施化，肾水既乏，则经血日益干涸……渐而至于闭塞不通。"肝藏血而主疏泄，有疏达气机与调节血量的作用，肝的疏泄功能对月经的周期和经量的变化有重要影响，故叶天士有"女子以肝为先天"之论。肝气条达，则气血流畅，血海按时满溢，经量正常，届时而下，若肝气郁结，疏泄失司，阴血不得下济冲任，而致经水量少。葛根辛甘性凉，多用以治疗外感病有解肌退热之功，有研究报道葛根对于妇科月经及绝经前后诸症亦有较好的疗效，现代研究证明粉葛具有改善微循环，降低血管阻力，使血流量增加，同时具有大量的植物雌激素样作用。阳教授应用葛根治疗月经过少疗效斐然。

五、经期延长

（一）病因病机

1.病因

本病多由气虚冲任不固；或热扰冲任，血海不宁；或湿热蕴结冲任，扰动血海；或瘀阻冲任，血不循经所致。

2.病机

（1）气虚：素体虚弱，或饮食劳倦、思虑过度伤脾，中气不足，冲任不固，不能制约经血，以致经期延长。

（2）阴虚内热：素体阴虚，或久病伤阴，或多产房劳致阴血亏耗，阴虚内热，热扰冲任，血海不宁，经血妄行，致经期延长；或因阳盛血热，经量多且持续时间长，热随血泄，阴随血伤而渐致虚热者。

（3）湿热蕴结：经期产后，血室正开，失于调摄，或不禁房事，或湿热之邪乘虚而入，湿热蕴结冲任，扰动血海，致经行时间延长。

（4）血瘀：素性抑郁，或恚怒伤肝，气郁血滞；或外邪客于子宫，邪与血相搏成瘀，瘀阻冲任胞宫，血不循经，致经期延长。

（二）临床表现

月经周期基本正常而经期超过7天以上，甚或半月方净，或伴有经量增多。

（三）辅助检查

1.血常规、凝血时间检查

通过血常规、凝血时间检查，可以排除由于血液疾病而引起的凝血功能障碍，从而造成的月经时间延长。

2.妇科检查

通过妇科检查，可以了解宫颈、阴道局部是否有赘生物。

3.双合诊检查

通过双合诊检查，可以了解子宫是否有压痛或盆腔是否有炎症。

4.B超检查

通过B超检查，可以了解子宫内膜的情况，了解盆腔、子宫是否有肿瘤。根据具体检查结果，必要时可以做诊断性刮宫。

（四）辨证论治

1.血瘀

（1）症状：经行时间延长，量或多或少，经色紫暗，有块；经行下腹疼痛，拒按；舌质紫暗或有瘀点，脉弦涩。

（2）病机分析：瘀血阻于冲任，新血不得归经，故经行时间延长，量或多或少；瘀阻冲任，气血运行不畅，不通则痛，故经行小腹疼痛，拒按，经色紫暗，有块；舌暗或有瘀点，脉涩，亦为血瘀之证。

（3）治法：活血祛瘀，理冲止血。

（4）方药：桃红四物汤合失笑散加减。

（5）加减：兼见口渴心烦，大便干结，舌暗红，苔薄黄者，为瘀热之证，酌加生地黄、黄芩、益母草以清热化瘀止血；小腹冷痛者，加炮姜、小茴香温经化瘀。

2. 气虚

（1）症状：经血过期不净，量多，色淡，质稀；倦怠乏力，气短懒言，小腹空坠，面色㿠白；舌淡，苔薄，脉缓弱。

（2）病机分析：气虚冲任不固，经血失于制约，故经行过期不净，量多；气虚火衰不能化血为赤，故经色淡，质稀；中气不足，阳气不布，故倦怠乏力，气短懒言，小腹空坠，面色㿠白。舌淡，苔薄，脉缓弱，均为气虚之证。

（3）治法：补气摄血，固冲调经。

（4）方药：举元煎加阿胶、艾叶、乌贼骨。举元煎补气升提摄血，阿胶养血止血，艾叶暖宫止血，乌贼骨固冲止血。全方共奏补气升提、固冲止血之效。

（5）加减：脾肾同病，腰膝酸痛，头晕耳鸣者，酌加桑寄生、续断、补骨脂、覆盆子以补肾益精，固肾止血；食少纳呆者，加砂仁、陈皮以醒脾和胃。

3. 血热

（1）症状：经期时间延长，量少，色鲜红，质稠，咽干口燥，或见潮热颧红，或手足心热，舌红，苔少，脉细数。

（2）病机分析：阴虚内热，热扰冲任，冲任不固，经血失约，故经行时间延长；阴虚血少，血为热灼，故经量少，经色鲜红，质稠；虚火灼津，津液不能上乘则咽干口燥。潮热颧红，手足心热，舌红，苔少，脉细数均为阴虚内热之证。

（3）治法：养阴清热，凉血调经。

（4）方药：两地汤合二至丸加减。两地汤滋阴壮水以平抑虚火；二至丸滋养肝肾而止血。全方共奏滋阴清热、止血调经之效。

（5）加减：倦怠乏力，气短懒言者，乃气阴两虚，酌加党参、黄芪、山茱萸气阴双补以止血；咽干口渴者，加麦冬、石斛养阴生津。

（五）中医外治法

1. 针灸疗法

（1）针刺疗法。①基本治则：以固冲止血调经为基本治则。②基本处方：关元、气海、断红、三阴交。③辨证加减：气虚型配足三里、脾俞；虚血瘀型配太冲、血海。④操作：毫针常规刺，气虚型用补法，最宜加用艾灸，可以针灸并用，也可仅用灸法，虚热型用平补平泻法，血瘀型用泻法，可以加用刺血法。针刺关元、气海小腹部穴位时应先排空小便，针尖宜略斜向会阴部，一是加针强感反应以提高疗效，二是降低针刺风险性。一般于月经前 5 ～ 7 天开始治疗，每天 1 次，每次 20 ～ 35 分钟，每 5 ～ 10 分钟行针 1 次。行经期间不停针，至月经结束为 1 个疗程。若经行时间不能掌握，可于月经干净之日起针灸，隔天 1 次，直到月经来潮。连续 3 ～ 5 个月经周期。

（2）灸法。①基本处方：脾俞、三阴交、隐白。②辨证加减：气虚型者配气海，虚热型配肾俞，血瘀型者配血海。③操作：于月经来潮时开始治疗，至月经结束，每天 1 次，每穴灸 20 分钟，一般 3 个月经周期即可恢复正常。

2. 耳针疗法

（1）基本处方：卵巢、子宫、内分泌、皮质下、脾、肝。

（2）操作：每次选 3 ～ 4 穴，留针 15 ～ 30 分钟，留针期间行 2 ～ 3 次，或用王不留行籽贴压，隔天 1 次。

病案选录

病案一

患者：罗某，女，49 岁。

初诊：2022 年 2 月 14 日。

主诉：进行性痛经伴经量增多 5 年。

病史：月经量多数年，有血块，痛经明显，逐年加重。末次月经 2022 年 1 月 28 日，平素下腹部隐痛，头面油腻，口干苦，易紧张，舌暗，苔薄白腻，脉弦。既往子宫腺肌症病史。

中医诊断：瘀阻冲任，兼夹湿热。

西医诊断：月经过多，子宫腺肌病。

治法：活血清热，化瘀止血。

方药：当归 15 g，川芎 10 g，白芍 15 g，北柴胡 10 g，茯苓 10 g，麸炒白术 10 g，醋香附 15 g，益母草 15 g，乌药 12 g，大血藤 20 g，败酱草 20 g，生蒲黄 10 g，醋五灵脂 10 g，鬼箭羽 6 g，炙甘草 6 g，7 剂，每天 1 剂，开水冲服 300 mL，早晚饭后温服。

二诊：2022 年 2 月 20 日。服药后仍有下腹隐痛，口干苦得缓，又诉眼干涩，纳呆，舌暗，苔薄白腻，脉弦。

方药：守前方，加山楂 30 g，菊花 12 g，芦根 15 g，继服 7 剂。

三诊：2022 年 3 月 6 日。服药后末次月经 2022 年 2 月 22 日，量多好转，仍痛经，舌暗，苔薄白，脉弦。

方药：前方去当归、川芎，加醋三棱 10 g，醋莪术 15 g，继服 14 剂。

电话回访，患者平素下腹隐痛好转，经量有所减少，痛经得缓。

按语：该案患者经水过多，究其根本为瘀阻冲任，新血不能归经而妄行所致。隋代巢元方在《诸病源候论•妇人杂病•月水来腹痛候》提到："妇人月水来腹痛者，由劳伤血气，以致体虚，受风冷之气客于胞络，损伤冲任之脉"，详细论述了痛经的病因病机。阳教授认为，妇人以血为本，经期产后外感寒邪，或过食寒凉，寒搏于血，血因寒凝，运行涩滞，冲任受阻，不通则痛为痛经的基本病机。该患者情志易紧张，郁结于内，肝气不舒，投以逍遥散合失笑散方加减，故而收效。

病案二

患者：欧某，女，30 岁。

初诊：2021 年 9 月 3 日。

主诉：反复经期延长半年。

病史：经期延长，经期 7～10 天，末次月经 2021 年 8 月 27 日，淋漓不尽，量偏多，色淡红，怕冷，手脚冰凉，小腹冷，易感冒，带下量多，色白质稀，多梦，舌质淡红，苔薄腻，脉弦细。

中医诊断：气虚兼阳虚。

西医诊断：异常子宫出血。

治法：补气温阳，摄血固冲，分期论治。

方药：当归 15 g，川芎 10 g，白芍 15 g，麸炒白术 10 g，茯苓 10 g，泽泻 15 g，黄芪 30 g，防风 10 g，盐小茴香 9 g，醋香附 15 g，益母草 15 g，首乌藤 30 g，生甘草 6 g，5 剂，每天 1 剂，开水冲服 300 mL，早晚饭后温服。

二诊：2021 年 9 月 17 日，月经淋漓好转，带下量减少，多梦改善，经行小腹痛，舌质淡红，苔薄白微腻，脉弦细。

方药：守前方，加续断 18 g，乌药 10 g，玫瑰花 6 g，继服 7 剂。

三诊：2021 年 10 月 15 日，末次月经 2021 年 9 月 28 日，经间期少量出血，量少色黯，舌淡红，苔薄白，脉细。

方药：前方去玫瑰花，加桑寄生 18 g，墨旱莲 15 g，女贞子 15 g，熟地黄 15 g，继服 7 剂。

随访 3 个月，月经正常。

按语：《沈氏女科辑要笺正·淋漓不断》曰"经事延长，淋漓不断，下元无固摄之权，虚象显然。良甫谓经行交合一层，亦因扰动冲任，有开无阖，皆宜封锁滋填，气血并补。"阳教授认为，经期延长主要病机在于肾虚血瘀，肾虚以肾气虚与肾阳虚为临证常见之证，或兼湿兼热。该案患者因气虚冲任不固，经血失于制约，故经行量多；气虚火衰不能化血为赤，故经色淡；阳虚不能温煦胞宫，故怕冷、手脚冰凉、小腹冷；命门火衰，封藏失职，精液滑脱而下，故带下量多色白质稀。经行末期，阴精已开始滋长，取"阴中求阳"，与补肾养阴药相结合，边滋阴边祛瘀，通补兼施，故而收效。

病案三

患者：徐某，女，14 岁。

初诊：2023 年 1 月 18 日。

主诉：反复经期延长 1 年有余。

病史：经期延长，平均行经 12 天，12 岁初潮，月经周期基本正常，色鲜红，量偏多。平素喜食干辣之品。末次月经 2023 年 1 月 4 日至今。唇干，偶流鼻血，神疲，纳少，舌红，苔薄白，脉细，右弦数。

中医诊断：气阴两虚，阴虚血热。

西医诊断：异常子宫出血。

治法：气阴双补，调经止血。

方药：黄芪 30 g，人参 6 g，当归 10 g，麸炒白术 10 g，陈皮 10 g，升麻 6 g，北柴胡 6 g，桑寄生 30 g，续断 18 g，醋香附 15 g，益母草 15 g，墨旱莲 30 g，酒女贞子 18 g，仙鹤草 30 g，炙甘草 6 g，7 剂，每天 1 剂，开水冲服 300 mL，早晚饭后温服。

二诊：2023 年 1 月 25 日。经量减，舌红，苔薄白，脉细。

方药：守前方，继服 7 剂。

三诊：2023 年 2 月 2 日。经量明显减少，纳少，食欲不佳，舌红，苔薄白，脉细。

方药：守前方，加广藿香 10 g，麦芽 30 g，继服 7 剂。

四诊：2023 年 3 月 6 日。服上药后血止，食欲渐增。末次月经 2022 年 2 月 28 日至今，口干苦，月经量偏多，色鲜红，舌红，苔薄白，脉细。

方药：前方去二至、仙鹤草，加芦根 15 g，生地黄 15 g，川芎 6 g，黄柏 6 g，知母 9 g，继服 7 剂。

2023 年 3 月 12 日其母亲来电，诉其服药第 3 天血止，继续服完口干苦改善。嘱其少食干辣，健康饮食。

按语：该案患者初潮 2 年，肾气初盛未实，肾虚固摄无权，故经量偏多，久之阴血亏耗。其舌红，苔薄白，脉细，右弦数是阴虚有热之象。阴血不足，肝热偏盛，热通冲任妄行，如此周而复始，热益盛阴更虚。故欲调其经事，补益肾气以固摄冲任，滋阴壮水以平抑虚火，滋养肝肾以止血，此是治本之道。如《名医类案·卷十一·经水》中所述："一女年十五，脉弦而大，不数，形肥，初夏时倦怠，月经来时多，此禀受弱，气不足摄血也，以白术钱半，生芪、陈皮各一钱，人参五钱，炒柏三分。"。

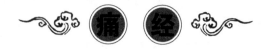

痛 经

一、病因病机

（一）病因

痛经主要是由于气血运行不畅，冲任阻滞所致，经水为血所化，气为血帅，血随气行。若气血调和，则经行通畅，自无疼痛之意；若气滞血瘀，或寒湿凝滞，郁热瘀结，或气虚血少，均可导致不通则痛。气血运行不畅之机制，有虚有实。临床上常见有气滞血瘀，寒凝胞中，湿热下注，气血虚弱，肝肾虚损等证候。而以虚者较少，实者多见，也有因子宫发育不良、畸形或子宫位置过度不正等而发生痛经的。

（二）病机

1.气滞血瘀

素多抑郁，经期或经期前后复伤于情志刺激，精神紧张，肝气更为怫郁，肝失条达，郁则气滞，气滞则血亦瘀滞，而致气机不利，经血运行不畅，滞于胞中，而发为痛经。

2.寒凝胞中

多因经期冒雨、涉水、游泳，或经水临行贪食生冷，内伤于寒，或过于贪凉，或久居湿地，风冷寒湿客于胞宫、胞脉，血为寒凝；或素禀阳虚，阴寒内盛，冲任虚寒，致使经水运行迟滞，均可使血滞不行，留聚而痛。

3.湿热下注

宿有湿热内蕴，疏注下焦，阻滞胞中；或于经期、产后（包括堕胎、小产后）而感湿热之邪，稽留于冲任；或蕴结于胞宫，湿热与经血相搏结，经行涩滞，故发生痛经。

4. 气血虚弱

脾胃素弱，化源不足，或大病久病，气血俱虚，冲任气血虚少，行经以后，血海空虚，胞脉失于濡养，兼之气虚血滞，经血运行乏力，故发痛经。

5. 肝肾虚损

多因禀赋素弱，先天不足，肝肾本虚；或因房事不节，产育过多，肝肾亏损，导致精亏血少，冲任不足，胞脉失养，行经之后，血海更虚，不能濡养胞宫、胞脉，而致痛经。

二、临床表现

腹痛多发生在经行前1～2天，行经第1天达高峰，疼痛多呈阵发性、痉挛性，或呈胀痛或伴下坠感。疼痛常可放射至腰骶部、肛门、阴道及大腿内侧。痛甚者可伴面色苍白，出冷汗，手足发凉，恶心呕吐，甚至昏厥等。也有少数于经血将净或经净后1～2天始觉腹痛或腰腹痛者。

三、辅助检查

（一）盆腔超声检查

盆腔超声检查有助于诊断子宫内膜异位症、子宫腺肌病、盆腔炎性疾病，排除妊娠、生殖器肿瘤等。

（二）血常规检查

通过血常规检查，了解白细胞计数是否增高，有助于诊断盆腔炎性疾病。

（三）妇科检查

功能性痛经者，检查多无明显异常，部分患者可见子宫体极度屈曲或宫颈口狭窄。子宫内膜异位症者多有痛性结节，或伴有卵巢囊肿；子宫腺肌病者子宫多呈均匀性增大，或伴有压痛；盆腔炎性疾病可有子宫或附件压痛等征象；有妇科手术史者，多有子宫粘连、活动受限等。

四、辨证论治

（一）寒凝血瘀

1. 症状

经期小腹绞痛或冷痛，喜热熨，轻按则舒，重按痛甚，经色紫黯，经水量少，质有血块，或如黑豆汁，伴身痛，脘胀呕恶，肢冷畏寒，苔白腻，脉沉紧。

2.病机分析

经期产后，感受寒邪，或过食寒凉生冷，寒客冲任，与血搏结，以致气血凝滞不畅，经前、经时气血下注冲任，胞脉气血更加壅滞，不通则痛，故使痛经。

3.治法

温经散寒，化瘀止痛，佐燥湿化浊之品。

4.方药

少腹逐瘀汤加味。本方包括小茴香、延胡索、没药、当归、川芎、肉桂、赤芍、蒲黄、炒五灵脂、苍术、茯苓、干姜。

（二）脾肾不足

1.症状

经行腹痛，喜温喜按，经色黯，有血块，腰酸痛，经期大便稀溏，白带量多，面部痤疮，舌质淡，苔薄白，脉细尺弱。

2.病机分析

脾肾不足，胞脉失养，血行不畅，冲任失调。

3.治法

健脾补肾、活血行气止痛。

4.方药

当归、熟地黄、麸炒白术、茯苓、川芎、赤芍、醋香附、酒女贞子、墨旱莲、醋五灵脂、生蒲黄、乌药、皂角刺、生甘草。

五、中医外治法

（一）针灸疗法

1.针刺疗法

（1）实证：毫针泻法，寒邪甚者可用艾灸。①主穴：三阴交、中极。②配穴：寒凝者加归来、地机，气滞者加太冲，腹胀者加天枢、气海穴，胁痛者加阳陵泉、光明，胸闷者加内关。

（2）虚证：毫针补法，可加用灸法。①主穴：三阴交、足三里、气海。②配穴：气血亏虚者，加脾俞、胃俞；肝肾不足者，加太溪、肝俞、肾俞；头晕耳鸣者，加悬钟。

2. 艾灸疗法

（1）适应证：寒凝血滞，经络痹阻的痛经。

（2）操作方法：嘱患者取平卧位，充分暴露穴位。施灸时，将艾条悬放在距离穴位一定高度进行熏烤，一般距离皮肤 2～3 cm，也可使用艾灸箱放置艾条，使患者局部有温热感而无灼痛为宜，每处灸 10～15 分钟，以皮肤出现红晕为度。也可以生姜、盐、附子将艾炷与腧穴隔开进行施灸。

（二）贴敷疗法

1. 适应证

寒凝、气滞、血瘀型痛经，经期及非经期均可应用。

2. 操作方法

（1）敷脐法：疏经散，取蒲黄、五灵脂、丹参、香附、乌药，研细粉备用。治疗时，取药粉适量与白酒共调成膏，敷于脐中，外盖纱布固定。经前 3 天开始，经净停用。

（2）穴位贴敷。①药物：蒲黄、五灵脂、三棱、莪术、乌药、延胡索、香附等。②取穴：主要有关元、神阙、气海、中极，或者直接覆盖小腹大部分穴位。③患者取舒适体位，充分暴露敷药部位或穴位，注意保暖。敷药局部应做清洁处理，将调制好的药物平摊于棉垫上或纱布上，并在药物上面加一大小相等的棉纸或纱布。④将药物敷于患处或穴位，用胶布或绷带固定。⑤敷药后，应询问患者有无瘙痒难忍之感，并观察局部有无皮疹、水疱等变态反应。若出现变态反应，应停止敷药。

（三）推拿疗法

1. 适应证

各种证型的痛经。

2. 操作方法

本病的推拿多采用腹部和腰骶部联合推拿法。先嘱患者俯卧位，在腰背部施以揉法 5～10 分钟，使局部发热；以拇指点按患者第 1～5 腰椎棘突旁或阿是穴 5～10 分钟，以疼痛明显减轻为度。再嘱患者仰卧位，在腹部采用振法 20～30 分钟，以腹部发热为度，点按气海、关元、三阴交穴各 2～3 分钟，以酸胀为度。治疗时间为每次月经前 1 周开始治疗 3～5 天，连续治疗 3 个月为 1 个疗程。

病案选录

病案一

患者：张某，女，18岁。

初诊：2021年1月2日。

主诉：经行腹痛3年。

病史：痛经3余年，经期4～5天，经量少，色黯，有血块，末次月经2020年12月31日，小腹冷痛，得温即减，舌淡黯，苔薄白，脉弦细。

中医诊断：寒凝血瘀，血行不畅。

西医诊断：原发性痛经。

治法：温经散寒，化瘀止痛。

方药：肉桂6 g，干姜6 g，细辛6 g，盐小茴香10 g，乌药10 g，当归15 g，川芎10 g，白芍15 g，香附15 g，醋延胡索18 g，制吴茱萸6 g，益母草15 g，生蒲黄10 g，醋五灵脂15 g，炙甘草6 g，7剂，每天1剂，开水冲服300 mL，早晚饭后温服。

二诊：2021年1月25日，患者诉服药后痛经缓解，本次经前再来求药调理，舌淡黯，苔薄白，脉弦细。

方药：前方去失笑散，加桃仁10 g，红花10 g，继服7剂。

按语：隋代巢元方在《诸病源候论•妇人杂病•月水来腹痛候》提到"妇人月水来腹痛者，由劳伤血气，以致体虚，受风冷之气客于胞络，损伤冲任之脉"，详细论述了痛经的病因病机。阳教授认为，妇人以血为本，经期产后外感寒邪，或过食寒凉，寒搏于血，血为寒凝，运行涩滞，冲任受阻，不通则痛为痛经的基本病机。因寒得温热则散，血得温热则行，故以温经散寒为治法，选用少腹逐瘀汤治之。本案患者服药后效佳，其系年轻少女，抱怨前方汤药口味差，究其原因系五灵脂较臭秽，故复诊改用桃仁、红花。

病案二

患者：倪某，女，21岁。

初诊：2021年10月20日。

主诉：经行腹痛6年，加重2年。

病史：14岁初潮开始，即有经行腹痛，喜温喜按，近2年逐渐加重，经色黯，有血块，腰酸痛，经期大便稀溏，末次月经2021年9月30日，怕冷，白带量多，面部痤疮，舌质淡，苔薄白，脉细尺弱。

中医诊断：脾肾不足，胞脉失养，血行不畅，冲任失调。

西医诊断：原发性痛经。

治法：健脾补肾、活血行气止痛。

方药：当归15 g，熟地黄15 g，麸炒白术10 g，茯苓15 g，川芎10 g，赤芍15 g，醋香附15 g，酒女贞子15 g，墨旱莲15 g，醋五灵脂10 g，生蒲黄10 g，乌药10 g，皂角刺12 g，生甘草6 g，7剂，每天1剂，开水冲服300 mL，早晚饭后温服。

二诊：2021年10月28日。服药后痤疮改善，诉咽喉异物感，舌淡，苔薄白，脉细弦。

方药：前方去失笑散，加法半夏10 g，厚朴花10 g，紫苏叶6 g，白花蛇舌草30 g，继服7剂。

三诊：2021年11月7日，患者诉服药后诸症好转，面部油腻，舌淡，苔薄白，脉细。

方药：守前方，兼治痤疮。

按语：本案患者经行腹痛，经血黯，有血块，有瘀血之证。然其腹痛喜温喜按，又伴大便稀溏，脉细尺弱，此乃脾肾不足，胞脉失养，血行不畅所致，脾虚则经行便溏。此患者乃年轻未婚女子，妇科病多由肾气未充所致，其尺脉，亦说明先天禀赋不足、肾气不充。治疗此痛经一味攻伐有害无益，当从脾肾着手。方中四物汤、二至丸培肝肾而养精血；炒白术、茯苓补脾胃以振中气，止经行腹泻；香附、乌药行气止痛；失笑散活血化瘀。因赤芍长于凉血逐瘀，白芍长于补血养阴。《本草备要》曰："赤芍主治略同白芍，尤能泻肝火，散恶血，治腹痛坚积，血痹疝瘕，经闭肠风，痈肿目赤，能行血中之滞。"加之患者面部痤疮系冲任失调、虚火上炎所致，故本方中选用赤芍而非白芍，加皂角刺兼治其标。待血旺精充，冲任通盛，胞宫得养，痛经自愈。

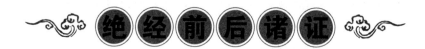

绝经前后诸证

一、病因病机

（一）病因

本病的发生与妇女绝经前后的生理特点密切相关。七七之年，肾气渐衰，天癸渐竭，冲任二脉逐渐亏虚，月经将断而至绝经。在此生理转折时期，患者受身体内外环境的影响，如素体阴阳有所偏衰，素性抑郁，宿有痼疾，或家庭、社会等环境变化，易导致肾阴阳平衡失调而发病。"肾为先天之本"，又"五脏相移，穷必及肾"，故肾之阴阳失调，每易波及其他脏腑。而其他脏腑病变，久则必然累及肾，故本病之本在肾，常累及心、肝、脾等脏，致使本病证候复杂。

（二）病机

1.肾阴虚

肾阴素虚，精亏血少，经断前后，天癸渐竭，精血衰少；或忧思不解，积念在心，营阴暗耗；或房劳多产，精血耗伤，肾阴更虚；真阴亏损，冲任衰少，脏腑失养，遂致绝经前后诸证。

2.肾阳虚

素体肾阳虚衰，经断前后，肾气更虚；或房事不节，损伤肾气；命门火衰，冲任失调，脏腑失于温煦，遂致绝经前后诸证。

3.肾阴阳俱虚

肾藏元阴而寓元阳，若阴损及阳，或阳损及阴，真阴真阳不足，不能濡养、温煦脏腑，冲任失调，遂致绝经前后诸证。

二、临床表现

月经紊乱或停闭，随之出现烘热汗出，潮热面红，烦躁易怒，头晕耳鸣，心悸失眠，腰背酸楚，面浮肢肿，皮肤蚁行样感，情志不宁等症状。

三、辅助检查

（一）阴道细胞学涂片

阴道脱落细胞以底、中层细胞为主。

（二）生殖内分泌激素测定

血清卵泡刺激素和雌二醇值测定以了解卵巢功能，绝经过渡期血清卵泡刺激素 > 10 U/L 提示卵巢储备功能下降，闭经、卵泡刺激素 > 40 U/L 且雌二醇 < 10 ~ 20 pg/mL 提示卵巢功能衰竭。或行血清抗米勒管激素检查了解卵巢功能，血清抗米勒管激素低至 1.1 ng/mL 提示卵巢储备功能下降，若低于 0.2 ng/mL 提示即将绝经，绝经后血清抗米勒管激素一般测不出。

（三）妇科检查

经断后期可见外阴及阴道萎缩，阴道分泌物减少，阴道皱襞消失，宫颈、子宫可有萎缩。

四、辨证论治

（一）肾阴虚证

1. 症状

绝经前后，头晕耳鸣，腰酸腿软，烘热汗出，五心烦热，失眠多梦，口燥咽干，或皮肤瘙痒，月经周期紊乱，量少或多，经色鲜红；舌红，苔少，脉细数。

2. 病机分析

绝经前后，天癸渐竭，肾阴不足，精血衰少，髓海失养，故头晕耳鸣；腰为肾府，肾主骨，肾之精亏血少，故腰酸腿软；肾阴不足，阴不维阳，虚阳上越，故烘热汗出；水亏不能上制心火，心神不宁，故失眠多梦；肾阴不足，阴虚内热，津液不足，故五心烦热，口燥咽干；精亏血少，肌肤失养，血燥生风，故皮肤瘙痒；肾虚天癸渐竭，冲任失调，血海蓄溢失常，故月经周期紊乱，经量少或多，色鲜红。舌红，苔少，脉细数，为肾阴虚之证。

3. 治法

滋肾益阴，育阴潜阳。

4. 方药

六味地黄丸加生龟甲、生牡蛎、石决明。熟地黄、山茱萸、龟甲滋阴补肾，山药、茯苓健脾和中，生牡蛎、石决明平肝潜阳，牡丹皮、泽泻清泄虚热。全方共奏滋阴补肾、育阴潜阳之功效。

双目干涩等肝肾阴虚证者，宜滋肾养肝，平肝潜阳，以杞菊地黄丸加减；头痛、眩晕较甚者，加天麻、钩藤、珍珠母，以增平肝息风潜镇之效；肾阴亏，伴情志不遂，以致肝郁化热者，症见头晕目眩，口苦咽干，心胸烦闷，口渴饮冷，便秘溲赤者，治宜滋阴疏肝，方用一贯煎；肾水不足，不能上济于心，而致心肾不交，症见心烦失眠，心悸易惊，甚至情志失常者，宜滋阴补血，养心安神，方用天王补心丹；头晕目眩、耳鸣严重者，加何首乌、黄精、肉苁蓉，以滋肾填精益髓。

（二）肾阴阳俱虚证

1. 症状

绝经前后，乍寒乍热，烘热汗出，月经紊乱，量少或多，头晕耳鸣，健忘，腰背冷痛。舌淡，苔薄，脉沉弱。

2. 病机分析

绝经前后，肾气渐衰，阴阳失调，营卫不和，则乍寒乍热，烘热汗出；冲任失调，则月经紊乱，量少或多；肾虚精亏，脑髓失养，则头晕耳鸣，健忘；肾阳不足，失于温煦，则腰痛；舌淡，苔薄，脉沉弱，均为肾阴阳俱虚之证。

3. 治法

阴阳双补。

4. 方药

二仙汤合二至丸加何首乌、龙骨、牡蛎。仙茅、淫羊藿、巴戟天温补肾阳；知母、黄柏滋肾坚阴；当归养血和血；旱莲草、女贞子滋肝肾之阴；加何首乌补肾育阴，生龙骨、牡蛎滋阴潜阳敛汗。全方共奏温阳补肾、滋阴降火、潜阳敛汗之功。

便溏者，去当归，加茯苓、炒白术以健脾止泻。

五、中医外治法

（一）体针

肾阴虚者取肾俞、心俞、太溪、三阴交、太冲等穴，毫针刺，用补法。肾阳虚者取关元、肾俞、脾俞、章门、足三里，毫针刺，用补法，可灸。

（二）耳针

取内分泌、卵巢、神门、交感、皮质下、心、肝、脾等穴，可用耳穴埋针、埋豆，每次选用 4～5 穴，每周 2～3 次。

（三）推拿疗法

患者仰卧位，一指禅推或点按施治于百会、关元、太溪、三阴交、神门、劳宫、内关，每穴 2～3 分钟，接着用顺时针揉摩法施于胃脘部和下腹部，分别为 5 分钟。患者俯卧位，用一指禅推法或拇指按揉法施于肾俞、心俞，每穴 3 分钟。擦背部督脉经及肾俞、心俞，以透热为度。

病案选录

病案一

患者：李某，女，49 岁。

初诊：2021 年 1 月 9 日。

主诉：停经 10 月余，腰部胀痛伴胃脘隐痛 1 月。

病史：停经 10 月余，腰部胀痛，胃脘隐痛，口干咽痛，小便频，尿道有灼热感，舌淡红，苔薄腻，脉细数。

中医诊断：肾阴亏虚，热结膀胱，湿滞中焦。

西医诊断：围绝经期综合征，泌尿系统感染。

治法：补肾养阴，清热利湿通淋。

方药：茯苓 15 g，知母 12 g，当归 10 g，淫羊藿 15 g，仙茅 10 g，盐杜仲 18 g，牛膝 18 g，盐车前子 18 g，黄柏 10 g，芦根 18 g，白茅根 30 g，萹蓄 20 g，瞿麦 20 g，海螵蛸 15 g，蒲公英 15 g，7 剂，每天 1 剂，开水冲服 300 mL，早晚饭后温服。

二诊：2021 年 1 月 20 日，患者诉服药后诉症状缓解，小便正常，又诉夜间阵发性烘热冒汗，多梦，大便黏滞，舌淡红，苔薄腻，脉细数。

方药：前方去白茅根、萹蓄、瞿麦，加炒白术 10 g，丹参 18 g，煅牡蛎 30 g，煅龙骨 30 g，继服 7 剂。

按语：一般医家每遇淋证往往以实证视之，或清热利尿通淋，或排石通淋，或清热凉血通淋，或理气疏导通淋，或分清泻浊通淋。本案患者一派实证之象，然察其脉实属本虚标实。患者绝经前后，肾阴虚冲任失调，故经事停闭；肾虚则腰部胀痛；阴虚内热，故口干；热少阴之脉，络于横骨终于会厌，系于舌本，阴虚而火邪循经上犯故而咽痛。肾主前后二阴，膀胱乃肾之腑，肾阴亏而阳气不化，湿热盛而小便频热。治宜补肾养阴，兼清热利湿通淋。然苦寒之品不可过，故复诊时患者小便正常即停，加滋阴潜阳之品。此虚实夹杂之证，补其不足，折其有余，泻热存阴，阴足则火灭。

病案二

患者：唐某，女，51 岁。

初诊：2022 年 6 月 1 日。

主诉：月经紊乱伴潮热 1 年。

病史：夜间阵发性烘热冒汗，时感全身冷痛，肩背部及腰部明显，晨起咳黄稠痰，头痛，两侧太阳穴为重，口干，疲倦烦躁，舌淡红，苔薄腻，脉沉细。

中医诊断：肾阴阳俱虚。

西医诊断：围绝经期综合征。

治法：阴阳双补。

方药：麸炒白术 10 g，黄芪 30 g，防风 10 g，桂枝 9 g，当归 12 g，川芎 12 g，白芍 18 g，巴戟天 15 g，仙茅 15 g，骨碎补 15 g，酒女贞子 15 g，墨旱莲 15 g，煅龙骨 30 g，煅牡蛎 30 g，芦根 15 g，桔梗 12 g，葛根 30 g，北柴胡 10 g，炙甘草 6 g，10 剂，每天 1 剂，开水冲服 300 mL，早晚饭后温服。

二诊：2022 年 6 月 12 日，患者诉服药后全身冷痛好转，出汗好转，舌淡红，苔薄腻，脉沉细。

方药：守原方，继服 14 剂。

三诊：2022 年 7 月 17 日，患者诉服用后诸症好转，汗出明显好转。

方药：前方去煅龙骨、煅牡蛎，继服 14 剂巩固疗效。

按语：更年期综合征的发生机理，是肾气渐衰的过程中，肾中阴阳调节失常。临床表现似有余之象，如烘热、汗出、烦躁等，实俱不足之证，或肾阴虚明显，或肾阳虚明显，或肾阴阳俱虚。因此治疗重在补养肝肾精血，滋肾阴以补水制火，养肝血抑上亢外越之浮阳，用药以甘咸为主，慎用苦寒耗阴之品。本案患者阴阳失衡，营卫不和，则乍寒乍热，烘热汗出；肾虚精亏，脑髓失养，则头痛；肾阳不足，失于温煦，则腰背冷痛；阴虚内热，故口干烦躁。阳教授认为更年期综合征，症状表现颇为复杂，具体用药应随之而异。本案患者治疗以二仙汤合二至丸加减，酌加养血活血、健脾益气、滋阴潜阳、固表敛汗、疏肝解郁之品，收效明显。

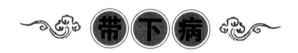

带下指阴道壁及宫颈等组织分泌的一种黏稠液体，在某些生理情况下，如月经期前、排卵期、妊娠期可出现带下增多，而绝经前后可出现带下减少。当阴道、宫颈或内生殖器发生病变时，带下量明显增多或减少，色、质、气味发生异常，伴局部或全身症状，此时为病理性带下。临床上带下病以带下过多为主要症状，必须将辨证与辨病相结合进行诊治，因此，下述内容将主要围绕带下过多。

一、病因病机

（一）病因

带下过多的主要病因是湿邪，湿邪有内生与外感之别。外湿指外感之湿邪逢经期、产后乘虚内侵胞宫，以致任脉损伤、带脉失约，引起带下病。内湿的产生与脏腑气血功能失调有密切的关系，譬如脾虚运化失职，水湿内停，下注任带；肾阳不足，气化失常，水湿内停；素体阴虚，感受湿热之邪，伤及任带等。脾肾功能失常是发病的内在条件，任脉损伤、带脉失约是带下过多的基本病机。

（二）病机

1.脾虚

饮食不节，劳倦过度，或忧思气结，损伤脾气，脾阳不振，运化失职，湿浊停聚，流注下焦，伤及任带，任脉不固，带脉失约，而致带下过多。

2.肾阳虚

素禀肾虚，房劳多产或年老体虚，久病伤肾，肾阳虚损，气化失常，水湿下注，任带失约；或肾气不固，封藏失职，阴液滑脱，而致带下过多。

3.阴虚夹湿热

素禀阴虚，或年老久病，真阴渐亏，或房事不节，阴虚失守，下焦复感湿热之邪，伤及任带而致带下过多。

4.湿热下注

素体脾虚，湿浊内生，郁久化热；或情志不畅，肝气犯脾，脾虚湿盛，湿郁化热；或感受湿热之邪，以致湿热流注或侵及下焦，损及任带，而致带下过多。

5.湿毒蕴结

经期产后，胞脉空虚，摄生不慎，房事不禁或手术损伤，感染湿毒之邪，湿毒蕴结，损伤任带，而致带下过多。

二、临床表现

带下量明显增多，超过正常的生理排出量；或伴色、质、气味的异常，如清稀如水，黄绿如脓，或灰白如豆渣，或褐赤如败酱，或赤白相兼，或五色混杂；或臭秽，或腥臭；或伴外阴、阴道瘙痒，灼热疼痛；或有发热、腹痛、腰痛等全身症状。

三、辅助检查

（1）阴道分泌物涂片检查如发现阴道毛滴虫、念珠菌、线索细胞等，有助确诊滴虫性阴道炎、外阴阴道念珠菌病和细菌性阴道病。

（2）宫颈分泌物培养有助诊断支原体、衣原体感染。

（3）宫颈细胞检查有助于排除宫颈上皮内瘤变、宫颈癌。

（4）宫腔镜或诊断性刮宫有助于排除子宫内膜的恶性病变。

（5）妇科检查可诊断宫颈炎、盆腔炎等。

四、辨证论治

（一）肝郁脾虚

1.症状

黄带绵绵不断，稠黏臭秽，或流黄水，或挟血液，阴中灼热或阴部痛痒，且伴有口苦咽干，心烦易怒，胸胁胀满，腹胀便溏。

2.病机分析

烦躁多怒伤肝，肝气横逆泛脾，脾失云画，湿浊内生，湿热内生，湿热郁久化热，湿热下注损伤冲带。脾虚湿盛，反侮肝木，肝气郁结化热，湿热下注。

3.治法

疏肝清热利湿。

4.方药

龙肝泻肝汤加减。本方包括龙胆草、黄芩、山栀子、泽泻、木通、车前子、当归、生地黄、柴胡、生甘草。

（二）肾虚湿热

1.症状

带下增多，色淡红或赤白相兼，质稠，或感阴道干涩灼热。五心烦热，咽干口燥，腰膝酸软，头昏眼花。舌红，少苔。

2.病机分析

肾阴不足，相火偏旺，损伤血络，复感湿热之邪，伤及任带二脉。

3.治法

固肾清热，祛湿止带。

4.方药

易黄汤加减。方中重用山药、芡实补脾益肾，固涩止带，故共为君药。白果收涩止带，兼除湿热，为臣药。少量黄柏苦寒入肾，清热燥湿；车前子甘寒，清热利湿，均为佐药。

湿甚者，加土茯苓、薏苡仁以祛湿；热甚者，可加苦参、败酱草、蒲公英以清热解毒；带下不止者，再加鸡冠花、墓头回以止带。

五、中医外治法

（一）针刺疗法

1.取穴

关元、血海、三阴交、脾俞、肾俞、足三里等。

2.操作

针刺疗法配以局部及远端取穴的原则，如局部取关元、中极、子宫等，远端选取足三里、三阴交、阴陵泉，同时中药治疗，随证配药，标本兼顾，以达到最佳的治疗效果。

（二）艾灸疗法

主穴选阴陵泉、丰隆、带脉等。湿热下注证加行间、丘墟；肾阳虚证加肾俞、关元、命门、太溪；脾虚证加脾俞、足三里、隐白、太白。

（三）坐浴疗法

1.坐浴疗法一

（1）处方：蛇床子、土茯苓、苦参、黄柏、花椒、土荆皮、地肤子、白鲜皮、连翘。

（2）用法：用2层干净的大纱布将以上中药包裹，封口后放置于盛有凉水的药锅中。水没药2 cm，浸泡30分钟，之后将药锅加热，待水煮沸后文火熬20分钟，至药水约500 mL，取出纱布包，将药水倒入一器皿中，先熏后洗再坐浴20分钟。每天1次，连续治疗7天为1个疗程。若出现皮肤过敏现象，则中止治疗。

2.坐浴疗法二

（1）处方：蛇床子、百部、金银花、白花蛇舌草、煅龙骨、煅牡蛎、生薏苡仁、芡实、白鲜皮、地肤子、川草薢、紫苏叶、苦参、川黄柏。

（2）用法：水煎，早晚各坐浴1次，每次5～10分钟，7天为1个疗程。

（四）熏洗疗法

（1）处方：蛇床子、白鲜皮、黄柏、荆芥、防风、苦参、龙胆草、薄荷。

（2）用法：上药水煎后熏洗外阴，每天2次，10～15天为1个疗程。熏洗过程中注意勿烫伤。

病案选录

病案一

患者：肖某，女，35岁。

初诊：2022年9月5日。

主诉：反复白带增多1月余。

病史：带下量多，色黄，小腹隐痛，劳累后加重，工作压力较大，经前乳房胀痛，面部痤疮，末次月经 2022 年 8 月 10 日，口淡无味，大便排解不畅，舌淡红、边有齿痕，苔薄腻，脉细。既往慢性盆腔炎病史。

中医诊断：肝郁脾虚，湿热下注。

西医诊断：阴道炎，慢性盆腔炎。

治法：疏肝健脾，清热利湿。

方药：当归 9 g，川芎 9 g，白芍 15 g，麸炒白术 10 g，丹参 30 g，醋香附 15 g，北柴胡 9 g，蒲公英 30 g，白花蛇舌草 30 g，乌药 12 g，青皮 12 g，泽泻 15 g，芡实 10 g，麸炒薏苡仁 15 g，5 剂，每天 1 剂，开水冲服 300 mL，早晚饭后温服。

二诊：2022 年 9 月 17 日，患者诉服药后带下量减。2022 年 9 月 12 日月经来潮，痤疮改善。现诉颈肩疼痛，带下偶有异味，舌淡红，边有齿痕，苔薄腻，脉细。

方药：原方加土贝母 12 g，葛根 30 g，继服 7 剂。

按语：带下过多是以湿邪为主因的常见疾病，其病机为任脉不固，带脉失约。而湿有内湿、外湿之分。内湿多因脏腑功能失调，或脾虚，或肝郁，或肾失潜藏，尤以脾虚湿滞为主；外湿乃湿热之邪直接客于胞宫所致。本案患者工作压力较大，肝易不舒，情志郁结；口淡无味，舌淡红、边有齿痕，苔薄腻，脉细，可见脾失健运，水湿内生；加之肝郁气滞，湿邪留聚，下注胞宫。湿性黏滞，故湿邪为病，缠绵难愈。治疗上既要调脏腑，又要利湿热，双管齐下。故本案治疗健脾疏肝、清热利湿，攻中有补，攻不伤正，补不碍邪。带下乃耗损之证，日久必耗伤肾阴，肾者原为封藏之本，精之处也，宜藏精而不泻，今虽有湿热之毒邪，但带下日久毕竟肾失封藏之职，故在清热利湿的同时少佐芡实固肾摄精又健脾除湿止带之功。如此则脏腑得调，湿热得清，带下自愈。

病案二

患者：周某，女，22 岁。

初诊：2022 年 9 月 18 日。

主诉：反复白带增多 3 月。

病史：带下量多，色黄，质黏稠，外阴潮湿，月经后腰酸痛，反复性交痛，末次月经 2022 年 9 月 9 日，月经色暗，有血块，舌淡红，苔薄黄，脉细。既往细菌性阴道炎、多囊卵巢综合征病史。

中医诊断：肾虚湿热。

西医诊断：细菌性阴道炎。

治法：补肾调周，清热利湿。

方药：熟地黄15 g，当归9 g，白芍15 g，川芎9 g，酒女贞子18 g，墨旱莲18 g，酒萸肉15 g，山药9 g，泽泻15 g，牡丹皮12 g，醋香附12 g，月季花6 g，鸡冠花9 g，败酱草18 g，7剂，每天1剂，开水冲服300 mL，早晚饭后温服。

二诊：2022年9月25日，患者诉服药后带下量减，夜寐欠佳，舌淡红，苔薄黄，脉细。

方药：守前方，去鸡冠花，加合欢花12 g，继服7剂。

三诊：2022年10月7日，患者诉服药后症状主症好转，乳房胀痛，舌淡红，苔薄白，脉细弦。

方药：前方加北柴胡9 g，继服5剂。

按语：带下过多，《傅青主女科》认为"带下俱是湿证"。刘河间亦说："带下由下部位脉湿热甚，津液溢而为带下也"。可见带下过多与湿浊或湿热有关。本案患者腰酸痛，反复性交痛，既往细菌性阴道炎、多囊卵巢综合征病史，辨属肾虚兼夹湿热。时值经后期，以滋肾生肝饮为主。方中熟地黄滋肾以填真阴，山药、萸肉补肾填精，白术收敛阴液，二至丸滋养肝肾之阴，牡丹皮凉血活血散结，当归、川芎活血祛瘀，香附、柴胡疏肝解郁，鸡冠花、败酱草清热利湿，共收滋肾填阴，疏肝理气，活血化瘀，清热利湿之效。本案治疗带下过多，结合补肾调周法，疗效较快。

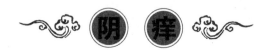

阴 痒

一、病因病机

（一）病因

本病发病主要包括虚、实两方面。因肝肾阴虚、精血亏损、外阴失养而致阴痒者属虚证；因肝经湿热下注，带下浸渍阴部，或湿热生虫，虫蚀阴中以致阴痒者为实证。

（二）病机

1.肝肾阴虚

素体肝肾不足；或年老体衰，精血亏损；或久病不愈，阴血不足，以致肝肾阴虚。肝脉过阴器，肾司二阴，肝肾阴虚，精血亏少，阴部肌肤失养，阴虚生风，风动则痒，发为阴痒。

2.湿热下注

郁怒伤肝，肝郁化热，木旺侮土，脾虚湿盛，以致湿热互结，流注下焦，浸淫阴部，导致阴痒。

3.湿虫滋生

外阴不洁，或久居阴湿之地，湿虫滋生，虫蚀阴中，均可导致阴痒。

二、临床表现

阴部瘙痒，如虫行状，奇痒难忍，坐卧不宁，甚至灼热、疼痛，波及肛门周围，兼带下量多、臭秽。

三、辅助检查

（1）妇科检查：外阴皮肤正常或潮红或粗糙，有抓痕，分泌物增多。病程长者，外阴色素减退，甚则皲裂、破溃、湿疹。

（2）阴道分泌物检查：正常或见滴虫、假丝酵母菌等。

四、辨证论治

脾虚湿热型阴痒的辨证论治具体如下。

（一）症状

阴部瘙痒灼痛，甚则坐卧不宁，心烦少寐，或带下量多，色黄，质稠，臭秽，或伴脘闷纳呆，口苦，口中黏腻，大便溏而不爽或干结，或见小便频急灼痛，舌红苔腻，脉数。

（二）病机分析

素体脾虚或饮食劳倦伤脾，脾虚生湿，湿郁化热，湿热下注，遏于阴中，浸渍阴部。

（三）治法

清热渗湿止痒。

（四）方药

萆薢渗湿汤加味。方中萆薢清热渗湿分清化浊为君药；苦参、泽泻、苍术、薏苡仁、白鲜皮、鹤虱、茯苓、飞滑石清热利湿为臣药；黄柏善清深伏之热邪，贯众杀虫止痒治蕴热湿秽之疾共为佐药；牡丹皮凉血滋阴活络为使。诸药组合成方共奏清热渗湿止痒之功。

（五）加减

小便赤黄，尿道灼热刺痛者，酌加金钱草、萹蓄、瞿麦、茵陈、车前子以清热除湿，利水通淋。

五、中医外治法

（一）针刺疗法

1. 基本治则

清热利湿止痒。

2. 基本处方

中极、蠡沟、三阴交、太冲。

3. 辨证加减

带下量多者配带脉，阴部干涩者配然谷、照海，瘙痒严重者配少府、曲骨，气血不足者配足三里、气海。

4. 操作

中极针尖稍向下斜刺，使针感向前阴部放散；蠡沟穴针尖向下斜刺；三阴交、太冲常规刺。每天1次，每次留针30分钟，以捻转手法为主，施以泻法，每10分钟行针1次。

（二）艾灸疗法

1. 基本处方

曲骨、八髎、阴廉、急脉。

2. 操作方法

用小艾炷直接灸，或隔物灸，每穴灸5～7壮；或用艾条温和灸。每穴灸5分钟，每天或隔天1次，10次为1个疗程。

（三）熏洗疗法

1. 熏洗疗法一

（1）处方：蛇床子、白鲜皮、黄柏、荆芥、防风、苦参龙胆草、薄荷。

（2）操作：水煎熏洗，每天2次，如阴道内瘙痒可熏洗阴道，10～15天为1个疗程。

2. 熏洗疗法二

（1）处方：雄黄、苦参、薏苡仁、蛇床子、薄荷、黄柏、生苍术、当归。

（2）操作：上药用纱布包煎，加水煮沸后趁热熏，待温度适宜时坐浴。每天1剂，早、晚各熏洗1次，7剂为1个疗程，宜连续用药1～2个疗程。

病案选录

患者：刘某，女，29岁。

初诊：2022年3月13日。

主诉：反复外阴瘙痒伴尿频1周。

病史：外阴瘙痒，白带量少，色微黄，便溏，尿频，口干苦，末次月经2022年2月8日，舌淡红，苔薄黄，脉濡数。

中医诊断：脾虚湿热。

西医诊断：外阴炎，泌尿道感染。

治法：健脾除湿止痒。

方药：茯苓15 g，麸炒白术10 g，泽泻15 g，黄柏12 g，盐车前子18 g，鸡冠花10 g，白鲜皮20 g，地肤子20 g，芦根18 g，麸炒椿皮10 g，炙甘草6 g，7剂，每天1剂，开水冲服300 mL，早、中、晚饭后温服。

二诊：2022年3月20日，患者诉服药后外阴瘙痒消失，尿频改善，舌淡红，苔薄黄，脉细。

方药：原方去地肤子、白鲜皮，加薏苡仁15 g，继服7剂巩固。

按语：阴痒一证多属肝经湿热下注所致。《女科经纶》曰："妇女有阴痒生虫之证也，厥阴属风木之脏，木朽则生虫，肝经血少，津液枯竭。致气血不能荣运，则壅郁生湿，湿生热，热生虫"。足厥阴肝经，循少腹绕阴器，肝经湿热循经下注熏灼阴器，故外阴瘙痒。但本案中阳教授抓住便溏、舌淡、脉濡数的特点，从脾论治，认为本病起因乃脾虚湿聚，湿热熏蒸，损及任带。故治疗以健脾除湿为主，收效显著。

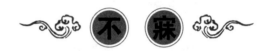

不寐

不寐，即一般的"失眠"，是由阳不入阴引起的以不易入寐为特征的病证。轻者入寐困难，有寐而易醒，有醒后不能再寐，亦有时寐时醒等；严重者整夜不能入寐。在《黄帝内经》中称为"卧不安""日不瞑"，不寐的病名首见于《难经·四十六难》。

一、病因病机

（一）病因

汉代张仲景在《伤寒杂病论》及《金匮要略》中将其病因分为外感与内伤，并提出"虚劳虚烦不得眠"的论述。隋代巢元方《诸病源候论·大病后不得眠候》指出脏腑功能失调，营卫不和，卫阳不能入于阴，是不寐的主要病机所在。明代张景岳在《景岳全书》中把不寐病因概括为"有邪"与"无邪"两大类，指出："一由邪气之扰，一由营气不足耳。有邪者多实证，无邪者皆虚证"。其病理机制早在黄帝内经中就有论述，灵枢大惑论："卫气不得入于阴，常留于阳，留于阳则阳气满，阳气满则阳跷盛，不得入于阴则阴气虚，故目不瞑矣，非常精要地指出不寐的核心病机是阳气满阴气虚，阴阳失调所致"。

（二）病机

老人"卧而不寐"是因为"气血衰，肌肉不化，荣卫失之道涩。《素问·逆调论》记载有"胃不和则卧不安"。《灵枢·大惑论》详细地论述了"目不瞑"的病机，认为"卫气不得入于阴，常留在阳，留于阳则阳气满，阳气满则阳盛，不得入于阴则阴气虚阳得于阴气，故目不瞑矣"。不寐的主要病因有情志失常、饮食不节、劳逸失调、久病体虚，其主要病机是脏腑阴阳失调，气血失和，以致心神失养或心神受扰，神不守舍，心神不宁。

二、临床表现

轻者入寐困难或寐而易醒，醒后不寐，连续 3 周以上；重者彻夜难眠。常伴有头痛、头昏、心悸、健忘、神疲乏力、心神不宁、多梦等症状。

三、辅助检查

（一）体格检查

对患者进行体格检查，通过询问病史、视诊、触诊及神经系统的检查，可了解患者的年龄、精神状况、意识状态、表情、感觉功能、反射、饮食及用药情况等，然后再指导其进行下一步检查。

（二）实验室检查

实验室检查主要包括血常规、尿常规、肝功能、肾功能、电解质等检查，判断是否存在贫血、感染、肝肾病变或电解质紊乱等可能诱发失眠的疾病。

（三）心电图检查

通过心电图检查，可以初步判断患者是否存在如心律失常、心肌梗死等心血管疾病，为心血管神经症诱发的失眠提供诊断依据。

（四）脑电图检查

脑电图检查是诊断是否存在失眠的重要方法，通过对睡眠过程进行监测，可发现睡眠时异常的脑电活动。

（五）多导睡眠图检查

多导睡眠图检查主要用于阻塞性睡眠呼吸暂停低通气综合征所引起失眠的诊断，可全面评估患者的睡眠结构、睡眠中呼吸暂停、低氧情况血压的变化等。

（六）精神量表测评

精神量表测评主要用于心理因素如焦虑、抑郁等引起失眠的诊断，其可以对患者日常的情绪、睡眠等情况作出评估，是诊断失眠的重要方法。

四、辨证论治

（一）心肾不交

1. 症状

心烦不寐，入睡困难，心悸多梦，伴头晕耳鸣，腰膝酸软，潮热盗汗，五心烦热，咽干少津，男子遗精，女子月经不调，舌红少苔，脉细数。

2. 病机分析

肾水亏虚，不能上济于心，心火炽盛，不能下交于肾。

3. 治法

滋阴降火，交通心肾。

4. 方药

六味地黄丸合交泰丸加减。六味地黄丸以滋补肾阴为主，交泰丸以清心降火，引火归原。熟地黄、山萸肉、山药滋补肝肾，填精益髓；泽泻、茯苓、牡丹皮健脾渗湿，清泄相火；黄连清心降火；肉桂引火归原。

心烦不寐，彻夜不眠者，加朱砂、磁石、龙骨、龙齿重镇安神。若心阴不足为主者，用天王补心丹；阴血不足，心火亢盛者，用朱砂安神丸。

（二）痰火扰心

1. 症状

心烦不寐，胸闷脘痞，泛恶嗳气，伴头重，目眩，舌偏红，苔黄腻，脉滑数。

2. 病机分析

湿食生痰，郁痰化热，扰动心神。

3. 治法

清化痰热，和中安神。

4. 方药

黄连温胆汤加减。半夏、陈皮、茯苓、枳实健脾化痰，理气和胃；黄连、竹茹清心降火化痰；龙齿、珍珠母镇惊安神。

心悸动，惊惕不安者，加琥珀粉；胸闷嗳气，脘腹胀满，大便不爽，苔腻脉滑者，加重用半夏，加秫米，以和胃健脾，交通阴阳；饮食停滞，嗳腐吞酸，脘腹胀痛者，加神曲、焦山楂、莱菔子，或用保和丸消导和中；痰热盛，痰火上扰心神，彻夜不寐，大便秘结者，加大黄，或用礞石滚痰丸以泻火逐痰。

（三）脾肺气虚

1. 症状

入睡困难，失眠多梦，精力不佳，心慌，双目干涩，饮食不化，便溏，舌质淡胖，边有齿痕，苔白腻，脉濡。

2. 病机分析

脾虚失于健运，胃肠的纳谷及运化功能失常，脾虚不能化生水谷精微，气血来源不充。

3. 治法

健脾益气。

4. 方药

加味四君子汤加减。人参、黄芪、白术、甘草益气健脾，茯苓、扁豆健脾化湿。

（四）心脾两虚，肝胃不和

1. 症状

不易入睡，多梦易醒，心悸健忘，神疲食少，伴头晕目眩，面色少华，四肢倦怠，腹胀便溏，口干，舌淡苔薄，脉细无力。

2. 病机分析

思虑劳倦，伤及心脾，心伤则阴血暗耗，神不守舍，脾伤则纳少，生化之源不足，故血虚不能上奉于心，心失所养，致心神不安，心血不静。

3. 治法

补养心脾，疏肝和胃。

4. 方药

归脾汤加减。人参、白术、甘草益气健脾，当归、黄芪补气生血，远志、酸枣仁、茯神、龙眼肉补心益脾安神，木香行气舒脾。

心血不足较甚者，加熟地黄、白芍、阿胶；不寐较重者，加柏子仁、五味子、夜交藤、合欢皮；脘闷纳呆，苔腻者，重用白术，加苍术、半夏、陈皮、茯苓、厚朴以健脾燥湿，理气化痰。

五、中医外治法

（一）针刺疗法

1. 主穴

神门、内关、三阴交、足三里、安眠、心俞。

2. 配穴

心脾两虚加脾俞、百会；阴虚火旺者加太溪、劳宫；胃腑不和者加中脘、内庭；肝火上扰者加行间、侠溪。实证用泻法，虚证用补法，每天 1 次，

10 次为 1 个疗程。

（二）耳压疗法

取皮质下、神门、心、交感等。肝火扰心加肝、枕、角窝上穴；心胆气虚加肾、胆穴。穴位上贴敷王不留行，每次每穴按压 2 分钟，每天 3 ～ 5 次。

（三）推拿疗法

指揉印堂、攒竹、睛明、百会、太阳、角孙、风池、风府等穴，或推拿按揉膀胱经诸穴。适用于肝火上扰、忧思焦虑等诸多不寐。

（四）熏洗疗法

取党参、白术、当归、酸枣仁、远志、丹参、何首乌藤、白芍、合欢皮。煎汤足部熏洗，水温不超过 40 ℃，隔天熏洗 1 次，10 次为 1 个疗程。药物可连续煮煎使用 2 ～ 3 天。

病案选录

病案一

患者：李某，女，55 岁。

初诊：2019 年 5 月 4 日。

主诉：入睡困难 4 年，加重 5 个月。

病史：患者因入睡困难 4 年，加重 5 个月。4 年前出现入睡困难，梦多易醒，难以再次入睡，于当地医院就诊，予艾司唑仑口服。患者因考虑药物的不良反应，未规律服药。近 5 个月入睡困难逐渐加重，需口服安眠药才能入睡。刻下症：入睡困难，梦多易醒，盗汗明显，偶有心慌、耳鸣症状，小腹凉，下肢畏寒，腰酸痛，烦躁易怒，口干不欲饮，晨起口苦，食欲不佳，大便不成形。舌体胖大，舌质暗，舌边尖偏红，苔薄白腻，寸关脉弦滑，尺脉沉细。

中医诊断：心肾不交。

西医诊断：失眠症。

治法：滋阴补肾、引火归原。

方药：熟地黄 20 g，茯苓 10 g，麦冬 10 g，五味子 6 g，巴戟天 10 g，砂仁 6 g（后下），麸炒白术 15 g，葛根 10 g，蒺藜 10 g，当归 12 g，黄连 10 g，生黄芪 30 g，车前子 30 g（包煎），炙甘草 10 g。7 剂，水煎服，每天 1 剂, 分早晚温服。

二诊: 2019 年 5 月 11 日, 患者服药 1 周, 入睡需 1～2 小时, 睡眠时间延长, 每晚可睡 4～5 小时, 夜间出汗量较前减少, 仅有 1 次浸透枕巾。肠鸣、排气增多, 口干、口苦程度减轻, 食欲较前改善, 大便黏, 仍有小腹凉、下肢凉、腰酸痛症状。舌体胖大, 舌质暗, 舌边尖色红较前减轻, 苔薄白, 脉象无明显变化。

方药: 原方去葛根, 加淫羊藿 10 g, 川牛膝 10 g, 炒酸枣 15 g。14 剂, 每天 1 剂。

三诊: 2019 年 5 月 25 日, 患者服上剂 2 周后睡眠明显改善, 0.5～1.0 小时可入眠, 睡眠时间可达 5 小时以上, 夜间出汗明显减轻, 偶尔晨起口干、口苦, 近期未再出现心慌, 腰酸痛明显好转, 自觉下肢畏寒减轻, 情绪波动较前改善, 仍有耳鸣症状, 纳食可, 大便成形。舌淡红偏暗, 苔薄白, 脉沉滑, 尺脉较前有力。

方药: 二诊方为基础, 将熟地黄增至 30 g。7 剂, 水煎服, 每天 1 剂, 分早晚温服。

按语:《素问·上古天真论篇》云"女子……七七, 任脉虚, 太冲脉衰少, 天癸竭, 地道不通, 故形坏而无子也。"该患者在这一年龄阶段处于阴阳失衡、气血失调、五脏渐衰的状态。因术后伤及气血, 加之不寐多年, 损伤肾之阴精, 而致龙雷之火离位上奔, 阴火上扰, 夜间阳不入阴, 故见入睡困难; 阴水不能制阳, 阴火蒸腾津液, 迫汗而出, 发为盗汗; 头晕、耳鸣亦是肾阴不足、脾不升清, 难荣清窍之象; 相火不降, 下焦失于温煦, 故腹冷肢凉、大便稀溏; 脾胃升降失调、运化失司, 而出现食欲不佳。结合舌脉, 辨证为心肾不交。方用引火汤以温肾滋阴、引火归原, 配伍砂仁、麸炒白术以健脾益气化湿, 葛根以升发胃气, "寄降于升", 黄连清心中之虚火, 蒺藜疏肝木而驱风, 当归、生黄芪补血益气, 车前子利小便以清心火、通阳, 炙甘草培补中气、调和药性。二诊时患者症状减轻, 食欲改善, 但仍可见肾阳温煦不足的表现, 去葛根, 加淫羊藿以温肾壮阳, 陈士铎称谓淫羊藿"补命门而又不大热", 配伍川牛膝, 增强引火下行之力, 加炒酸枣仁以养心安神。三诊可见患者中焦脾胃运化改善, 增加熟地黄药量以巩固疗效。

病案二

患者：刘某，男，45岁。

初诊：2021年2月5日。

主诉：失眠5年，加重半月。

病史：患者于5年前无明显诱因出现入睡困难，时有夜间2点醒后，再难以入睡，于当地医院，就诊行相关检查未发现异常，给予右佐匹克隆，每晚半片治疗，失眠稍有改善。此后间断服用右佐匹克隆。于半月前失眠明显加重，每晚睡2小时左右，服用右佐匹克隆无效。为寻求中医治疗，遂来就诊。症见入睡困难或睡后多次苏醒，噩梦繁多，伴心悸、口干、口苦、乏力。患者神志清楚，精神可，舌质红，苔黄腻，脉弦。

中医诊断：痰火扰心。

西医诊断：失眠症。

治法：理气化痰降火，宁心安神。

方药：黄连温胆汤加减。陈皮、淡竹叶、广藿香、苍术各10 g，茯苓、酸枣仁、淡豆豉、佩兰各12 g，甘草3 g，栀子15 g，厚朴9 g，胆南星、清半夏、醋青皮、石菖蒲各6 g。7剂，中药免煎颗粒，每天2次，每次1袋，冲服。

二诊：2021年2月12日，患者诉不寐症状改善不明显，但口苦、心悸症状减轻，夜间多汗，饮食欠佳，不知食欲。舌暗，苔薄黄腻，脉弦缓。结合患者的治疗效果和舌象变化。辨证：胆心郁热，肝肾阴虚。治法：清胆气，补肝肾，安心神。

方药：柴桂龙牡汤加减。柴胡、党参、覆盆子、酒女贞子、旱莲草、炒鸡内金、焦山楂各10 g，黄芩、清半夏各8 g，茯苓15 g，煅龙骨、煅牡蛎、浮小麦各30 g，生姜3 g，酸枣仁12 g，桂枝、大枣、蜜远志各6 g。7剂，中药免煎颗粒，用法同前。

三诊：2021年2月19日，患者诉失眠明显改善，夜间睡眠可增加2小时，醒后可再次入睡。

方药：原方7剂继续服用，中药免煎颗粒，用法同前。

四诊：2021年2月28日，患者诉夜间睡眠时间延长3小时，噩梦明显减少，疲乏无力感缓解，饮食增加。

　　方药：原方14剂继续服用，中药免煎颗粒，用法同前。患者失眠、多汗等症状明显缓解，继续原方调理1个月。

　　按语：首诊依据患者舌脉辨证属痰热内扰，当先除患者体内痰热之邪，故选用黄连温胆汤，清热除烦，燥湿化痰，安神。二诊舌脉改善，又出现夜间多汗，证属胆心郁热、肝肾阴虚。患者不寐日久，对疾病恐惧，心胆气虚；日久情志抑郁，加之体内外痰湿之邪，郁而化热，痰热扰心，心神失养，故患不寐、心悸；患者肝肾亏虚，阴液虚为主，阳热蒸津外泄，故夜间多汗；痰热蕴滞体内，影响脾胃功能，故不思饮食，食欲欠佳；久病暗耗阴液，久病使人悲观，故易疲乏无力。故选用柴桂龙牡汤清胆气，补肝肾，安心神。结合患者年龄，"七七，任脉虚，太冲脉衰少"，肝肾阴虚，故加覆盆子、酒女贞子、旱莲草补益肝肾；患者多汗，故加大剂量煅龙骨、煅牡蛎、浮小麦滋阴敛汗；酸枣仁、蜜远志养心安神；加用少量炒鸡内金、焦山楂健脾和胃消食。全方在清调安神的基础上，兼顾肝肾、脾胃又滋阴，体现了中医整体观。在整个治疗过程中，首以黄连温胆汤祛除痰热之邪，后以柴桂龙牡汤加减，清调治疗。疾病的发生发展是一个过程，而治疗也应当是一种过程。针对该患者的失眠，开始时并未直接使用大剂量安神助眠类药物，反而以祛除痰热为主，祛除此时患者最主要的致病因素，继而以调和为主，脏腑阴阳兼顾，祛邪的同时固护正气，又调畅全身气机，达到彻底治疗疾病目的。

病案三

　　患者：尧某，男，50岁。

　　初诊：2020年9月9日。

　　主诉：入睡困难4余年。

　　病史：患者平素易感冒，4年前因工作压力大，作息紊乱，出现入睡困难，失眠多梦，时常早醒，醒后难以入睡，日间精力不佳，做事拖沓，记忆力、注意力下降，偶有心慌，双目干涩，饮食不化，便溏。察视患者面色萎黄不华，舌质淡胖，边有齿痕，苔白腻，脉濡。

　　中医诊断：脾肺气虚。

　　西医诊断：失眠症。

　　治法：健脾益气，固肺安神。

方药：参苓白术散合归脾汤加减。太子参 12 g，白术 9 g，白扁豆 9 g，陈皮 9 g，山药 12 g，甘草 9 g，莲子 9 g，砂仁 6 g，木香 6 g，薏苡仁 12 g，黄精 12 g，炒决明子 6 g，桔梗 9 g，麦冬 9 g，玄参 9 g，枳壳 9 g，建神曲 9 g，酸枣仁 12 g，茯神 12 g，柴胡 9 g，远志 9 g。7 剂，水煎 200 mL 左右，每天 1 剂，早晚 2 次温服。嘱患者劳逸结合，调整作息，适时锻炼。

二诊：2020 年 9 月 16 日，患者自觉睡眠状况较前改善，早醒次数减少，纳食一般，大便成形，仍觉日间疲乏，眼睛干涩，时有便秘。察视患者舌脉较前改善，舌淡胖，苔薄白，脉濡。

方药：前方基础上去白术、陈皮、莲子、砂仁、木香，加沙苑子 9 g，柏子仁 9 g。予 14 剂，用法同前。

三诊：2020 年 9 月 30 日，患者诉诸症减轻，察视舌脉正常。

方药：以前方为基础，予膏方精调方药。党参、炙黄芪、山药、黄精、大枣、龙眼肉、麦冬、红景天、薏苡仁、芡实、枸杞子、覆盆子、桑葚子、沙苑子、玉竹、石斛、建神曲、山楂、白术、白扁豆、莲子、熟地黄、茯神各 300 g，桔梗、阿胶、饴糖各 200 g，砂仁 100 g。14 剂，早晚分服，每次 1 袋（20 g）。

3 个月后随诊，患者诉症状均明显好转，期间偶有失眠感冒。嘱患者加强运动，避风寒，畅情志，调饮食，规律作息。

按语：此患者系过劳忧思多虑所致不寐因劳倦思虑太过，过劳则伤脾，过思亦伤脾。加之久坐少动导致脾气虚弱，则运化渎职，水谷精微不能上奉于心，而致心神不宁，不寐则生，不能上承于面，则面色萎黄不华。《景岳全书·不寐》曰：劳倦思虑太过者必致血液耗亡，神魂无主，所以不眠肺气虚弱，肺气乃一身气机来源，肺气虚弱，则气少无力生血行血，血液不能滋养心神，神魂不安则不寐肺主一身之气。肺藏魄，根据五行相生原理，脾土久病，伤及肺金，则自汗，神疲乏力，精神萎靡。综上所述，病机重点为脾肺气虚，治宜健脾益肺。养心安神方中酸枣仁、茯神安神远志益智；太子参、山药、黄精健脾益肺；白术、白扁豆、陈皮、薏苡仁健脾渗湿；莲子心可涩肠止泻；砂仁、建神曲醒脾行气和胃；桔梗为引经药，可引诸药上行，增强全方健脾益肺之功效，同时与砂仁配伍可调畅全身气机；柴胡引胃气胆气上行，升举阳气；炒决明子可缓解双目干涩；久病伤阴，予玄参配麦冬滋肺阴；诸药之中加入木香、枳壳，可使全方补而不滞，滋而不腻。二诊时，患者诉早醒次数减轻，双目干涩时有便秘，舌淡胖，苔薄白，脉濡。前方去燥湿涩肠诸药，加少许柏子仁通便安神，沙苑子养肝明目，后续服 2 周。三诊时患者诉诸症减轻，予膏方巩固治疗恐久病耗伤阴液，加麦冬补养心肺胃三阴；黄芪、黄精、红景天、芡实可健脾益气补肾固精止泻；茯神健脾益气宁心安神；熟地黄、阿胶滋阴补肾，养血补虚；山楂可健胃行气，防诸药滋腻。男子以肾为先天，若男子平素易感冒失眠，脾肺气虚为其一，肾精匮乏为其二脾肺气虚，则卫气卫外不足；肾精匮乏则上不能制约心火。此患者失眠日久，恐伤及先天之本，因而此膏方以参苓白术散合五子衍宗丸为底，先后天俱补，共达益肺健脾、补肾益精之功效。嘱患者注意调整作息，劳逸结合。本方以健脾益肺为主兼以安神，脾气充沛，运化正常，则气血充沛，生化有源；肺主一身之气，司呼吸，肺气充足，则各脏腑得以滋养，五藏各司其职，心神安稳，诸症得除。

病案四

患者：杨某，女，48 岁。

就诊：2021 年 10 月 31 日。

主诉：失眠多梦 1 年余。

病史：睡眠差，多梦易醒，心悸健忘，头晕目眩，肢体倦怠乏力，面色少华，烦躁，口干，胃脘部胀满不适，嗳气，阵发性烘热冒汗，盗汗，经前乳房胀痛，末次月经 10 月 7 日，大便不成形，舌淡红，苔薄腻，脉细。

中医诊断：心脾两虚，肝胃不和。

西医诊断：失眠症。

治法：补养心脾，疏肝和胃以安神。

方药：炒酸枣仁 30 g，煅龙骨 30 g，煅牡蛎 30 g，茯苓 15 g，麸炒枳实 15 g，柴胡 10 g，知母 15 g，白芍 18 g，蒲公英 15 g，海螵蛸 15 g，乌药 10 g，酒女贞子 15 g，墨旱莲 15 g，芦根 18 g。共 7 剂，每天 1 剂，水煎服，早晚温服。

二诊：2021 年 11 月 28 日，上方服后，眠差好转，口干、胀满不适、嗳气、阵发性烘热冒汗好转，盗汗好转，但经前乳房依然胀痛。末次月经 11 月 3 日，大便不成形，舌淡红，苔薄腻，脉细。

方药：药既对症，在原方基础上，加行气和胃之品，处方为守上方去酸枣仁，加丝瓜络12 g，醋香附15 g，旋复花12 g，法半夏12 g，生姜6 g。每天1剂，水煎服，连服7剂。

三诊：2021年12月12日，眠差好转，口干、胃脘部胀满不适好转，嗳气、阵发性烘热冒汗好转，盗汗好转，经前乳房胀痛好转，末次月经12月6日，大便不成形，舌淡红，苔薄腻，脉细。

方药：守上方减丝瓜络、生姜。每天1剂，水煎服，连服7剂。

四诊：2022年1月2日，眠差、口干、胃脘部胀满不适、嗳气、阵发性烘热冒汗好转，盗汗好转，足心热，焦虑烦躁。末次月经12月27日，大便不成形，舌淡红，苔薄腻，脉细。患者症状均有好转，但出现足心热，焦虑烦躁，酌加滋阴之品以调理。

方药：守上方，减麸炒枳实、酒女贞子、墨旱莲、醋香附、旋复花，加炒酸枣仁30 g，首乌藤15 g。每天1剂，水煎服，连服14剂，以巩固疗效。

观察3个月，睡眠正常。

按语：本案患者失眠1年有余，初诊时患者心脾两虚症状明显且兼有肝胃不和症状，故补养心脾，疏肝和胃，以安神治疗为主。本病关键在于血虚，患者思虑劳倦，伤及心脾，心伤则阴血暗耗，神不守舍，脾伤则纳少，生化之源不足，故血虚不能上奉于心，心失所养，致心神不安，心血不静，而成不寐。正如《类证治裁·不寐论治》所云："思虑伤脾，脾血亏损，经年不寐"，可见心脾不足而致的失眠关键在于血虚，因心脾两虚，营血不足，不能奉养心神，致使心神不安，而生不寐，多梦易醒，醒后不易入睡；血不养心则心悸；气血虚弱，不能上奉于脑，清阳不升，则头晕目眩；心主血，其华在面，血虚不能上荣于面，所以面色少华；生化之源不足，血少气虚，故肢体倦怠乏力。故本病在心脾两虚的基础上，出现肝气不疏，胃气不和的症状，症状复杂。治以补养心脾，疏肝和胃。予归脾汤加减疏肝和胃之品化裁而用，方中酸枣仁宁心安神，煅龙骨、煅牡蛎重镇安神，茯苓、枳实健脾安神，柴胡、知母、白芍、蒲公英、海螵蛸、乌药疏肝和胃，制酸止痛。二诊时患者胀痛仍明显，故加行气和胃之品。三诊时患者诸症皆明显缓解，药证相符，故效不更方，守方继服以巩固疗效。

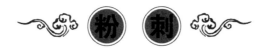

粉刺

粉刺是一种以颜面、胸、背等处见丘疹顶端如刺状，可挤出白色碎米样粉汁为主的毛囊、皮脂腺的慢性炎症，多见于青春期男女。其临床特点是丘疹、脓疱等皮疹多发于颜面、前胸、后背等处，常伴有皮脂溢出，相当于西医学的痤疮。

一、病因病机

（一）病因

粉刺多由肺胃蕴热，上熏颜面，血热郁滞；或过食膏粱厚味，肠胃湿热，日久夹痰，凝滞肌肤所致。素体血热偏盛是粉刺发病的内因，饮食不节、外邪侵袭是致病的条件。若湿热夹痰，则会使病程缠绵，病情加重。

（二）病机

素体阳热偏盛，加之青春期生机旺盛，营血日渐偏热，血热外壅，气血郁滞，蕴阻肌肤，而发本病；或因过食辛辣肥甘之品，肺胃积热，循经上熏，血随热行，上壅于胸面。若病情日久不愈，气血郁滞，经脉失畅；或肺胃积热，久蕴不解，化湿生痰，痰瘀互结，致使粟疹日渐扩大，或局部出现结节，累累相连。

二、临床表现

粉刺好发于颜面，亦可见于胸背上部及肩胛部等处，典型皮损为毛囊性丘疹，多数呈黑头粉刺，周围色红，用手挤压有小米或米粒样白色脂栓排出，少数呈灰白色的小丘疹，以后色红。局部发生小脓疱，破溃后痊愈，遗留暂时性色素沉着或有轻度凹陷的疤痕。有时形成结节、脓肿、囊肿等多种形态损害，愈后留下明显疤痕，皮肤粗糙不平，伴有油性皮脂溢出。

三、辅助检查

（一）皮肤镜检查

炎症性痤疮表现为中央境界清楚的黄白色圆形结构，有细的棕色边界，外周围绕红斑；粉刺性痤疮表现为中央棕黄色角栓，散在炎症性红斑。

（二）性激素测定

一般情况下该检查包括以下6种激素水平：睾酮、脱氢表雄酮、雌二醇、孕酮、促黄体生成素、促卵泡生成素。如果女性患者睾酮的含量或者促黄体生成素与促卵泡生成素的比值异常，则有可能为多囊卵巢综合征导致的。

四、辨证论治

（一）实热

1. 症状

面部起红色丘疹，部分皮损表现为黑头粉刺，有散在脓疱，皮肤出油多，口干喜冷饮，小便短赤，大便秘结，舌质红，苔黄腻，脉弦滑。

2. 病机分析

粉刺病位在皮，内关于肺，内含稠浊之物，属痰，内关于脾胃。多发于上部，是多热也，痰热相合上达头面。

3. 治法

祛痰清热。

4. 方药

枇杷清肺饮加减。枇杷叶、桑白皮共为君药，共奏降肺气，泻肺热之功；以黄芩、栀子为臣药，清热凉血，解毒消肿，助君药清肺之功；以薏苡仁、白花蛇舌草为佐药，取其清热除湿解毒，健脾之功佐助君臣；以甘草为使，调和诸药。

舌苔黄腻者，加茵陈、藿香、佩兰等或合用二术煎，以清热除湿；大便干结者，加瓜蒌子、火麻仁、决明子、大黄等以通腑泄热；有脓疱者，加金银花、连翘、野菊花、紫花地丁、蒲公英、重楼等清热解毒；有结节、囊肿者，加郁金、夏枯草、角刺、丹参、山慈菇、白芥子等行气化痰散结；皮损瘙痒者，加地肤子、白鲜皮、紫荆皮等祛风止痒；面部油脂分泌较多者，加生山楂、槐花等减少油脂分泌；失眠者，加酸枣仁、柏子仁、夜交藤、合欢皮、龙齿、珍珠母等养血安神。

（二）湿热

1. 症状

粉刺反复发作日久，颜色较深，呈暗红或青紫色，或伴刺痛、瘙痒，或咳痰、头昏，舌质暗红，苔白腻或黄腻，脉滑或弦。

2. 病机分析

素体阳热偏盛，生机旺盛，营血日渐偏热，血热外壅，气血淤滞，蕴阻肌肤。

3. 治法

祛痰化瘀散结。

4. 方药

软坚散结汤加减。薏苡仁、猪苓利水渗湿为君药，土茯苓、蒲公英健脾化湿、清热解毒为臣药，三棱、莪术、皂角刺活血化瘀软坚，黄芪补气生血、扶正祛邪托毒排脓、生肌敛疮，当归补血，紫河车补阳达到内托患者素体，白芷辛温解表，僵蚕平肝熄火。

（三）痰瘀互结

1. 症状

皮疹颜色暗红，以结节、脓肿、囊肿、疤痕为主，或见窦道，经久难愈；伴纳呆腹胀，舌质暗红，苔黄腻，脉滑。

2. 病机分析

脾气不足，运化失常，湿浊内停，郁久化热，热灼津液，煎炼成痰，湿热瘀痰凝滞肌肤而发。

3. 治法

除湿化痰，活血散结。

4. 方药

二陈汤合桃红四物汤加减。常用当归、桃仁、红花、茯苓、白术、怀山药、姜半夏、陈皮、白芥子、丹参、白花蛇舌草等。

伴痛经者，加益母草、泽兰；伴囊肿成脓者，加贝母、皂角刺、夏枯草；伴结节、囊肿难消者，加三棱、莪术、海藻、昆布。

（四）肝经郁热

1. 症状

粉刺多发于面颊部、眼眶周围，色暗红，与情绪波动及月经关系密切，常伴脾气急躁、善太息、两胁胀痛不适、月经不调。患者舌质红，边尖明显，苔薄黄或黄，脉弦数或滑数。

2. 病机分析

肝主疏泄，喜条达而恶抑郁，肝气失于疏泄，气机不畅，脏腑功能紊乱，湿、热、痰、瘀乃生，上蒸于面，发为粉刺。

3. 治法

疏肝解郁清热。

4. 方药

丹栀逍遥散加减。柴胡疏肝解郁，达肝气；当归养血和血、柔肝；生地黄养血凉血；当归、生地与柴胡同用，补肝体而助肝用；牡丹皮、栀子、赤芍、益母草清热凉血泻火，增强疏肝清热之功，且益母草兼有调经之功；栀子、豆豉合为栀子豉汤，祛除心中虚烦。

（五）心胃郁火

1. 症状

口鼻周围及额头痤疮，皮肤潮红，或见硬结，时有瘙痒，舌尖红，苔薄白，脉细。

2. 病机分析

食辛辣刺激致脾胃郁热，思虑过多致心火内生，心胃协热熏蒸头面。

3. 治法

清心泻胃，利湿解毒。

4. 方药

酸枣仁汤合大黄黄连泻心汤加减。本方包括炒酸枣仁、茯神、知母、川芎、甘草片、大黄、黄连片、黄芩片、龙骨、牡蛎、野菊花、紫花地丁。

（六）肝肾亏虚

1. 症状

面色晦暗，双颊散见暗红色丘疹、小结节，舌淡苔白，脉滑。

2. 病机分析

肾阴不足，劳则气耗，气虚血亦虚，冲任失养。气血不足则失濡养，肾阴亏，血海失养。

3. 治法

平补肝肾，滋阴泻火。

4. 方药

知柏地黄丸加二至丸加减。本方包括熟地黄、山茱萸、茯苓、黄柏、知母、女贞子、旱莲草、益母草、当归、川芎、赤芍、丹参。

五、中医外治法

（一）外敷疗法

（1）取栀子、黄芩、黄柏、当归、白芷、薏苡仁、杏仁、枇杷叶研末混匀，用温水调匀敷于患处，30 分钟后取下，每周 1 次。

（2）大黄、白芷、白及等量烘干，研成细末加等量珍珠粉备用。用 75% 酒精棉球消毒，然后取蒸馏水加少许醋调成糊状，均匀涂于患处，45 ～ 60 分钟后除去，并用温水洗净。睡前重复 1 次，15 天为 1 个疗程。

（二）耳针

1. 选穴

肺、脾、大肠、肾上腺、内分泌、耳尖。

2. 方法

两侧耳穴交替使用。毫针刺用中强度刺激，捻转数秒后留针，并间歇行针，留针 15 ～ 20 分钟，每天 1 次，10 ～ 15 次为 1 个疗程。

（三）挑刺法

1. 选穴

背部督脉、膀胱经阳性点。

2. 方法

先在背部督脉、膀胱经上寻找暗红色、压之不褪色的红点，消毒后用左手将红疹夹起，右手用三棱针刺入皮下 5 mm，然后将针尖向前上方挑起，将纤维组织挑断。每周 1 次。

（四）火针

1. 选穴

肺俞、膈俞、大椎、脾俞。

2. 方法

穴位皮肤常规消毒后，将火针置于酒精灯上烧红后快速进针，深度 2 ～ 3 分，刺后针孔不作任何处理。隔 2 天治疗 1 次，10 次为 1 个疗程。

（五）穴位埋线

1. 选穴

取曲池、足三里、肺俞、大椎、血海等穴。

2. 方法

穴位常规消毒后，用 1% 利多卡因局部麻醉，取一段 2 cm 左右羊肠线置于穴位处，用埋线针将羊肠线刺入穴位，深达肌层，然后用创可贴固定，整个过程要求严格无菌操作。

病案选录

病案一

患者：万某，女，48 岁。

初诊：2021 年 5 月 2 日。

主诉：面部皮疹 1 周。

病史：患者面部丘疹红肿疼痛，平素喜食辛辣，纳差，二便可，舌淡红，苔薄腻，脉细。血压 16.4/9.9 kPa（123/74 mmHg），面部散在丘疹，部分痤疮可见溢脓，无波动感，痤疮部位压痛，未触及面颈部淋巴结肿大。

中医诊断：实热。

西医诊断：痤疮。

治法：清热解毒。

方药：白花蛇舌草 30 g，蒲公英 20 g，连翘 20 g，丹参 20 g，生山楂 30 g，虎杖 30 g，野菊花 30 g，白芷 15 g，皂角刺 12 g，紫花地丁 30 g，甜叶菊 1 g，知母 15 g，生地黄 20 g，赤芍 15 g，黄柏 12 g。中药 7 剂，每天 1 剂，开水冲服 300 mL。分早晚，饭后温服。

二诊：2021 年 5 月 9 日，患者面部丘疹仍红肿疼痛，纳差较前好转，二便可。血压 16.5/10.0 kPa（124/75 mmHg），面部仍有散在丘疹，无溢脓溢液，无波动感，痤疮部位压痛，未触及面颈部淋巴结肿大。

方药：痤疮未见明显变化，故加用丹参用量，加强活血化瘀之效，减山楂用量。白花蛇舌草 30 g，蒲公英 20 g，连翘 20 g，丹参 30 g，生山楂 20 g，虎杖 30 g，野菊花 30 g，白芷 15 g，皂角刺 12 g，紫花地丁 30 g，甜叶菊 1 g，知母 15 g，生地黄 20 g，赤芍 15 g，黄柏 12 g。中药 7 剂，每天1剂，开水冲服300 mL。分早晚，饭后温服，患者饮食情况较前好转。

三诊：2021年5月17日，患者诉面部痤疮数量较前减少，但仍感红肿疼痛，伴咳嗽。血压16.4/10.4 kPa（123/78 mmHg），面部丘疹较前减少，无溢脓溢液，无波动感，痤疮部位压痛，未触及面颈部淋巴结肿大。

方药：患者面部痤疮数量逐渐减少，可减黄柏、丹参、野菊花、紫花地丁用量，兼之患者近日咳嗽，故加蜜枇杷叶、蜜桑白皮、黄芩。白花蛇舌草30 g，蒲公英20 g，连翘20 g，丹参20 g，生山楂20 g，虎杖30 g，野菊花20 g，白芷15 g，皂角刺12 g，紫花地丁20 g，甜叶菊1 g，蜜枇杷叶15 g，蜜桑白皮15 g，黄芩10 g，生地黄20 g，赤芍15 g，黄柏10 g，知母15 g。中药7剂，每天1剂，开水冲服300 mL。分早晚，饭后温服。

四诊：2021年5月28日，患者上诉症状均有所好转，继续服药巩固治疗。血压16.4/10.4 kPa（123/78 mmHg）。

方药：加生地黄、黄柏、蒲公英、连翘、生山楂、皂角刺用量，去赤芍、白芷，加泽泻。生地黄30 g，黄柏15 g，知母15 g，白花蛇舌草30 g，蒲公英20 g，连翘30 g，丹参30 g，生山楂30 g，虎杖30 g，野菊花30 g，皂角刺12 g，紫花地丁30 g，甜叶菊1 g，泽泻15 g。中药7剂，每天1剂，开水冲服300 mL。分早晚饭后温服。

按语：痤疮病位在皮，内关于肺；痤疮内含稠浊之物，此属痰，且阳明主面，脾主肉，内关于脾胃；痤疮多发于上部，是该病多热也。痰热相合上达头面则生痤疮，严重者不局限于头面，胸背亦可遍布痤疮。治疗当以祛痰清热为主，痰生于土，可用清半夏、瓜蒌、浙贝母等药；有火则清热，可用连翘、栀子、黄芩等；使药力上行，可用白芷、桔梗、茵陈等；以皮达皮，可用白鲜皮、牡丹皮、蝉蜕、大腹皮等；热毒蕴结，气血壅滞不畅，所以治则为清热解毒、凉血活血，可用赤芍、牡丹皮、生地等。

病案二

患者：邓某，男，14岁。

初诊：2021年1月31日。

主诉：面部皮疹3周。

病史：面部多发丘疹，面部油腻，平素喜食肥甘厚味，纳眠可，大便黏滞，小便黄，舌质红，苔黄腻，脉数。血压 16.1/9.2 kPa（121/69 mmHg），面部见大片浅红色丘疹，无溢脓溢液，无波动感，无压痛，未触及面颈部淋巴结肿大。

中医诊断：湿热。

西医诊断：痤疮。

治法：清热燥湿。

方药：生地黄 20 g，赤芍 15 g，黄柏 12 g，知母 15 g，白花蛇舌草 30 g，蒲公英 20 g，连翘 20 g，丹参 30 g，虎杖 30 g，野菊花 30 g，白芷 15 g，皂角刺 12 g，紫花地丁 30 g，甜叶菊 1 g。中药 7 剂，每天 1 剂，开水冲服 300 mL。分早、中、晚饭后温服。

二诊：2021 年 2 月 7 日，患者诉面部多发丘疹、面部油腻较前好转，仍有大便黏滞，原方疗效可，继续服用。

方药：生地黄 20 g，赤芍 15 g，黄柏 12 g，知母 15 g，白花蛇舌草 30 g，蒲公英 20 g，连翘 20 g，丹参 30 g，虎杖 30 g，野菊花 30 g，白芷 15 g，皂角刺 12 g，紫花地丁 30 g，甜叶菊 1 g。中药 7 剂，每天 1 剂，开水冲服 300 mL。分早、中、晚饭后温服。

三诊：2021 年 2 月 21 日，患者用药后上诉症状好转，伴偶咳嗽，继续服药巩固治疗。

方药：生地黄 20 g，赤芍 15 g，黄柏 15 g，知母 15 g，白花蛇舌草 30 g，蒲公英 20 g，连翘 30 g，丹参 30 g，虎杖 30 g，黄芩 15 g，白芷 15 g，皂角刺 12 g，紫花地丁 30 g，甜叶菊 1 g，蜜枇杷叶 15 g。中药 7 剂，每天 1 剂，开水冲服 300 mL。分早、中、晚，饭后温服。加黄柏、连翘用量，去野菊花，加黄芩、枇杷叶。

按语：中医认为痤疮病因病机是风湿热毒蕴结，气血壅滞不畅，是青年人或壮年人"火旺之体质"又遭受风湿之侵袭而引起的，所以治则就要疏风祛湿、清热解毒、凉血活血。痤疮的皮肤病变主要是红色丘疹，脓疱，主要分布在人体的面部、胸部和背部的油性皮肤上，可能伴有口臭、口苦、食欲不振、大便稀疏或便秘、尿黄、舌红、苔黄等病症。对此，中医的处理方法是清热利湿，通腑解毒，消除热量。

病案三

患者：文某，女，22岁。

初诊：2009年3月10日。

主诉：面部痤疮反复发作5年。

病史：患者面部痤疮，反复发作多年，经多次治疗无效。手足心热，经常有汗，偶有手指、面部发麻，饮食可，月经周期正常，色黯量多。舌红，苔黄腻，脉细滑微弦。血压15.7/8.8 kPa（118/66 mmHg），面部散在丘疹，余无特殊。

中医诊断：湿热壅滞。

西医诊断：痤疮。

治法：养血柔肝，清热化湿。

方药：熟女贞15 g，旱莲草15 g，杭白芍20 g，干生地18 g，炒栀子10 g，杭菊花15克 g，芜蔚子15 g，冬桑叶10 g，蝉蜕6 g，延胡索15 g，甘草5 g。10剂，水煎服，每天1剂，分早、中、晚饭后温服。

三诊：2009年3月20日，患者痤疮减少，手足心热且经常有汗，偶有手指面部发麻等症都有好转。舌红苔黄腻，脉细滑微弦。按其病症，此仍为血虚肝郁，郁而化热，湿热壅塞面部之象。仍拟予养血柔肝，清热化湿法为治。

方药：拟方丹栀逍遥散加减。守上方再用10剂。水煎服，每天1剂，连服10天。

四诊：2009年4月5日，药后诸症明显改善，面部痤疮大部分消除，只有少数仍留于面部，手足心热且经常有汗，偶有手指面部发麻等症状明显减轻，为继续清除余邪而善后。

方药：再用上方继以调之。上方10剂，水煎服，每天1剂，连服10天。

按语：手足心热且经常有汗是阳明胃热所致，手指面部发麻是湿热壅塞患部所致，经色黯是气血不调有郁滞现象，量多是血热迫血妄行所致。脉细为血虚之象。本案患者面部痤疮，反复发作多年，经多次治疗无效。此乃血虚肝郁，郁而化热，湿热壅塞面部而成痤疮。治以养血柔肝，清热化湿。拟方丹栀逍遥散加减。方用熟女贞子、旱莲草、杭白芍养血而柔养肝肾；干生地滋阴清热凉血；炒栀子、杭菊花清热燥湿，清肝泻火；芜蔚子调气血；延胡索活血理气；冬桑叶轻清凉散，既能清疏肺经在表风热，又能润燥、泻肝、凉血止血，一药多用，既能清面部风热，又能泻肝火以祛痤疮之成因，还能凉血止血以治月经量多。蝉蜕清风热以抗敏，甘草解毒调和诸药。诸药合用，共奏养血柔肝，清热化湿之功。药后诸症皆有改善，痤疮减少。说明上药切对病机。本案用药，仅11味，配伍精当，疗效卓著，药到病除。

病案四

患者：陈某，女，22岁。

初诊：2017年5月初。

主诉：反复颜面部皮疹1年有余。

病史：痤疮反复发作1年有余。就诊时见前额、下颌密布痤疮，多为结节囊肿皮损，伴有丘疹，按之疼痛，无溢脓溢液，无波动感，未触及面颈部淋巴结肿大。曾外用维A酸软膏，局部有好转，但易反复发作。平素学习压力大，心情焦虑，月经前易发痤疮，二便正常，舌红，苔黄腻，脉滑。血压16.0/9.3 kPa（120/70 mmHg）。

中医诊断：痰瘀凝结。

西医诊断：结节囊肿型痤疮。

治法：化痰散结，清热解毒。

方药：莪术20 g，三棱20 g，浙贝母15 g，姜半夏15 g，橘核15 g，柴胡15 g，郁金15 g，金银花30 g，蒲公英30 g，野菊花30 g，连翘30 g，炒薏苡仁30 g，炒扁豆30 g，北秫米30 g。共14剂，每天1剂，水煎，早晚饭后半小时服药。

外治法：嘱患者取仰卧位，选取较大较成熟的结节囊肿，消毒后，将细火针（0.40 mm×5.40 mm）在酒精灯上烧红至发白，快速点刺皮损中心部位，点刺1～3次，深度在1～3 mm，点刺后稍加挤压，清除皮损中脓栓、脓血，术后涂金霉素眼膏，24小时之内严禁水洗皮损部位。每次选取2～5个脓包，每周1次。予王不留行籽贴压耳穴肝、皮质下、内分泌、神门、心，嘱患者每天按压2～3次，每穴每次至少30次，以耳部灼热为佳，3天后自行取下。中药外敷克痤散3号，处方如下：黄芩、黄连、黄柏各200 g，夏枯草、连翘各150 g，莪术、三棱各300 g，诸药混匀打打粉，每次取粉10 g，水调为糊状涂敷患处，每周3次，每次25分钟。

三诊：2017年5月19日，原有皮损处面积缩小，经前有些许新痘。

方药：继服上方28剂，余操作同前。

四诊：2017年6月2日，原有皮损处进一步缩小，未见新痘，痘痕明显。

方药：原方基础上加强活血化瘀，继服3月，痤疮明显好转，皮损明显缩小或消除。

按语：结节囊肿型痤疮是较为严重的一种，易反复发作，难以治愈，丘疹脓包型痤疮处理不当可发展到结节囊肿型。中医证属痰瘀凝结型，患者过食辛辣油腻之品，生痰生湿，日久则痰瘀互结；或学习工作压力大，肝气郁结，气滞血瘀，亦可导致痰瘀凝结。治拟化痰散结，活血消癥，清热解毒。方用消瘰丸合五味消毒饮加减。方中浙贝母、橘核、姜半夏行消痰散结之功；莪术、三棱既能疏肝胆之郁，又可开瘰之结；金银花、蒲公英、野菊花、连翘增清热解毒之力；柴胡、郁金疏肝理气解郁；薏苡仁、炒扁豆、秫米顾护脾胃。耳穴选取内分泌、皮质下调节雄激素及皮脂腺分泌，耳穴神门、心镇静安神，消炎止痛。火针又称"焠针"，《刘涓子鬼遗方》曰："凡里有脓毒，诸药贴不破者，宜用熟铜针，于油火上燎透，先用墨笔点定，却当头以针浅刺入，随针出脓者，顺也。"火针结合了针与灸的特点，既能发挥针刺直达病所，活血通络之效，又能发挥温和灸温通气血，化痰散瘀之功。现代研究表明，火针能有效抑制炎症反应，增强局部血液循环。尤其在治疗结节囊肿型痤疮时，疗效显著。郭奕好等用火针联合克拉霉素治疗囊肿型痤疮，有效率达95.38%。本案运用局部火针配合面膜外敷，使得活血散结之力大增。

病案五

患者：余某，女，25岁。

初诊：2016年6月24日。

主诉：面部痤疮4年。

病史：患者于2012年开始面部生长痤疮，初起仅限于鼻部，继则满布面颊、前额。刻下患者面颊、鼻部、前额等部位满布痤疮，有的是大小不一的毛囊性红色丘疹，有疼痛或挤压痛，用手挤压有小米粒大黄白色脂栓排出；有的是黑头粉刺，多数黑头粉刺周围形成炎症性丘疹，部分丘疹顶部有小脓疱。面部遗留多个暗红色结节，伴有口臭，便秘。舌质黯红，舌苔黄腻，脉象濡数。

中医诊断：湿热内蕴，痰瘀互结。

西医诊断：痤疮。

治法：清热利湿，活血化痰。

方药：五味消毒饮、连翘金贝煎等方加减。蒲公英30 g，野菊花30 g，金银花30 g，紫花地丁30 g，鱼腥草15 g，连翘30 g，土茯苓30 g，赤芍20 g，大血藤30 g，浙贝母15 g，黄药子10 g，甘草10 g。14剂，每天1剂，水煎分早、中、晚3次温服。

二诊：2016年7月8日，患者诉痤疮显著好转，口臭消失，大便通畅。刻下患者鼻部、前额等部位红色丘疹及小脓疱消失，黑头粉刺周围的炎症消退，面颊仍有少数红色丘疹及多个暗红色结节。复查舌质黯红，舌苔黄腻，脉象濡数。

方药：蒲公英30 g，野菊花30 g，金银花30 g，紫花地丁30 g，鱼腥草15 g，连翘30 g，土茯苓30 g，夏枯草20 g，赤芍20 g，大血藤30 g，浙贝母15 g，黄药子10 g，甘草10 g。14剂，每天1剂，水煎分早、中、晚3次温服。

三诊：2016年7月22日，患者痤疮基本消失，鼻部、前额等部位已无痤疮，仅面颊部位有散在暗红色结节。复查舌质黯红，舌苔薄黄，脉象濡缓。

方药：金银花30 g，鱼腥草15 g，连翘30 g，土茯苓30 g，夏枯草20 g，赤芍20 g，大血藤30 g，浙贝母15 g，黄药子10 g，醋鳖甲20 g（先煎），甘草10 g。14剂，每天1剂，水煎分早、中、晚3次温服。

四诊：2016年8月5日，患者诉其服上方后痤疮已经消失，要求巩固治疗。体格检查面部痤疮结节基本消失，舌质淡红，舌苔薄黄，脉象细缓。

方药：金银花30 g，鱼腥草15 g，连翘30 g，土茯苓30 g，夏枯草20 g，赤芍20 g，大血藤30 g，浙贝母15 g，黄药子10 g，醋鳖甲20 g（先煎），甘草10 g。10剂，制小蜜丸，每服10 g，每天3次，以资巩固。

按语：痤疮是一种多因素引起的疾病，以颜面、胸背部出现黑头、丘疹、脓疱、结节、囊肿等损害为特征。其发病主要是因性激素水平改变、皮脂腺大量分泌、痤疮丙酸杆菌增殖，造成毛囊皮脂腺导管的角化异常及炎症所致。本例患者证属湿热内蕴、痰瘀互结所致。湿热内蕴，损害颜面组织，腐败颜面血肉，故见颜面生疮、红肿疼痛；湿热内蕴，湿热阻碍血行而致瘀，湿邪内停过久而生痰，痰瘀互结，故见痤疮结节；湿热内蕴，停聚胃府，胃浊上泛，故见口臭；湿热内蕴，结聚大肠，腑气不通，故见便秘。治拟清热利湿、活血化痰，药用五味消毒饮、连翘金贝煎等方加减。方中蒲公英、野菊花、金银花、紫花地丁、鱼腥草、连翘、土茯苓等清热解毒利湿；赤芍、大血藤、浙贝母、黄药子等活血化痰散结；甘草清热解毒、调和诸药。诸药合用，共奏清热解毒利湿、活血化痰散结之功，使热毒去、湿邪除、痰瘀化，则痤疮可愈。二诊时患者仍有痤疮结节，故以前方加清热散结之夏枯草；三诊时以前方去蒲公英、野菊、紫花地丁是因其热毒已减、大便已通，加鳖甲是增强其软坚散结之力。

病案六

患者：周某，女，74 岁。

初诊：2021 年 7 月 20 日。

主诉：反复面背部皮疹 1 月。

病史：患者诉面部及背部有丘疹、粉刺，伴口干口苦，平素易烦躁，纳眠可，二便自调，舌淡红，苔薄白，脉弦。血压 16.4/9.9 kPa（123/74 mmHg）。面部及背部见散在丘疹，背部部分丘疹融合，表面覆有结痂，压之有脓血性分泌物，无波动感，痤疮部位压痛，未触及面颈部淋巴结肿大。

中医诊断：肝经郁热。

西医诊断：痤疮。

治法：疏肝解郁，清热解毒。

方药：当归 10 g，川芎 6 g，生地黄 20 g，赤芍 15 g，黄柏 12 g，知母 15 g，白花蛇舌草 30 g，蒲公英 20 g，连翘 20 g，丹参 30 g，生山楂 20 g，虎杖 30 g，野菊花 20 g，白芷 15 g，皂角刺 12 g，紫花地丁 20 g，醋香附 15 g，合欢皮 15 g，芦根 15 g。中药 14 剂，每天 1 剂，开水冲服 300 mL。分早晚，饭后温服。

二诊：2021 年 8 月 5 日，患者诉面部及背部丘疹、粉刺有所好转，但仍感口干口苦，烦躁，易反复发作口腔溃疡，近期睡眠差，纳可。血压 16.4/9.9 kPa（123/74 mmHg）。面部及背部见散在丘疹，背部部分丘疹融合，表面覆有结痂，无溢脓溢液，无波动感，痤疮部位压痛，未触及面颈部淋巴结肿大。

方药：加用生地黄、黄柏、野菊花药量，减丹参药量，去白芷、合欢皮、醋香附、芦根，加甜叶菊。当归 10 g，川芎 6 g，生地黄 30 g，赤芍 15 g，黄柏 15 g，知母 15 g，白花蛇舌草 30 g，蒲公英 20 g，连翘 20 g，丹参 20 g，生山楂 20 g，虎杖 30 g，野菊花 30 g，甜叶菊 1 g，皂角刺 12 g，紫花地丁 20 g。中药 14 剂，每天 1 剂，开水冲服 300 mL。分早晚，饭后温服。

三诊：2021 年 8 月 12 日，患者诉面部及背部丘疹、粉刺，烦躁较前好转，仍感口干，伴大便干结，纳眠可，舌淡红，苔薄白，脉弦。血压 16.4/9.9 kPa（123/74 mmHg），面部及背部丘疹较前减少，无溢脓溢液，无波动感，痤疮部位轻压痛，未触及面颈部淋巴结肿大。

方药：减野菊花药量，加蒲公英药量，加芦根。当归 10 g，川芎 6 g，生地黄 30 g，赤芍 15 g，黄柏 15 g，知母 15 g，白花蛇舌草 30 g，蒲公英 30 g，连翘 20 g，丹参 20 g，生山楂 20 g，虎杖 30 g，野菊花 20 g，甜叶菊 1 g，皂角刺 12 g，紫花地丁 20 g，芦根 30 g。中药 7 剂，每天 1 剂，开水冲服 300 mL。分早晚，饭后温服。

四诊：2021 年 8 月 26 日，患者上诉症状均好转，继续服药巩固治疗。血压 16.5/8.7 kPa（124/65 mmHg），余无特殊。

方药：减黄柏量，加知母、野菊花、紫花地丁量。当归 10 g，川芎 6 g，生地黄 30 g，赤芍 15 g，黄柏 12 g，知母 18 g，白花蛇舌草 30 g，蒲公英 30 g，连翘 20 g，丹参 20 g，生山楂 20 g，虎杖 30 g，野菊花 30 g，甜叶菊 1 g，皂角刺 12 g，紫花地丁 30 g，芦根 30 g。中药 14 剂，每天 1 剂，开水冲服 300 mL。分早晚，饭后温服。

按语：痤疮的症状表现常常处于人体的眉间或脸颊，女性患者在月经前增加和恶化，在月经后减少，伴有月经不调，经前不适和烦躁，乳房压痛，性情急躁。舌淡红，苔薄，脉沉弦或脉涩。此时，中医的治疗方法应调和冲任，理气活血，处方为逍遥散或二仙汤合知柏地黄丸加减，中成药则用逍遥丸、知柏地黄丸、左归丸、六味地黄丸等，对于痤疮治疗是有效的。

病案七

患者：吴某，女，33岁。

初诊：2021年5月1日。

主诉：面部痤疮2年。

病史：患者诉近2年面部痤疮频发，以口鼻周围及额头为主，进食辛辣后长硬结，时有瘙痒，无疼痛，与月经无明显相关性。现症见患者神清，精神可，口鼻周围及额头痤疮，面部油腻，面部皮肤潮红，可见硬结，时有瘙痒，无脓疱，无口干口苦，纳可，眠差，入睡困难，醒后难以入睡，二便调。舌尖红，苔薄白，脉细。

中医诊断：心胃郁火。

西医诊断：痤疮。

治法：清心泻胃，利湿解毒。

方药：酸枣仁汤合大黄黄连泻心汤加减。炒酸枣仁30 g，茯神20 g，知母10 g，川芎15 g，甘草片10 g，大黄5 g（后下），黄连片15 g，黄芩片10 g，龙骨30 g（先煎），牡蛎30 g（先煎），野菊花15 g，紫花地丁15 g。7剂，水煎服，每天1剂，分早晚温服。

二诊：2021年5月18日，痤疮未见新发，硬结较前减少，面部潮红减轻，仍面部油腻，纳可，睡眠改善，仍时有多梦，二便调，舌尖红，苔薄白，脉细。

方药：诊断同前。前方去龙骨、牡蛎，加莲子心10 g，以清心泻火。益母草30 g，活血利水，蒲公英15 g，清热散结。炒酸枣仁30 g，茯神20 g，知母10 g，川芎15 g，甘草片10 g，大黄5 g（后下），黄连片15 g，黄芩片10 g，莲子10 g，益母草30 g，野菊花15 g，紫花地丁15 g，蒲公英15 g。7剂，水煎服，每天1剂，分早晚温服。

三诊：2021年5月26日，患者诉面部痤疮、硬结较前减少，无新发，无瘙痒疼痛，无面部皮肤潮红，面部仍油腻，睡眠一般，入睡可，但眠浅易醒，二便调，舌尖红，苔薄白，脉细。

方药：前方加龙骨、牡蛎各30 g，以重镇安神，继服14剂。炒酸枣仁30 g，茯神20 g，知母10 g，川芎15 g，甘草片10 g，大黄5 g（后下），黄连片15 g，黄芩片10 g，莲子10 g，益母草30 g，野菊花15 g，紫花地丁15 g，蒲公英15 g，龙骨30 g（先煎），牡蛎30 g（先煎）。14剂，水煎服，每天1剂，分早晚温服。

按语：本案例患者饮食不节，进食辛辣刺激而脾胃郁热，加之思虑过多，心火内生，心胃协热熏蒸头面，发为本病。故用酸枣仁汤清心养血，泻心汤清胃泻火，再佐以龙骨、牡蛎重镇安神，野菊花、紫花地丁清热解毒散结。酸枣仁汤出自《金匮要略·血痹虚劳病脉证并治》："虚烦虚劳不得眠，酸枣仁汤主之。"多用于治疗心肝血不足、虚热内扰之证。结合《黄帝内经》："诸痛痒疮，皆属于心"，故有学者认为痤疮与心相关，故用酸枣仁汤清心养血。泻心汤出自《伤寒论·辨太阳病脉证并治下》154条曰："心下痞，按之濡，其脉关上浮者，大黄黄连泻心汤主之"，宋代《太平惠民和剂局方》将其应用范围扩大至"治丈夫妇人，三焦积热之上焦有热……中焦有热……下焦有热。五脏俱热，即生疮疖痈痍；及治五般痔疾，粪门肿痛，或下鲜血，小儿积热"，可以看出该方药虽少，但可治疗三焦之湿热证。湿热久不愈，湿热交挟，阻碍津液运行，津液久停则成痰，痰浊阻滞气血运行而生瘀，进而湿热、痰、瘀互相夹杂，胶着难分，正如朱丹溪所谓"血受湿热，久必凝浊"。故多配合益母草活血利水。痤疮的发病以半表半里证、厥阴证多见，常多合病、并病出现。正确的治疗，要根据症状反应，先辨六经，继辨方证，做到方证对应治愈痤疮。

病案八

患者：关某，男，25岁。

初诊：2020年5月5日。

主诉：面部皮疹10年，加重3月。

病史：患者10年前面部起红色丘疹、脓疱，近3月加重，伴有轻微疼痛，于外院采用中西医结合治疗病情改善不明显，前来就诊。体格检查面部皮肤油腻，密集暗红色丘疹，无脓疱。口干苦，二便可，舌红，苔黄腻，脉滑数。

中医诊断：肺胃热盛、肝肾阴虚。

西医诊断：痤疮。

治法：养阴清热。

方药：鱼腥草20 g，连翘15 g，槐花15 g，蒲公英30 g，赤芍15 g，生地15 g，丹参30 g，玄参15 g，桑叶10 g，枇杷叶10 g，甘草6 g。7剂，水煎服，每天1剂，分早晚温服。

其他治疗：皮损外用三黄洗剂，每天2～3次。

二诊：2020年5月13日，患者部分皮损开始消退，油性分泌物减少，舌脉同前。

方药：上方加牡丹皮、菊花继续服用。鱼腥草20 g，连翘15 g，槐花15 g，蒲公英30 g，赤芍15 g，生地15 g，丹参30 g，玄参15 g，桑叶10 g，枇杷叶10 g，牡丹皮15 g，菊花15 g，甘草6 g。14剂，水煎服，每天1剂，分早晚温服。

三诊：2020年5月28日，患者面部无明显油性分泌物，皮损大部分消退，舌微红，苔薄黄，脉滑。

方药：鱼腥草20 g，连翘15 g，蒲公英30 g，甘草6 g，赤芍15 g，生地15 g，丹参30 g，玄参15 g，桑叶10 g，枇杷叶10 g，牡丹皮15 g，菊花15 g。7剂，水煎服，每天1剂，分早晚温服。

四诊：2020年6月6日，面部散在暗红色丘疹，无新出皮疹，舌淡红苔薄黄，脉滑。

方药：鱼腥草20 g，连翘15 g，蒲公英30 g，甘草6 g，赤芍15 g，生地15 g，丹参30 g，玄参15 g，桑叶10 g，枇杷叶10 g，牡丹皮15 g，菊花15 g，女贞子20 g，墨旱莲20 g。7剂，水煎服，每天1剂，分早晚温服。继以消痤灵口服液口服调理。

按语：痤疮是毛囊皮脂腺单位的慢性炎症性皮肤病，常见于青少年期，皮损特点是散在性粉刺、丘疹、脓疱、结节及囊肿，多伴皮脂溢出。由于本病所生丘疹如刺，可挤出白色碎米样粉汁，故中医谓之"粉刺"。明代《内经知要》云："形劳汗出，坐卧当风，寒气薄之，液凝为渣，即粉刺也。若郁而稍重，乃若小疖，其名曰痤"。治疗经验：其发病常与素体血热偏盛、饮食不节、外邪侵袭相关，若湿热浊痰阻络，则使病情加重，病势缠绵。痤疮患者除了有肺胃血热的表现外，而且也不乏肾阴不足、冲任失调或相火妄动者，故有学者又提出肾阴不足、冲任失调、相火妄动、熏蒸头面的痤疮发病机理，对临床施治确有指导意义。其辨证论治关键在于分型，丘疹、脓疱型痤疮以疏风清肺、除湿解毒为主，结节、囊肿、瘢痕型痤疮以除湿化痰、活血散结为主。本案患者以皮肤油腻、密布暗红色丘疹、口干口苦为候，为肺胃热盛，循经上蒸所致，早期治则便以清肺胃泄热为主，用药注意避免苦寒伤阴，配合引经药引药上行头面以取效。方以鱼腥草20 g，连翘15 g，槐花15 g，牡丹皮15 g，赤芍15 g，生地15 g，清热凉血。重用蒲公英30 g，清热解毒祛湿，《本草纲目》曰蒲公英可补肾，现代研究也表明蒲公英有良好的祛脂作用，此处应用，恰到好处；桑叶、杷叶各10 g，菊花15 g，疏风清肺胃之热，同时引药上达头面；久病多瘀，以30 g，丹参活血祛瘀。

　　本例以辨证论治为纲，循序而进，服方半月则皮损基本消退，后期以补肝肾养阴清热为主，重在治本，以二至丸补肾养阴清热，巩固疗效。痤疮易反复发作，与患者内分泌失调相关，精神紧张、压力过大、饮食不节、过食肥甘厚腻甜食、长期熬夜等均导致内分泌紊乱。在治疗的同时，应当十分注意精神情绪、饮食生活的调理，避免熬夜，戒辛辣、刺激、油腻、甜食，放松精神，适当运动，保持大便通畅，避免过度挤压粉刺及乱用外用药，面部油腻明显者，应当注意清洁，保持面部干净清洁。

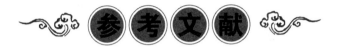

[1] 陈卫建.脾胃问津论脾胃病中医治验心得录［M］.北京：人民卫生出版社，2022.

[2] 王洋.肺系病临证经验集［M］.北京：人民卫生出版社，2023.

[3] 朱祥麟，朱寒阳，陈新胜，等.医垒心言［M］.北京：中国中医药出版社，2021.

[4] 张守谦.中医治疗泌尿外科常见病［M］.北京：中医古籍出版社，2021.

[5] 李合国，尹国有.脾胃病中医辨治思路与误治解析［M］.北京：中国医药科技出版社，2022.

[6] 邱健行.岭南脾胃论［M］.北京：中国中医药出版社，2021.

[7] 马有度，刘世峰，何冠，等.中医百病防治养［M］.北京：中国医药科技出版社，2022.

[8] 杜小利.从脾胃论治妇科疾病［M］.北京：中国中医药出版社，2021.

[9] 杨莉.刮痧拔罐针灸指南［M］.北京：中医古籍出版社，2021.

[10] 欧阳八四，欧阳怡然.针灸内科医案［M］.北京：中医古籍出版社，2021.

[11] 王利红.妇科名老中医验案精粹［M］.苏州：苏州大学出版社，2022.

[12] 郭长青，郭妍，王军美，等.中医乱痧疗法［M］.北京：中国医药科技出版社，2021.

［13］刘志勇.新编中医诊治学［M］.开封：河南大学出版社，2022.

［14］张群.中医肺系疾病诊疗辑要与特色疗法［M］.北京：科学技术文献出版社，2021.

［15］黄晓桃，王璐，杨雅琴，等.妇科经方临证应用［M］.武汉：华中科技大学出版社，2022.

［16］冯晓玲，陈秀慧，李冀，等.妇产科疾病诊疗与康复［M］.北京：科学出版社，2022.

［17］毕丽娟，张利编，贾杨，等.民国医家论月经病［M］.上海：上海科学技术出版社，2021.

［18］周晓玲，梁谊深.常见脾胃病中医外治法［M］.长沙：湖南科学技术出版社，2022.

［19］高瑞瑞，王娟娥，封壮壮，等.从脾肝肾论治泄泻［J］.中医临床研究，2023，15（6）：7-10.

［20］许梦白，刘雁峰，陈家旭.《医宗金鉴·妇科心法要诀》从肝脾论治月经病探析［J］.中国中医基础医学杂志，2022，28（7）：1039-1041＋1084.

［21］周梅霞，胡浩.从肝论治胃痞医案赏析［J］.中医临床研究，2022，14（29）：111-112.

［22］王雪晴，徐升.浅析徐升主任从肺脾肾相干论治肺胀［J］.中医临床研究，2022，14（34）：135-137.

［23］黄婷婷，熊仪，周柔枝，等.近五年穴位贴敷治疗原发性痛经的研究进展［J］.中医外治杂志，2023，32（3）：88-91.